リハビリテーションのためのピラティス

運動器障害からの回復と機能の適正化

中村 尚人
小山 貴之【監訳】

Pilates for Rehabilitation

Recover from injury and optimize function

Samantha Wood【著】

NAP Limited

■**訳者一覧**（訳出順）

久世　佳典（まえがき，はじめに，第５章，第６章担当）
医療法人秀和会和氣整形外科・外科，理学療法士（保健学修士），ポールスターピラティスインストラクター（コンプリヘンシブ），FRP マスタートレーナー，側弯トレーニング認定トレーナー，日本スポーツ協会公認アスレティックトレーナー

井上　　航（第１章，第２章，第３章，第４章担当）
株式会社 P3（studio TAKT EIGHT，姿勢歩行改善専門スタジオ UPRIGHT），理学療法士，FRP マスタートレーナー，予防運動アドバイザー，側弯トレーニング認定トレーナー

瀬戸　景子（第７章，第８章担当）
医療法人社団永生会南多摩病院リハビリテーション科，理学療法士，FRP マスタートレーナー，予防運動アドバイザー，側弯トレーニング認定トレーナー

横堀かおり（第９章，第 10 章，第 11 章，第 12 章，第 13 章，第 14 章担当）
株式会社 P3（studio TAKT EIGHT），理学療法士，FRP マスタートレーナー，予防運動アドバイザー，側弯トレーニング認定トレーナー

Authorized translation of the original English edition,
Pilates for Rehabilitation
by Samantha Wood

Printing and Bound in Japan

監訳の序

ピラティスのエクササイズを紹介する本やDVDは多々あるが，本書のように，どうしてリハビリテーションにピラティスが有効なのか，その根拠を論文や豊富な臨床経験からまとめて，医療者向けに書かれたものは稀有だろう。ピラティスの創始者Joseph Pilates氏は，医療者ではなかった。しかし，彼の類い稀な実践力と，好奇心，そして創造力は，時代を超えて今，医療者からトレーナー，スポーツ愛好家にまで広く受け入れられ，多くの恩恵を与えている。

ピラティスをリハビリテーションに取り入れる意義については，著者が詳しく述べているので重複する説明は避けるが，私個人としては何よりも「機能的な体の動きを，心身を含めてアプローチすること」だと思っている。医学の考え方はミクロ的であり，還元的である。それはそれで有益な視点であり，感染症などに対して多くの実績をあげてきた。しかし，人の心と体は相関しており，集中力ややる気なども動きに大きく影響を与える。人は，自分の体と向き合うことを学んでいない。歩けて当たり前，呼吸できて当たり前と思っている。しかし，それは当たり前ではなく，自我がない頃に発達とともに試行錯誤して獲得してきたものである。「私たちは自分の体を自分の意思で思い通りに制御する必要がある。反射に支配されているべきではない」。これはJosephの言葉だが，強く共感する。なぜ変性疾患になる人が後を立たないのだろう。なぜ予防できないのだろうか。変性疾患は外傷ではなく，体の使い方の問題である。自動車の運転技術はその自動車の寿命を決めるだろう。車検を受けると，車を整備するだけでなく，運転スキルについても様々なデータから助言をしてくれるが，人にもまさにそれが必要なのである。ピラティスは，あるようでなかった「体の教習所」である。どのように立ち，歩き，呼吸をし，動くことが，私たちが健康でいられる方法なのか，その当たり前のようで多くの人がおざなりしていること，それをJosephは正したかったのではないか。

Josephは「病院は病気は治すが，人を幸せにはしない」と言った。理学療法士の私には衝撃的な言葉であった。幸せとは何か，体が治ればそれでいいのか，自問自答した。リハビリテーションには，障害を持った方々を社会に復帰させる役割があるが，同時に人の正しい動きと姿勢を指導し，さらには人の心を元気にする啓蒙の役割もある。ピラティスという，医療と健康の橋渡しをしてくれるメソッドと考え方を生かして，国民の健康と予防医学に寄与する医療者が増えることを心から願う。本書はその導入書として最適である。

2019年10月

中村　尚人

まえがき

私がピラティスについて研究し始めたのは，1970 年代後半のことである。数年間は，そのシステムの虜になることはなかったが，その後すぐに価値を見出すようになった。私は，幼い頃からスポーツや体を動かすことに熱中してきた。競泳，ヨガ，ダンスなどである。自然とアウトドアを深く愛し，サーフィン，ウインドサーフィン，マウンテンバイク，スキー，スノーボード，最近ではカイトボーディングやスタンディングパドリングが心を満たしている。運動生理学と生体力学に重点を置いて体育の学士号（イスラエルの Wingate Institute）を得て，その後数年間，教師としてWingate Institute に在籍した。私は人間の動きの科学に強い魅力を感じており，これが研究の趣旨であった。それでも，私はますますダンスと動きの芸術に惹かれるようになっていった。このことから，ダンサーとして長いキャリアを積むことになり，最終的にダンス研究の修士号（英国のUniversity of Surrey）を取得した。1980 年代半ばまでには，ピラティスが多様な人にもたらす大きく他に類を見ない価値を認識し始めていた。私の想像力を捉えたのはこの多様性であり，おそらく他の多くの人もそうであったと思われる。21 世紀初期にピラティスは天文学的に成長した。

1989 年にイギリスからオーストラリアに移った。最初はダンサーとだけ仕事をしていたが，他の分野のトップレベルの選手とも非常に密に仕事をするようになった。そして必然的に，理学療法士，医師，オステオパシー，カイロプラクターなど，ダンサーやアスリートを治療している人たちと出会うことになった。ピラティスは，これらすべての職業が最終的に切望した包括的な運動プログラムになった。特に理学療法士とは密接な協力関係と絆を築いた。

整形外科医の招待を受けて 1991 年に米国に行った時，この刺激的で多面的なアプローチを健康のために継続するよう努めた。しかし，興味深く，多少気がかりな傾向を目の当たりにした。理学療法士はピラティスを自分たちの技術に取り入れていた（その人気が高まっているので，そうしないわけにはいかなかった）。しかし，彼らはシステム自体を受け入れていなかった。彼らは多くのレパートリーから独立したエクササイズを選び，その一部を切り取り，ピラティスを教えていると主張していた。この「ユニークな」タイプであるピラティスを研究し実践するためには，理学療法士になる必要があると断言していた人もいた。このメソッドの発明者である Joseph Pilates は，理学療法士ではなかった。私が一緒に研究する機会を得た，非常に優秀な第一世代の教師たちも，そうではなかった。

私は，ピラティスインストラクター（Pilates practitioner）と理学療法士の間の懸け橋となる，熟練し知識もある理学療法士を探していた。ピラティスの人気が高まるにつれて，ピラティスインストラクターにはけがや病気の知識が必要となった。数百のエクササイズを使って，特定のニーズに合わせて効果的なプログラムを構築する方法について，指導を必要としていた。一方理学療法士は，このシステムの一部だけを利用するのではなく，システム全体を研究する必要があった。ピラティスの一部だけを利用するというプロセスは，そもそも理学療法士や臨床家にとってピラティスを非常に魅力的にしていたもの，その包括的な性質を失わせる結果になっていた。

1990 年代半ばに，妻から Samantha Wood を紹介されたことは幸運だった。彼女が非常に知的で，熟練し，よく教育されていることがわかるまで，そう時間はかからなかった。それでも，最初から最も感銘を受けたのは，ピラティスを一から勉強しようという彼女の意欲であった。彼女は，自身が理学療法士であるからといって，ピラティスのことをすでにわかっているとは思っていなかった。彼女が数年かけてヨガを学び運動経験を広げていたことは，私たちに共通の基盤を与えてくれ, また彼女が BASI（Body Arts and Science International）アプローチに共感する助けとなった。BASI アプローチとは, Joseph Pilates が意図していたピラティスの全体像を表わし，身体，心，精神を統合することである。身体のパワーは有限だが, 心の底に秘められたパワーには限界がない。

Samantha と私は私のビジョンについて詳細に話し合った。それはすぐに私たちの共通のビジョンとなった。彼女は躊躇することなく，BASI の包括的なトレーニング，厳格で厳しいプログラムに飛び込み，修了した。その後，BASI 教師養成のレガシープログラムを修了した。理学療法のスキルを磨いたように，ピラティスのスキルを磨くことに何年も費やした。 その後，理学療法とピラティスの２つの分野を完璧な形で融合し続けている。

私たちのビジョンの一部として，彼女は（私の指導と情報をもとにして）「Injuries and Pathologies（外傷・障害と病変)」というタイトルの上級の学習コースを創設した。彼女はこのコースを世界中で教え，圧倒的な反響と高い評価を得た。このコースで教えているエクササイズは，私たちのプログラムで教えている膨大な量のワークがもとになっており，古典的なピラティスだけでなく，私自身が作り出したオリジナルのものも多く含む。彼女はそれらのレパートリー（最高水準のレパートリーさえも）を，治療している人の個別のニーズに合わせて見事に適応させた。

私の２冊の著書,『Pilates』と『Pilates Anatomy（Karen Clippinger との共著)』を出版している Human Kinetics 社が，外傷・障害と病変を扱うことを目的としたピラティスの本の著者の候補を推薦するよう依頼してきた時，友人で同僚である Samantha を推薦するのに時間はかからなかった。

BASI は，Joseph Pilates と Clara Pilates によって私たちに贈られた驚くべきシステム－多くの人々の人生に触れ，それを変化させてきた身体と精神のコンディショニングメソッド－に対する，現代的でエビデンスに基づいたアプローチである。ピラティスがどのように機能するのか尋ねられると，私たちは「それは機能する。理由はわからないし，方法も知る必要はない。ただ実行するだけで結果が出る」と言いたくなる。しかし実際には，理解する努力が必要である。研究し，最先端で働いているセラピストから情報を集めるべきである。そして，何百人ものインストラクターの長年の経験と，世界中の優秀な若者の学問的知識とを結びつける必要がある。

ピラティスの最終目標は幸福を達成することである。興味深いことに，Joseph Pilates はただ運動（エクササイズ）だけの話をしたことはない。エクササイズは，身体的，心理的，精神的な健康と調和という最終目標に向けた手段である。この心身一体的な視点を無視することは，ピラティスの基盤と信条を無視することになる。Samantha は，理学療法分野の長年の経験と，人間科学の膨大な知識を統合しながら，この視点を尊重する本をつくり出した。あなたが理学療法士，ピラティスインストラクター，ピラティスの愛好家，アスリート，あるいはただピラティスを治療に取り入れることに興味を持っている人であっても，間違いなくこの重要で奥深い本から恩恵を受けるだろう。

Rael Isacowitz

謝　　辞

本書の執筆にあたってお世話になったHuman Kinetics社のチームメンバー全員に感謝申し上げます。特に，担当編集者のMichelle Maloneyには，その我慢強い指導，情熱的な励まし，的確な指摘に対してお礼申し上げます。彼女より親切な人を想像することができないほどです。また，本書を信じてくれて，編集の全過程において改善の後押しをしてくれた，編集主幹のAnn Gindesにも，特に感謝申し上げたいと思います。

優秀なモデルたち，Alonzo Cannon, Ena Kirima, Sheri Long, Jeff Rozicには，大きな大きな「ありがとう」を贈ります。彼らのスキル，本書のために割いてくれた時間，捧げてくれた情熱がなければ，本書は完成しませんでした。

写真を撮影してくれたカメラマン，Kirk Fitzikにもお礼申し上げます。彼はピラティスの指導者との撮影の経験が豊富で，大変助けになりました。彼のプロフェッショナリズム，芸術的な視点，有益な提案のおかげで，撮影はスムーズに済みました。

BASIピラティス本部には，美しいスタジオとすばらしいイクイップメントを使わせてくださったことに，お礼申し上げます。設備の調整について支援してくださったStella Hull-Lampkinに，特に感謝申し上げます。

本書で紹介したエクササイズについて，その有効性を確認したり修正したりすることを助けてくれた多くの人にも，お礼を申し上げたいと思います。つまり，私のもとでピラティスによるリハビリテーションを受けてくれた患者と，何年にもわたり私のコースやワークショップに参加してくれたインストラクターや医療者です。彼らこそ本書へのインスピレーションであり，彼らと仕事ができ，彼らから学べたことを誇りに思います。

ビジネスパートナーで友人のRachel Clarkには，このプロジェクトのために私たちの施設を留守にしやすくしてくれたことに感謝します。彼女の忍耐，親切，サポート，励ましをとてもありがたく思っています。また，改善のために進んで知識を提供してくれ，有益な提案をしてくれたことに感謝しています。

最後に，執筆の間ずっと支えてくれた，私の家のサポートチーム，JeffとKaiに，どうもありがとう。あなたたちの辛抱強さと愛に毎日感謝しています。

はじめに

私はピラティスを基礎としたリハビリテーションを専門とする理学療法士なので，健康づくりを目的とするクライアントに接することはあまりない。私の患者は，外傷・障害や病変によって活動が制限されて，私のところに来る。カリフォルニア州 Pacific Palisades にある私の理学療法・健康増進施設では，16 年以上にわたってピラティスを患者の治療に取り入れ，すばらしい結果を残してきた。ピラティスが治療目的で適切に使われた時，非常に効果的なツールになりうるのを直接目にしてきたし，研究もそれを支持している。ピラティスのエクササイズと原則は，慢性疾患患者の機能を改善するだけでなく，けがや手術から回復する助けとなる。ピラティスメソッドは，特に伝統的な理学療法や他のリハビリテーション技術と組み合わせた場合に，痛みや機能不全を管理するのに役立つ。

では，なぜピラティスなのだろうか。ピラティスは，単なる身体的プロセスではなく，心身のコンディショニングである。私は，メンタルコンディショニングが運動学習と神経筋再教育プロセスに融和した時，多くの患者がはるかに大きな可能性に達するのを，長年にわたって見てきた。ピラティスは単なる運動ではなく，人の動きを最適化するためのアプローチである（Isacowitz, 2014）。ピラティスの用途は広く適応性があるので，どのような患者やクライアントにも適している。骨粗鬆症で股関節全置換術を受けた 93 歳の女性から，前十字靱帯再建術を受けたプロスポーツ選手まで，広範囲の患者に解決策を提供する。ピラティスは，女性と同じくらい男性のやる気を引き起こす。そして，正しく使われれば，どのような年齢の人にとっても安全である。

ピラティスとは何か。それは，Joseph Pilates という人の作品に基づいた運動のメソッドである。機器（イクイップメント）と動きを作り出すことにおける彼の哲学は，誰でも健康になるためには鍛えなければならないということであった。彼がつくり出した機器にはそれぞれ，基本レベルから上級レベルまで多くのレパートリーの動きがある。機器は漸進的な抵抗を生み出すスプリングとプーリーを使用し，機能的な筋活動をシミュレーションして，求心性収縮と遠心性収縮を引き出す。同時に安定化筋群は，正しいポジションとアライメントを維持するために，等尺性に働くよう促される。

豪州理学療法とピラティス協会（Australian Physiotherapy and Pilates Institute）の創始者である Glenn Withers は，Pilates がけがは身体の不均衡と習慣的な運動パターンによって引き起こされると信じていたと語っている。それは，弱い部分やマルアライメントされた部位がある場合に，要求される機能的な運動を行うために，他の部位に過剰な代償動作や過活動が生じるということである。Pilates は，再発を防ぐためには，マルアライメントを矯正し，身体を再教育することが重要であると感じていた。それから 50 年以上たった現在，この理論は理学療法の分野で広く受け入れられている（Withers and Bryant 2011）。

Pilatesは明らかに時代の先を行っていた。1883年にドイツのデュッセルドルフで生まれ，子供の時にくる病，喘息，リウマチ熱を患った。これらの病気を克服しようとボディビルディング，体操，ダイビング，格闘技，ヨガといった様々な種類の運動を行った。第一次世界大戦中には，マン島の捕虜収容所に収容された。そこにいる間，自身の運動プログラムを教え，実践した。また，傷病兵のリハビリテーションを助けるために，機器を考案し始めたのもこの収容所においてであった。

戦後，Pilatesは船でアメリカへ向かい，航海中に後に妻になるClaraに出会った。PilatesとClaraは，1926年に最初のピラティススタジオをニューヨークで設立した。Pilatesは，開発した様々な機器を使ったエクササイズを600以上考案した。身体のアライメントとバランスを修正する動きを使い，コンディショニングを行うためのイクイップメントを設計した。自身のメソッド(彼はコントロロジーと呼ぶ）がすべての学校で教えられることを望み，医療従事者が彼の仕事の身体的，精神的利益を受け入れるべきだと感じた(Isacowitz 2014)。残念ながらPilatesは1967年に，彼のメソッドがよく知られ広く受け入れられるようになる前に亡くなった。

数十年後の現在，リハビリテーションにおけるピラティスの使用を提唱する多数の記事が，医学雑誌に掲載されている。しばしばいわれる2つの主な利点は，コアの神経筋コントロールの改善とパフォーマンスの向上である。理学療法士は，リハビリテーションの初期段階から，効率的に機能する身体を手に入れるまで，患者をみることができるシステムを常に探している。ピラティスはまさにそのシステムである。私はよくリハビリテーションの専門家に，なぜピラティスメソッドを信じているのかと尋ねられる。詳細は本文の第3章で説明するが，以下にピラティスメソッドのセールスポイントの概要を示す。

- ピラティスは，コアの筋群（「パワーハウス」ともいう）に焦点を当てる。
- ピラティスのエクササイズは，安定性と可動性の両方を強調する。
- ピラティスには，閉鎖運動連鎖と開放運動連鎖のエクササイズがある。
- ピラティスのエクササイズは静止時と運動時の筋に働きかけ，求心性収縮と遠心性収縮の両方を強調する。
- ピラティスのエクササイズは，機能的である。
- ピラティスでは適切な呼吸を重視する。
- ピラティスは多くの個人差に適応できる。
- ピラティスは心と身体をつなぐコンディショニング手法である。
- ピラティスのイクイップメントは安全かつ容易に利用できる（適切にトレーニングを行えば）。
- ピラティスは健康サービスを拡大するための賢いビジネス上の選択である。

まだピラティスメソッドをよく知らないが，古典的なピラティスエクササイズをいくつか見たことがある人は，外傷・障害のリハビリテーションに適しているのかと疑うかもしれない。実際，多くのエクササイズは，リハビリテーションの目的で行うためには，場合によってはかなり修正が必要である。私の患者へのアプローチは以下の通りである。全身的なアプローチを行いながら，エクササイズを患者の個別のニーズに基づいて選択し，順序づけていく。その患者が慣れている動きに適応するようにエクササイズを変化させるのではなく，患者が修正され，教えられた正しい運動パターンに適応していく。目標は，外傷・障害から回復するだけでなく，最適な姿勢，機能的な強さ，バランスを達成することである。

本書の目的は，整形外科リハビリテーションの専門家にピラティスの哲学を知ってもらい，患者を対象とした治療法としてピラティスを用いる方法を教えることである。フィットネスの愛好家，エリートアスリート，スポーツの愛好家，デスクワーカー，高齢者など，利用する人が誰であろうと，ピラティスは利益をもたらすことができる。外傷・障害のリハビリテーションに役立つことはもちろんであるが，全身のフィットネスレベルの改善やパフォーマンスの向上のため，またオフシーズンの安全で効果的なクロストレーニングとしても利用できる。

本書の方法論と哲学，そして紹介するエクササイズの大部分は，Rael Isacowitz の業績と BASI ピラティスコースから取り入れたものである。私は 1999 年に最初のピラティストレーニングコースを Rael から受けた。それ以来，メンターコース，マスター I コース，マスター II コースと Rael のレガシープログラムを含む BASI のすべてのプログラムを修了した。本書で紹介するエクササイズは，古典的なピラティスエクササイズに基づくものもいくつかあるが，多くは Rael のエクササイズであり，それらを整形外科リハビリテーションの目的に適するように私が修正したものである。

第 I 部では，リハビリテーションのためのピラティスを裏づける理論的根拠と，それが古典的なピラティスとどのように違うのかについて説明する。この部分では，指針となる原則について概説し，ピラティスの教えを検証する。そして，ピラティスがリハビリテーションの専門家にとって非常に貴重なツールとなりうる理由と方法を明らかにする。

第 II 部では，ピラティスのエクササイズの具体的な方法を解説する。古典的なピラティスだけで 600 以上のエクササイズがあるので，一般的な整形外科のリハビリテーションに最も有益だと思われるものだけを選んだ。各エクササイズに関して，適応と禁忌，主に関与する筋，生体力学的および神経筋的な注意事項を述べる。エクササイズの方法を詳細に記述し，バリエーションとプログレッションは必要に応じて記す。

第 III 部はそれらをまとめたものであり，特定の障害や病変に対して使用できるエクササイズを示す。内容は，解剖学的領域ごとに，頸椎・胸椎，腰椎，肩関節，股関節，膝関節，足部・足関節として分類した。

本書は，理学療法士をはじめとするリハビリテーションの専門家，カイロプラクティックの専門家，アスレティックトレーナー，パーソナルトレーナー，ピラティスインストラクターに，ピラティスについての情報を提供することを意図している。ピラティスについては評判のよい学校で包括的に学ぶことを強く勧めるが，本書を読み終える頃には，すべての患者やクライアントの治療計画にピラティスを効果的に取り入れるための入り口に立っていることだろう。

目　次

第I部

ピラティスについての議論

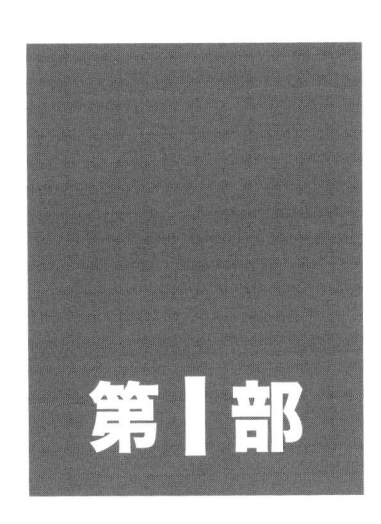

第1章

リハビリテーションのためのピラティスの科学的背景

この10年半の間，理学療法の分野で，ピラティスメソッドを障害のリハビリテーションの効果的な保存療法として活用することを提唱する論文が医学誌で増えている。ピラティスは，コアの強さを向上させる（Emery et al.2010; Kloubec 2010），筋力や全体的な柔軟性を高める（Kao et al. 2015; Kloubec 2010; Canpos de Oliveira，Goncalves de Oliveria，Pires–Oliveria 2015; Sekendiz et al. 2007; Segal，Hein，Basford 2004），効率的な動きを促す（Emery et al.2010; Herrington,Davies 2005），姿勢を改善させバランス能力を高める（Alves de Araujo et al. 2012; Emery et al. 2010; Natour et al. 2015; Canpos de Oliveira，Goncalves de Oliveria，Pires–Oliveria 2015），機能を回復させ痛みの管理に役立つ（Canpos de Oliveira，Goncalves de Oliveria，Pires–Oliveria 2015; Rydeard et al. 2006; Wells et al. 2014）などの結果が示されている。科学的根拠を知りたいと思われる方のために，これまでに発表された中から厳選したものを以下にまとめた。

ピラティスのコアに対する効果

すべての動きは「センター」または「コア」（詳しくは後述）から始まるので，この部位から始めるのは理にかなっていると思われる。最も深層の腹部の筋である腹横筋については，脊柱の安定化機構として，その重要性が文献と臨床の両方において確立されている。腰痛患者では，四肢をあらゆる方向へ動かす際に腹横筋の筋活動の遅延がみられ，このような腹横筋の調整不良は特定の疾患に関係なく起こっている（Hodges，Richardson 1996，1998）。そのため，脊柱の安定性を高めるための腹横筋の再教育は，腰部・骨盤痛のリハビリテーションの概念として広く受け入れられている（Comerford，Mottram 2001; Hodges，Richardson 1999）。腹横筋に加えて，直接体幹部に付着し脊柱の安定性を提供する深層筋群（「ローカル筋システム」と呼ばれる）には，腰部多裂筋，横隔膜，骨盤底筋群がある。

近年，慢性腰痛の管理については，純粋な筋力強化よりも，モーターコントロールの考え方に焦点が当てられている。2000年にJullとRichardsonがJournal of Manipulative Physiological Therapyに発表した研究では，治療のためのエクササイズの新しい方向性が示されている。この研究は，体幹と腰背部の深層筋の機能障害の発見につながるような，腰痛患者の筋機能不全に関する研究を基礎にしている。脊柱の痛みがある患者において，深層筋群は筋力ではなくモーターコントロールによって脊椎分節の支持と脊柱のコントロールを高める機能的役割があることが，この研究で指摘されている。特定のエクササイズによるアプローチは，脊柱に付着している深層筋群の同時収縮（co-contraction）を再教育することを第一に狙っている。その結果，このアプローチは急性および慢性腰痛患者の疼痛をコントロールし，神経筋機能障害を軽減させる効果があることが示されている。

では，どのように体幹の深層筋を促通すればよいだろうか。腹部を引き込む戦略（abdominal drawing–in maneuver：ADIM）は，腰痛に対して安定性を高める従来のプログラムにおける基本的なエクササイズである。ADIM は，深層の安定化筋群に対して神経筋コントロールの再教育を促す方法としてよく用いられる（Richardson, Jull, Hodges 2004; Urquhart et al. 2005）。腹部を引き込む際に，腹横筋と多裂筋が同時収縮することが確認されている（Richardson et al. 2002）。Hides らの 2011 年の研究では，腹横筋の収縮力が弱いと多裂筋の収縮活動も弱い一方，腹横筋の強い収縮がある被験者は多裂筋に強い収縮がある可能性が 4.5 倍あることが示された。さらに，Sapsford らの 2001 年の筋電図による研究では，骨盤底筋の機能不全がなければ腹部筋活動は骨盤底筋のエクササイズで通常の反応を示し，また腹部筋の最大下等尺性収縮で骨盤底筋が活性化することが示された。したがって，すべての体幹筋活動を動員する鍵となるのは腹横筋である。

では，これらがピラティスにどのように関係するだろうか。ピラティスのエクササイズでは，インプリント（imprint：骨盤後傾）の動きによって体幹の深層安定化筋の活性化が行われる。おそらく異なるキュー（合図）が使われるが，このインプリントの動きは基本的に，脊柱を安定化させるトレーニングとして腹横筋を活性化する ADIM の動きと基本的にはほぼ同じ動きである。これらが示すことは，ピラティスのエクササイズが腹部の引き込みまたはインプリントによって，深層筋の神経筋コントロールを向上させることを通じて，腰椎の安定化と腰部・骨盤痛の治療に有効だということである。しかし，この主張を支持する根拠はあるのだろうか。ピラティスのインプリントの動きは腹部深層筋を活性化させるのだろうか。以下に示す研究によって，このことは証明されている。

ピラティスに関する研究のレビュー：コアに対して

ピラティスと腹部深層筋群の活性化

Endleman と Critchley の 2008 年の研究では，特定のピラティスのエクササイズが腹部深層筋を活性化することについて，初めて根拠を示している。この研究では，超音波を用いて古典的なピラティスのエクササイズ（マットでのインプリント，ハンドレッド，ロールアップ，レッグサークル，リフォーマーでのハンドレッド）を実施した際の腹横筋と内腹斜筋の筋厚を測定した。その結果，適切に行ったピラティスのエクササイズでは，安静背臥位と比較して，腹横筋と内腹斜筋の両方で筋活動を意味する筋厚の有意な増加を認めた。他の興味深い発見として，ハンドレッド（p.67）を行っている間の腹横筋の筋厚は，リフォーマー上の方がマット上よりも大きく，いくつかのエクササイズではリフォーマーの使用が腹横筋をさらに活性化させる結果となることを明らかにしている。

Endleman, I. and D. J. Critchley. 2008. Transversus abdominis and obliquus internus activity during Pilates exercises: Measurement with ultrasound scanning. *Archives of Physical Medicine and Rehabilitation* 89: 2205–12.

ピラティスと腰部・骨盤帯のコントロール

2005年のHerringtonとDaviesの研究では，ピラティスによるトレーニングを行っている被験者は，通常の腹筋運動によるトレーニングを行っている被験者，あるいは腹筋運動を行っていない被験者よりも，腹横筋を収縮させ腰部・骨盤帯のコントロールを保つことができるという根拠が示された。この研究では，健康な女性を3グループ（ピラティスを実施した12名，通常の腹筋運動を実施した12名，トレーニングを行わなかった12名の対照群）に分け，腹部を凹ませた際（腹横筋分離テスト）と下肢に荷重をかけた際（腰部・骨盤帯コントロールテスト）の腹横筋の活動性を圧によるバイオフィードバック装置を用いて評価した。

腹横筋分離テストをクリアした17名のうち，10名はピラティスを実施したグループであり（83%），4名が通常の腹筋運動を実施したグループ（33%），3名が対照群（25%）であった。全36名のうち5名（14%）だけが腰部・骨盤帯コントロールテストをクリアしたが，その全員がピラティスを実施したグループであった。通常の腹筋運動のグループと対照群は全員，腰部・骨盤帯コントロールテストをクリアできなかった。

Herrington, L., and R. Davies. 2005. The influence of Pilates training on the ability to contract the transversus abdominis muscle in asymptomatic individuals. *Journal of Bodywork and Movement Therapies* 9 (1) : 52-57.

ピラティスの非特異的慢性腰痛に対する効果

これまでにレビューしてきた論文では，ピラティスのエクササイズが，健常者における深層の脊柱安定化筋の動員に効果的であることが示されている。一方で，腰痛患者に対してもピラティスのエクササイズは同様の効果があるのだろうか。

ピラティスに関する研究のレビュー：慢性腰痛に対して

慢性腰痛に対するピラティス

Rydeard, Leger, Smithは，非特異的慢性腰痛者の疼痛と機能障害に対して，ピラティスに基づく治療エクササイズが効果があるかを明らかにするために，2006年にランダム化比較試験を行った。

この研究では，39名の20～55歳の身体活動量の多い被験者が，エクササイズ・トレーニングを行う群と対照群にランダムに振り分けられた。エクササイズ・トレーニング群は，クリニックでの週に3日の決められたマット，リフォーマーによるピラティスエクササイズと，週に6

日の自宅での 15 分のエクササイズからなる治療プロトコルを，計 4 週間実施した。対照群は特別なエクササイズ・トレーニングは受けず，必要に応じて医師や他の専門家による相談のみに限定された通常のケアを継続した。今まで同様の身体活動は継続するように指導された。

結果として，4 週間の介入後に，ピラティスを実施した群で，対照群と比較して機能障害と疼痛の程度が有意に低いことが示された。ピラティス実施群の機能障害のスコアは，12 ヵ月のフォローアップ期間中も維持された。この研究の主要な結果は，ピラティスメソッドに基づく神経筋コントロールの再教育を目的とした特定のエクササイズのプログラムが，通常の治療やエクササイズを行わない場合と比較して，疼痛の軽減や機能障害の程度の改善に有効であったことであった。しかし，この研究に参加した被験者が過去に腰痛の治療を受けていたことも興味深い。参加者のほとんど（90%）が理学療法を受け，そのうち 74%には何らかの運動療法が含まれていた。したがって，この研究で明確な調査や証明をされてはいないが，慢性腰痛のある活動的な人にとって，ピラティスに基づくエクササイズは，他の種類のエクササイズや治療に比べて，疼痛の軽減や機能障害の改善に有効であったと推論することは当然である。

Rydeard R., A. Leger, and D. Smith. 2006. Pilates-based therapeutic exercise: Effect on subjects with nonspecific chronic low back pain and functional disability: A randomized controlled trial. *Journal of Orthopaedic & Sports Physical Therapy* 36 (7) : 472-84.

慢性腰痛患者の QOL とピラティス

2015 年の『Clinical Rehabilitation』にて，慢性腰痛患者の生活の質（QOL），疼痛，機能に対するピラティスメソッドの効果を評価することを目的とした別の研究が発表された。研究者は理学療法のキャンセル待ちリストの中から 60 名の患者を選び，実験群と対照群にランダムに振り分けた。どちらのグループも非ステロイド性抗炎症薬（NSAIDs）を使用した治療は継続した。実験群は 90 日間，週に 2 回，ピラティススタジオでのクラスを受講した。

研究中の 4 つの時期に（実施前, 45 日, 90 日, 180 日), 以下の変数が盲検的に評価された（疼痛，機能，QOL，治療の満足度，柔軟性，NSAID 摂取量）。2 つのグループの経時的な比較では，疼痛，機能，QOL のある領域で，ピラティス実施群を支持する有意な変化が示された。ピラティス実施群は薬物治療がより少なく，その摂取量が徐々に減少したが，対照群は研究終了後まで同量の NSAIDs を使用していた。

これらの結果から，Natour らは，非特異的慢性腰痛患者の疼痛軽減，機能，QOL の向上にピラティスメソッドが有効であると結論づけた。さらに研究では，ピラティスのエクササイズが実験群で痛みを悪化させなかったことを指摘し，この方法が悪影響を及ぼさないことを証明しているとして，ピラティスが腰痛患者にとって安全な運動の選択肢であることを支持するものだとした。

Natour, J., L. Araujo Cazotti, L. H. Ribeiro, A. S. Baptista, and A. Jones. 2015. Pilates improves pain, function and quality of life in patients with chronic low back pain: A randomized controlled trial. *Clinical Rehabilitation* 29 (1) : 59-68.

特異的腰部障害・外傷に対するピラティスの効果

ここまでの研究報告で非特異的慢性腰痛に対するピラティスの効果は示されたが，脊椎すべり症のような特定の疾患や外傷に対してもピラティスは効果があるのだろうか。

ピラティスに関する研究のレビュー：特異的腰部障害・外傷に対して

ケーススタディ：外傷性 L4–L5 脊椎すべり症

2016 年の Oliveira，Guedes，Jassi，Martini，Oliveira の研究では，外傷性 L4–L5 脊椎すべり症の患者に対するピラティスメソッドの効果を確認した。脊椎すべり症は 1 つの椎骨が前方または後方にすべってしまうといったまれな状態である。外科的介入が勧められることが多いが，患者の骨格が安定していれば（Wells et al. 2014），ピラティスメソッドなどで腰椎の安定性を改善する保存療法も考慮される。

この研究では，45 歳の男性被験者に対してラダーバレル，キャデラック，リフォーマーを用いて定められたシークエンスの 60 分のピラティスエクササイズを，12 週間，週に 3 回実施した。患者は，一般的なピラティスの原理（第 2 章参照）にしたがってインストラクターにより指導された。実施前後で体幹と膝関節の屈曲・伸展筋力，股関節と体幹の柔軟性，姿勢バランス，疼痛の状態が評価された。

12 週後の結果では，姿勢バランスで緩徐な改善を示したのを除き，すべての要素において有意な改善を示した。著者らは，外傷性 L4–L5 脊椎すべり症の患者に対して，ピラティスメソッドが筋力，柔軟性，姿勢バランス，疼痛改善に効果的であると結論づけた。また，ピラティスメソッドは保存的かつ低コストな治療法なので，骨格が安定した状態の外傷性脊椎すべり症の患者にとってよい選択肢の 1 つであると指摘した。

Oliveira, L. C., C.A. Guedes, F.J. Jassi, F.A.N. Martini, and R.G. Oliveira. 2016. Effects of the Pilates method on variables related to functionality of a patient with traumatic spondylolisthesis at L4–L5: A case study. *Journal of Bodywork and Movement Therapies* 20 (1) : 123–31.

ピラティスの上半身に対する効果

ここまでに示した研究では，腰椎と腰部・骨盤帯の機能障害に対するリハビリテーションに関するピラティスの効果に焦点を当てていた。しかし，上半身に関してはどうだろうか。ピラティスのエクササイズは，頚椎や肩関節の病態に苦しんでいる人にとっても効果的だろうか。ピラティスの上部コアに対する利用に関する科学的研究は下部コア（腰部・骨盤帯）に関する研究ほど多くはないが，近年興味深い研究がより多く発表されている。大部分の研究者は，上部コアの障害のある患者でみられる頚椎安定性向上や姿勢改善といったピラティスの肯定的効果と，呼吸と深層筋の同時収縮に焦点を当てるようなピラティスの原理（第 2 章を参照）を認めている。

慢性頚部痛は成人労働者の 11 ～ 20％に認められ（Cote et al. 2008），その有病率と影響は増加し続けている（Hoy et al. 2014）。頚部痛は頚部の安定化筋群（頚部深層屈筋）の非効率性と関連づけられており，それは頚部と肩甲帯の表層筋の代償的な過活動につながる（Moffett, McClean 2006）。上部コアや頚部安定化筋群の弱化や機能低下があると，長時間のコンピュータ作業や，スマートフォンの使用などの低負荷の継続的な刺激の下で，筋疲労が引き起こされる。頚部安定化筋群のエクササイズは，頚部痛や頭痛を軽減させ，頚部筋のパフォーマンスを向上させることが示されている（Jull et al. 2002）。

頚部深層屈筋の抑制と弱化に加えて，いくつかの研究では頚部－肩甲帯の障害を引き起こす，または影響を及ぼす要素として，胸椎屈曲の不良姿勢や，肩甲帯のバイオメカニクス異常，肩甲骨の不安定性を指摘している（Emery et al. 2010）。肩甲骨周囲の安定性は，上肢や頚部の効率的な動きのために非常に重要である。脊柱と肩甲帯の姿勢筋（上部コア）の再教育は，ピラティスをはじめとする特定の安定化エクササイズを用いて達成できる可能性がある（Moffett, McClean 2006）。

ピラティスに関する研究のレビュー：頚椎と肩甲帯に対して

頭部前方位姿勢に対するピラティス

2016年に『Journal of Physical Therapy Science』で発表された研究で，ピラティスが頭部前方位姿勢（forward head posture：FHP）に対する治療や予防として適切な方法として勧められるべきであることが提唱された。頭部前方位姿勢は，スマートフォン，タブレット端末，コンピュータなどの電子機器をみる時間が多くなったことで，より一般的になっている。頭部前方位姿勢は，臨床的に頚椎の前方偏位と定義され，頚部痛や緊張型頭痛，疲労，筋のアンバランス，頚椎の運動性低下と関係している。頭部前方位姿勢は，頚椎椎間板ヘルニアや慢性腰痛，顎関節症のような病態の前兆となることも多い。ピラティスが成人の胸椎後弯を改善させると報告したKuo, Tully, Galeaによる先行研究に基づき，この論文の著者らは，ピラティスが頭部前方位姿勢を軽減させることによって，頚椎の状態を改善させる可能性があると仮説を立てた。

この研究では，頭部前方位姿勢のある23～39歳のデスクワークの女性28名が，無作為にピラティス実施群と混合エクササイズ群とに割り当てられた。各グループは10週間，毎週負荷を加えながら，エクササイズを1日50分，週に3日実施した。ピラティス実施群のエクササイズプログラムは，頚部伸筋群と胸筋のストレッチング，呼吸を意識した深層筋の同時収縮とともに，頚部深層屈筋群と肩甲骨の後退筋群，背筋群，腹筋群を強化する内容であった。混合エクササイズ群のプログラムは，姿勢改善のために典型的に用いられるストレッチングと筋力強化エクササイズで構成されたが，コアの筋群の同時収縮は実施しない形であった。

各被験者の頭部前方位姿勢の程度を定量化するために，頚椎X線画像にて頭蓋脊椎角が測定された。その他の実施前後に測定された結果として，頚椎の可動域（ROM），表面筋電図を用いて僧帽筋上部線維，C4の傍脊柱筋群，胸鎖乳突筋の筋疲労，主観的な評価として視覚的評価スケール（visual analog scale：VAS）とNeck Disability Index（NDI）による疼痛と機能障害の程度があった。

10 週後，どちらの群も疼痛と機能障害の程度が改善したと報告したが，ピラティス実施群のみ頭蓋脊椎角と頚椎の可動域の両方が大きく改善したことが示された。加えて，ピラティス実施群では胸鎖乳突筋の疲労が大きく軽減されたことが示された。一方で，混合エクササイズ群では，測定されたどの筋においても筋疲労の軽減は認められず，むしろ僧帽筋上部線維の筋疲労が高まっていた。

著者らは，ピラティスのプログラムが，ストレッチングとレジスタンスエクササイズの複合よりも，頭蓋脊椎角の改善（すなわち頭部前方位姿勢の軽減），頚椎の可動域の改善，筋疲労の軽減に対してより効果的であると結論づけた。この結果は，ピラティスがコア筋群の強化に重点を置くことにより，姿勢全般と姿勢に対する気づき（awareness）を改善し，全身および局所の安定性を向上させたためであると，著者らは考察している。

Lee S.，C. Lee，D. O'Sullivan，J. Jung，and J. Park. Clinical effectiveness of a Pilates treatment for forward head posture. *Journal of Physical Therapy Science* 28（7）：2009–13.

慢性頚部痛に対するピラティス

2016 年に『Physiotherapy』にて発表された研究では，慢性頚部痛患者に対する疼痛軽減のためのエクササイズとして，ピラティスとヨガが比較された。著者らは，どちらのメソッドも心と身体のつながりを扱うが，これは慢性疼痛の管理に認められている要素であること（Lumley et al. 2011），またこの研究で用いたグループクラスの形式にコスト面での有利さがあることを指摘した。

この研究では，56 名の慢性頚部痛患者（3 ヵ月以上）をそれぞれ 3 つのグループ（対照群，ピラティス実施群，ヨガ実施群）の 1 つに割り当てた。ピラティス実施群，ヨガ実施群は，小グループでのクラスを 12 週間に 12 回行った。クラスは，それぞれの方法について高度なトレーニングを受けた理学療法士の管理による修正と進行によって進められた。実施結果の測定は，6 週目と 12 週目のクラスの前に行われた。フォローアップとしてのテストが全クラス修了の 6 週後に実施された。優先された測定結果は Neck Disability Index を用いた機能的な能力とされた。その他の結果として疼痛，可動域，姿勢評価が実施された。

グループエクササイズクラスを 12 週行った後，ピラティス実施群とヨガ実施群のどちらも，対照群に比べて能力低下と疼痛が有意に軽減したと報告された。さらに，その改善結果は 6 週後のフォローアップの際にも維持されていた。この結果から，ピラティスとヨガのどちらのグループエクササイズも，慢性頚部痛に対して短期間でできる安全かつ効果的な方法である可能性があると結論づけられた。ただし，これらのプログラムは有資格の専門家によって管理され，適切な修正が行われなければならず，また被験者がグループクラスに適した状態であることを確実にするため，厳重なスクリーニングが行われる必要があることが強調された。

Dunleavey，K.，K. Kava，A. Goldberg，M. H. Malek，S.A. Talley，V. Tutag–Lehr，and J. Hildreth. 2016. Comparative effectiveness of Pilates and yoga group exercise interventions for chronic mechanicalneck pain: Quasi–randomised parallel controlled study. *Physiotherapy* 102: 236–42.

頚部および肩甲帯の障害予防のためのピラティス

2010 年の研究で，頚部から肩甲帯の姿勢，筋力，柔軟性，バイオメカニクスについて，ピラティスの効果が検討された。脊柱と下肢のアライメントについてのバイオメカニクスに関してピラティスの肯定的な効果が示された先行研究に基づき，12 週のプログラムで姿勢や動き，上肢と体幹の筋活動パターンに改善がみられると仮定された。

この研究では，19 名の健常者がピラティス実施群と対照群に無作為に割り当てられ，実施前と 12 週後の 2 回評価が行われた。座位姿勢，腹筋の筋力，肩関節の可動域，肩関節最大屈曲筋力が評価され，測定時に頚部，肩関節，体幹の運動学的要素と 16 の筋活動を記録しながら行われた。ピラティス実施群にはマット，リフォーマー，キャデラックを用いて 1 週間に 2 回，1 時間のプライベートレッスンが実施された。対照群の被験者には，新たな身体活動を始めないよう伝えられた。

トレーニング実施後，ピラティス実施群の被験者は座位時の胸椎屈曲が少なくなり，腹部筋力の向上が認められた。加えて，より少ない肩甲帯と上背部の動きで，肩関節最大屈曲テストのパフォーマンスが向上し，ピラティスのトレーニング後に体幹と四肢を分離する能力が向上したことが示唆された。肩甲骨の偏位の減少も認められ，肩甲骨の安定性が向上したことが示された。これまでの研究で，胸椎の不良姿勢，肩関節のバイオメカニクスの異常，肩甲骨の不安定性が，頚部から肩甲帯の障害の原因であるか影響を与えていることが多いことが認められており，それに基づき，この研究結果からピラティスのトレーニングがそれらの障害の予防に寄与するという仮説が支持された。

Emery, K., S. J. De Serres, A. Mcmillan, and J. N. Cote. 2010. The effects of a Pilates training program on arm–trunk posture and movement. *Clinical Biomechanics* 25: 124–30.

回旋筋腱板炎に対するピラティス

2016 年のトルコの Akbas と Erdem の研究は，回旋筋腱板炎の患者において，特に肩関節周囲の筋群に対して計画された治療的なピラティスのエクササイズプログラムが，従来の理学療法のプログラムよりも優れているかどうかを決めるために行われた。結合組織および過用障害に対するピラティスエクササイズの潜在的な効果については文献で報告されており（Anderson and Spector 2000; Kloubec 2010），ピラティスの原理とエクササイズは回旋筋腱板炎の患者に肯定的結果をもたらすのではないかと仮定された。

この研究では，回旋筋腱板炎と診断されたボランティア 19 名がピラティス実施群と対照群に無作為に振り分けられた。どちらのグループもホットパックと超音波での治療を 15 回実施し，ホームエクササイズとして古典的な壁や棒を使った上肢の筋力強化とストレッチングのエクササイズが指導された。ピラティス実施群は，15 回の各治療において，被験者の能力に応じてレジスタンスバンドやボールを用いたマットでのピラティスエクササイズも 20 ～ 30 分実施した。

研究実施前と 3 週後に，自己回答式質問紙〔疼痛評価として VAS，障害レベルの評価として Disabilities of the Arm, Shoulder and Hand（DASH）と Shoulder Pain and Disability

Index（SPADI），全般的な健康レベルの評価として Health Assessment Questionnaire and Disability Index（HAQ–DI），不安の程度の評価として Beck Anxiety Inventory（BAI）〕が実施された。介入前のスコアはグループ間で差がなかった。3 週後，両群において夜間痛，内外旋運動時痛が大きく軽減し，DASH と SPADI のスコアが改善した。一方，ピラティス実施群のみ安静時痛，屈曲と外転運動時痛が軽減し，HAQ と BAI のスコアが改善した。

すべての被験者が理学療法の治療を受けていたため，どちらのグループでもある程度の改善は予想されたと著者らは指摘した。ピラティス実施群の被験者では，エクササイズを実施する際に呼吸と集中といったピラティスの原理を強調したことで，運動時痛が軽減したと考えられた（Kloubec 2010）。また，不安の減少が重要な要素であると考えられた（ピラティス実施群のより低い BAI スコアとして証明された）。抑うつ状態と不安が筋骨格系の疼痛を有する患者に寄与する原因であることが広く認められている。特に身体機能，全般的な健康，メンタルヘルスの面において，ピラティスはよりよい QOL の値と関連づけられている（Viera et al. 2013）。最後に著者らは，運動学習とバイオメカニクスについての最近の科学的理論がピラティスメソッドの理論的基盤とどのように関連するかについて調査した Anderson と Spector による 2000 年の論文を引用し，ピラティスのエクササイズは結合組織への圧縮と離開の力を促す閉鎖運動連鎖（closed kinetic chain：CKC）の環境を与えることにより，循環を改善させると主張した。この循環の改善が筋腱の治癒過程を促進し，疼痛のない挙上範囲が増加したと提示された。

Akbas, E., and E. U. Erdem. 2016. Does Pilates–based approach provide additional benefit over traditional physiotherapy in the management of rotator cuff tendinopathy? A randomized controlled trial. *Annals of Sports Medicine and Research* 3 (6) : 1083.

ピラティスの下肢に対する効果

下肢の運動連鎖については，レビューできるような研究報告はずっと少なくなる。しかし，下肢の問題に対するピラティスの利用の根拠がコアの強化の理論に基づくということは，一般的に認められている（Wilson et al. 2005）。2007 年の Zazulak らの研究では，女子大学生において自動運動での関節位置覚の再現検査と体幹の偏位の測定を行い，その後 3 年の障害の発生に関して追跡調査を行った。この研究で，コアの安定性不良が前十字靭帯損傷のリスク因子になることが示された。この研究および他の研究によって，コアの安定性低下が下肢障害の素因になる可能性があり，四肢の動きの土台の安定を確立するためにコアが重要であることが示唆された。また，ピラティスはコアの強さを改善することが示されており（Emery et al. 2010; Kloubec 2010），下肢の障害予防と治療のための理想的な運動様式だといえる。

ピラティスに関する研究のレビュー：下肢に対して

人工股関節全置換術または人工膝関節全置換術に対するピラティス

整形外科医の William Jaffe と Brett Levine は，看護師でピラティスインストラクターの

Beth Kaplanek とともに，人工股関節または膝関節全置換術後の患者のために特別なピラティスのプロトコルを開発した。著者らは，ピラティスを各個人の制限因子や外科的制限に応じて修正が容易な身体全体のトレーニングとして統合されたアプローチであるとして勧めた。ピラティスに対して関心を示した患者は，手術前からピラティスインストラクターの下でトレーニングを始め，退院後2週間以内に手術後のプログラムを開始することを奨励された。人工股関節全置換術と人工膝関節全置換術のいずれの患者も，修正されたピラティスのマット・エクササイズを，少なくとも週に3～4回，最低1時間ずつ実施するよう処方された。

1年後, 38名(女性30名, 男性8名, 21名が人工股関節全置換術, 17名が人工膝関節全置換術)のピラティスのプロトコルを定められた患者が，カルテ記録と電話によって追跡調査され，以下の結果が報告された。非常に満足した:25名, 満足した:13名, やや満足したまたは満足しなかった：0名であった。この研究で，ほとんど（73%）の女性が普段もピラティスを続けていると報告された。

加えてこの論文の筆頭著者は，患者にこれまで5年間ピラティスを用いてきているが，悪いできごとは生じておらず，身体的にも精神的にも高い満足度が得られていると報告した。これは少数の患者のサンプルによる先行報告であり，ピラティスが従来の治療より優れていると証明しようとするものではないが，人工股関節全置換術と人工膝関節全置換術後のリハビリテーションの選択肢としてピラティスを提案した。

Levine B., B. Kaplanek, and W. L. Jaffe. 2009. Pilates training for use in rehabilitation after total hip and knee arthroplasty: A preliminary report. *Clinical Orthopaedics and Related Research* 467: 1468–75.

人工股関節全置換術後のピラティス

2007年にKleinらは，関節形成術の外科医が人工股関節全置換術後のスポーツ復帰のために選択する活動について評価するウェブベースの調査を行った。この調査では，30種類の活動のグループ（37種目のスポーツ）がリスト化され，股関節協会（Hip Society）と米国股関節・膝関節外科学会（American Association of Hip and Knee Surgeons）の全メンバーへ送られた。ピラティスは人工股関節全置換術後に実施してもよい活動であると評価された。しかし，外科医はピラティスの経験も考慮に入れている。すなわち，調査を受けた外科医の58%は，術後の患者に過去の経験がなくてもピラティスの実施を認め，加えて24%は過去の経験があればピラティスの実施を許可することが推奨されるとした。

Klein, G. R., B. R. Levine, W. J. Hozack, E. J. Strausse, J. A. D'Antonio, W. Macaulay, and P. E. Di Cesare. 2007. Return to athletic activity after total hip arthroplasty. Consensus guidelines based on a survey of the Hip Society and American Association of Hip and Knee Surgeons. *Journal of Arthroplasty* 22: 171–75.

前十字靱帯（ACL）部分断裂に対するピラティス

2017年のCelikとTurkelによる研究では，保存療法が選択されたACL部分断裂患者の筋力，機能，膝の不安定性に対するピラティスの効果が検討された。20～45歳の50名の参加者が無作為にピラティスエクササイズ群と対照群に振り分けられた。コアの安定性，下肢筋力，柔軟性に焦点を当てた基本的なピラティスのマット・エクササイズのプログラムがデザインされた。ピラティスエクササイズ群は 12 週間，週 3 回，60 分のグループクラスに参加した。対照群はいかなる治療も，自宅でのエクササイズも処方されなかった。機能スコアと等速性筋力が，実施前と 12 週後に理学療法士によって評価された。

大腿四頭筋の筋力テストにおいて，ピラティス実施群は対照群よりも有意な筋力向上を示した。両群とも膝の機能（Lysholm Knee Scoring Scale と Cincinnati Knee Rating System で評価された）の改善を示したが，ピラティス実施群は改善がより大きかった。Global Rating of Change Scale によると，ピラティス実施群では安定性に関して 88%が非常によいと答え，12%はややよいと答えた。著者らは，ピラティス実施群における膝くずれの感覚の減少は，コアの筋力の向上によるとの確信を得た。対照群では，23%だけがややよいと答え，38%は変わらない，38%はやや悪化したと答えた。

この研究では，ピラティスを実施することで，エクササイズを行わない場合と比べて回復が良好になると結論された。ピラティスは大腿四頭筋筋力および主観的な膝の安定性と機能を改善することが示されたので，ACL 部分断裂の治療に新たな選択肢を与える可能性があることが示唆された。

Celik, D., and N. Turkel. 2017. The effectiveness of Pilates for partial anterior cruciate ligament injury. Knee Surgery, Sports Traumatology, *Arthroscopy* 25（8）：2357–64.

ケーススタディ：再発性下肢損傷に対するピラティス

Current Sports Medicine Reports にて，48 歳女性ランナーの 25 年間にわたる再発性の下肢損傷についての興味深いケーススタディが報告された。患者は，膝蓋大腿疼痛症候群，腸脛靱帯炎，足底筋膜炎，梨径部痛症候群，仙腸関節障害などを患い，結果として右足を引きずるようにして転倒してしまうために走れない状態であった。20 年以上，これらの原因を特定するために多くの診断テストを受けたが，決定的な解決には至らなかったため，下肢のアライメント不良や動作能力低下につながる股関節，脊柱，骨盤といった近位の機能障害と不安定性について分析を受けた。この研究の時点では，装具，コルチゾン注射，NSAIDs，徒手療法，エラスティックバンドやウエイトを用いた下肢の筋力強化エクササイズといった様々な治療アプローチを受けたにもかかわらず，3 年間走ることができていなかった。

著者らによる理学療法評価では，股関節外転・外旋筋力が低下しており，これは主に矢状面上で運動する長距離ランナーにみられる典型的なパターンであった。この治療として，すべての運動面上の動きにおける近位部の安定化筋群のコントロールと筋力を改善することを目的として，ピラティスを含む機能的運動のプロトコルがデザインされた。このプログラム（週 2 日，60 ～ 90 分のセッションと自宅でのエクササイズプログラム）を実施して 1 年後，動作能力低下は解決し，通常通りのランニングへ復帰ができた。このように，ピラティスに基づくエクササイズプログラムは，ランナーの下肢のアライメント不良を解決し，他の伝統的なアプローチではできなかったランニングへの復帰を可能にした。

Lugo–Larcheveque N., L. S. Pescatello, T. W. Dugdale, D. M. Veltri, and W. O. Roberts. 2006. Management of lower extremity malalignment during running with neuro muscular retraining of the proximal stabilizers. *Current Sports Medicine Reports* 5 (3) : 137–40.

本章でみてきた研究報告は，ピラティスが外傷・障害のリハビリテーションや予防に非常に効果的であるというエビデンスを与えるものである。このような研究は，理学療法やアスレティックトレーニングにピラティスを用いることの有効性を確立するために貢献するだろう。特に障害後のリハビリテーションについては，ピラティスに関する研究が十分にあるわけではないが，毎年のようにより多くの論文が発表されることは勇気づけられ，興奮することである。より多くの研究が行われることで，ピラティスがコンディショニングやコアの強化に効果があるだけでなく，整形外科的障害に対しても多くの利点がある治療法として，これからも注目が増していくだろうと確信している。

私は，長年多くの患者のリハビリテーションにピラティスのエクササイズと原理を使用してきたが，得られたすばらしい結果は常に，コアの筋力の増加と，身体と心のつながりの強化に関連していたと確信している。次章では，ピラティスの原理について述べ，さらに身体と心のつながりの概念を探求していく。ピラティスが身体だけにアプローチするのではなく，心と身体をつなぐコンディショニング手法であるのは，これらの原理によるということが広く認識されている。

第2章

ピラティスの指導原理

「フィジカルフィットネス（physical fitness）」は幸せのための第一要件である。フィジカルフィットネスとは，自発的な意欲と喜びをもって，多種多様な日々の仕事を自然に簡単に，そして思いどおりに行うことを十分に可能とするよう発達した身体と心を維持することである。(Pilates 1945, 15)

Joseph Pilatesの著書『Return to Life Through Contrology』には，彼のメソッドについて，単に無意味に繰り返す身体の運動療法ではなく，生涯の改善プロセスと幸せのための全人的なアプローチであると書かれている。エクササイズだけでなく，最適な睡眠，日光と新鮮な空気を豊富に取り入れることの重要性，活動量に対して食べ過ぎないこと，適度な運動，立ち方や歩き方，シャワーを浴びて清潔を保つことまで，多くのアドバイスも記されている。大胆なことも述べているが，身体（body），心（mind），精神（spirit）は複雑につながっているという哲学は一貫している。

「コントロロジー（contrology）」とは，身体，心，精神の完全な協調である。コントロロジーは身体を均一に発達させ，間違った姿勢を正し，体力を回復させ，心に活力を与え，精神を高める。(Pilates 1945,18)

彼が「コントロロジー」と呼んだピラティスメソッドに関する様々な面からの徹底的な探求は，本書の範囲をはるかに超える。本書の焦点は，リハビリテーションやプリハビリテーション（prehabilitation：外傷・障害予防のためにエクササイズを行うこと）におけるピラティスの効果であり，アスリートのパフォーマンス向上に寄与し，障害のリスクを軽減し，障害から回復した後に最大限のトレーニングとなるような動きや姿勢を検証することである。しかし，ピラティスメソッドに関する古典的な指導原理について述べないことは適当ではない。

ピラティスの流派によって，指導原理やその示し方はわずかに変化するかもしれない。しかし，これらの原理のいくつかの解釈が，ピラティスが身体だけのプロセスではなく，心と身体をつなぐコンディショニング手法である理由だという点は，広く認識されている。そのため，BASI（Body Arts and Science International）ピラティスの指導者養成プログラムで，私の師であるRael Isacowizに指導されたようにこの原則を紹介することが重要であると思われる。さらに，指導原理と

三大原則

1. 身体，心，精神を完全に調和させること
2. 意識下のすべての活動に関する身体内部の自然なリズムを獲得すること
3. 生命の自然な法則を日々の生活に適用すること

BASI ピラティスの 10 の原則

1. 気づき（Awareness）
2. バランス（Balance）
3. 呼吸（Breath）
4. 集中（Concentration）
5. センター（Center）
6. コントロール（Control）
7. 効率性（Efficiency）
8. フロー（Flow）
9. 正確性（Precision）
10. 調和（Harmony）

理学療法との関係性について，長年の臨床実践における私の考えを付け加えている。

Isacowitz の著書『Pilates』では，上の 3 つのテーマ（三大原則）をピラティスメソッドにおける高度な原則と呼び，それらについて述べている。新たな研究が行われたり新しい技術が開発されることで，動きの要素やその説明の方法，実践の方法は変わる可能性があるが，「この 3 つの原則に含まれる哲学は決して変わらない。この原則はシステムそのものの本質である」と Isacowitz は指摘する（Isacowitz 2014,5）。

これらの原則から，Isacowitz は BASI ピラティスの基盤となる 10 の運動の原則を確立した（BASI ピラティスの 10 の原則）。これらの原則は，Pilates による指導，著作からの引用と，40 年以上かけて Isacowitz の指導と実践の経験から徐々に発展させたものを合わせたものである。これらの原則が，ピラティスメソッドを他のコンディショニングの形式とは異なる独自のものとしている。ピラティスメソッドによる利益を確実に得るために，指導や実践の際にこの原則を念頭に置かなければならないと，Isacowitz は強調する。

気づき

> ピラティスは心と身体のつながりを促す環境で行われるが，これは身体への気づきから始まる。（Isacowitz 2014, 6）

気づきなしでは，変化は起きない。私たち人間は，時間の経過とともに，姿勢のアライメント不良や，間違った運動パターンや，代償を呈する。これらに気づけなければ，どうしてそれを正せるだろうか。気づきを失うと，より深刻な問題が生じる。私は，リフォーマー上でクライアントの臥位のトレーニングを行っている時に，股関節が数センチメートル左へ偏位していることに気づくこ

とがある。身体をまっすぐにするように指導すると，「これがまっすぐです」という返事が返ってくる。このように曲がっている状態がまっすぐであると考えることを許してしまえば，正しいアライメントや筋のバランス，適切な動きを達成することがどうしてできるだろうか。どうしてその障害を回復させられるだろうか。

バランス

「バランス」という言葉のあらゆる意味合いにおいてそれを達成するように努め，それをピラティスを行う際に不可欠なものとしなければならない。(Isacowitz 2014, 6)

ピラティスにおいて，バランスを達成するという原理には多くの意味がある。「バランス」という言葉を聞くと，理学療法士としては，患者が目を閉じて片足立ちができるかどうかや，Bergバランススケールのスコアが何点であるかといったことを考える。ピラティスはそのような種類のバランスの助けにもなるが，身体のすべての部位を動かしているか，安定性と可動性の両方が扱われているかといった，プログラムのバランスについても考慮される。さらに，その人の全体（体，心，精神）のバランスまたは健康（well-being）についても考慮される。

しかし，リハビリテーション領域では，身体の左右対称性といった概念について用いることがほとんどである。筋骨格系の状態はしばしばアンバランスのパターンを示す。人はたいてい左右の強い側と弱い側を持っており，そのような単純な左右差や利き手と関係しているものもある。アンバランスは，余暇活動や職業上の姿勢や動きによっても生じる。一部の筋が過度に動員され，他の筋が使用されなくなるような動きの習慣がつくられる。例として，現代社会では1日中デスクの前に座っている人が多い。このようなクライアントには，硬く使い過ぎている股関節屈筋と，あまり使われず弱化した殿筋がみられることが多い。アンバランスは，身体のある部分の代償や痛みを回避するような使い方によって生じることが多く，結果的に一部の筋が促通され，もう一方が抑制される。たとえば，肩の腱板損傷のあるクライアントは，僧帽筋上部線維や肩甲挙筋が硬いことが多い。各クライアントにそれぞれ独自のアンバランスがあり，たいてい障害や機能不全の原因となる。これらのアンバランスを明らかにし，それを軽減する方法を示すことは，健康への第1歩である。

呼　吸

呼吸は，生きていること，動いていることと同義である。呼吸はあらゆるものを含み，身体，心，精神の間をつないでいる。すべての動きの動力源であり，ピラティスメソッドの根本である。(Isacowitz 2014, 7)

呼吸は，人生最初の活動であり，最後の活動でもある。私たちの生命はまさにこの呼吸次第である。怠惰な呼吸は，比喩的にいえば，肺を病的で死にかかった細菌と死滅した細

菌が堆積する共同墓地のように変えてしまう。(Pilates 1945, 23)

呼吸は，私たちの生命を維持する他にも，以下のような多くの生理的利点がある。

- 血液を酸素化する
- 有害物質を除去する
- 血液循環を促進する
- 心と身体を落ち着かせる
- 集中を促す
- 動きにリズムを与える
- 目的とする筋の活性化を助ける

これらすべての理由から，正しい呼吸は，ピラティスにおいてもリハビリテーションにおいても，最良の結果を得るために非常に重要である。

自然呼吸（横隔膜呼吸）は，吸気時に腹筋群のリラクセーションを促す。ピラティスでは，側方の呼吸（肋間での呼吸）を用いる。このタイプの呼吸では，吸気の際に側方と後方への胸郭の拡張を強調するように努めることで，腹壁を一貫して内側へ引き込むよう促す。呼気では，腹筋は補助的な筋として，空気を排出する横隔膜と肋間筋を補助するようにさらに収縮する。したがって側方の呼吸では，呼吸のサイクルの間，腹筋の収縮が促され続けるので，体幹の安定性につながる（図2.1）。

ピラティスメソッドにおいて呼吸が非常に重要であることは，ピラティスの指導者に広く受け入れられている。しかし，どのようなパターンの呼吸が最適であるかについては，意見が一致しないことも多い。BASIピラティスでは，呼気の際に脊柱が屈曲し，吸気の際に伸展するというパターンが，基本的なパターンとして用いられる。なぜだろうか。腹筋は，動きに自然なリズムを与える他に，呼気の際の補助筋であると同時に体幹を屈曲させる。特に腹横筋が初めに動員され，努力呼気の際により低閾値で動員されることが示されている（Abe et al. 1996; De Troyer et al. 1990; Hodges and Gandavia 2000)。第1章で議論したように，腹横筋は脊柱の安定性のカギとなる筋の1つである。理論上は，脊柱が屈曲している間，呼気により腹横筋が最大に活

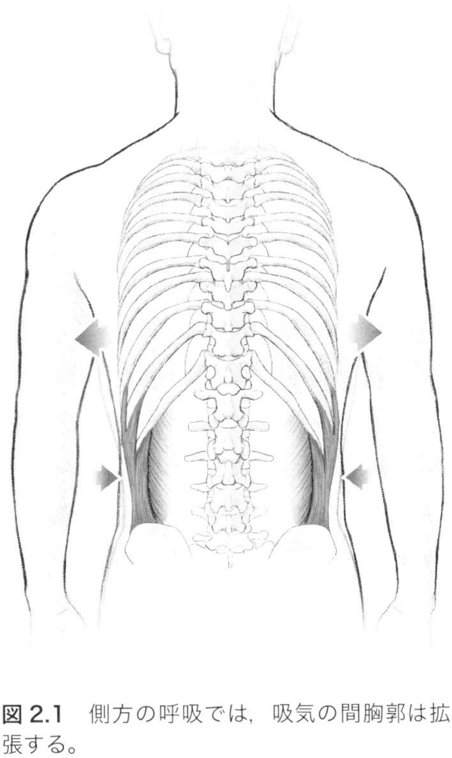

図2.1　側方の呼吸では，吸気の間胸郭は拡張する。

動するのであれば，体幹の安定性も最大となる。この論拠にしたがえば，研究では広背筋が吸気の際の補助筋であることが示されているので（Cala，Edyvean and Engel 1992; Orozco-Levi et al. 1995），積極的な吸気によって脊柱伸筋を最大に活性化させることができることになる。脊柱を特に屈曲・伸展しないエクササイズでは，労作時に呼気を行う呼吸のパターンとなる。

伝統的にはこのような呼吸のテクニックに重点が置かれるが，クライアントのトレーニングを行う際に，正しい呼吸を過度に重視することが逆効果となることが多くみられた。機能的な運動パターンにはタイミングが必要とされるものがあるが，呼吸に過度に意識を置くとそれが崩れる。また，多くのクライアントにとっては，障害に対処することや新しい動きを学ぶことがすでに十分な挑戦となっているので，そのうえ呼吸についても考えなければならないことはいらだたしい経験になる可能性がある。呼吸のパターンに過度に重点を置くと，テクニックに集中することが難しくなったり，場合によっては不可能になり，エクササイズによる神経筋再教育の効果が低下する。そのため，まず最初に安全かつ正しい動きを学ばせ，その後に呼吸のパターンを紹介することが多い。

集　中

> 集中は，気づきと動きを橋渡しするものである。(Isacowitz 2014, 9)

> エクササイズを行う時には，常に意識をその目的に完全に集中させなければならない。これは，求めた結果を得るためにきわめて重要である。(Pilates 1945, 20)

心と身体はつながっているので，特定の筋や筋群を単純にタッピングしたりそれに集中することで，その筋・筋群のより正確かつ強い活動を得ることができる。ピラティスのエクササイズを効果のあるものにするためには，特定の筋群の活性化に集中するだけでなく，身体の正しいアライメントに集中することも重要である。エクササイズを行う間中，正しいアライメントと安定性の維持に集中することで，望む動きのために適切な筋群の動員を確実にし，不要な緊張を避けることができる。多くの状況において，呼吸のパターンに集中することは，動きのリズムを維持する助けとなり，意識の集中を持続させる。しかしピラティスでは，筋が硬くなったり呼吸が制限されるほど，過度な集中は望ましくない。それは，ピラティスで求めるものを得るのに逆効果となるだろう。

センター

> ピラティスでは，自身のセンタリングは，単に重力の中心を見つける以上のことを意味する。それは身体，心，精神の調和である。(Isacowitz 2014, 9)

物理的にいうと，自身のセンターを見つけることは，単純に身体重心である場所を探すことである。これは個人によって，その個別の解剖に基づき微妙に違う。しかしピラティスでは，「センター」という言葉はより多くの意味を持つ。すべての動きはセンターつまりコアから起こるという概念は，ピラティスの一般的なテーマである。ピラティスでは，センターは「パワーハウス（powerhouse：力源）」と呼ばれることも多い。これはIsacowitzにより深層支持機構として説明され，またリハビリテーション領域ではローカル筋システムと呼ばれる（図2.2）。どちらの言葉を選ぶにしても，深層にある，体幹固有の筋群のことである。腹横筋，多裂筋，横隔膜，骨盤底筋は脊柱に直接付着し，安定性を与える。これらの筋群は深層に位置し，上腕二頭筋や大腿四頭筋のような他の骨格筋群と同じ方法では力が発揮されないので，簡単に利用できない。おそらくこれが，ピラティスの心と身体へのアプローチが脊柱の安定性によりよく作用する理由だと考えられる。より深層に働きかけ，この神経筋系のつながりを促通することを可能にするのである。

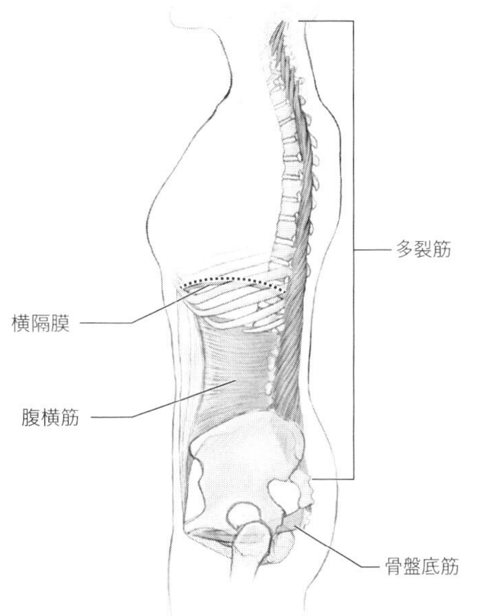

図2.2　ローカル筋システム（深層支持機構）

コントロール

> コントロロジーは，心が筋をコントロールすることから始まる。(Pilates 1945, 19)

> コントロールを精緻にすることは，スキルを習得するための本質である。コントロールを磨くにはかなりの練習が必要とされるが，それは重要な筋群に必要とされる筋力と柔軟性を発達させる助けとなるだけでなく，より精緻な（脳内の）運動プログラムの発達も可能にする。(Isacowitz and Clippinger 2011, 2)

私たちの動きのコントロールを高めることは，初めは意識的な段階であり，多くの練習が必要である。しかし一度習得すると，生涯のものとなる。オリンピックの短距離選手と，歩き方を学んでいる最中の子どもを比べてみよう。短距離選手は明らかに子どもよりも高いレベルでコントロールができ，そのためケガをするリスクも低い。動きをコントロールするためにどの筋群が必要かを学び，エクササイズの間中コントロールを維持し続けられるようになることは，ピラティスの重要な概念である。やみくもに動かすことは許されない。動きの達成のためには，勢いや粗暴な力ではなく，適切な筋群による正確な神経筋のコントロールを用いるべきである。

効率性

> ピラティスを行う際に，動きが難しくきついものであっても，努力しながら顔をしかめたり，うなったりはしない。私たちは，必要なだけのエネルギーを使い，必要なところを動かすことに焦点を当てる。それ以上でもそれ以下でもない。(Isacowitz 2014, 10)

この原則は，機能的な課題や目標を達成するためにエネルギーを浪費せず，必要な筋群だけを用いるようにということである。動作パターンが効率的でないことは，機能的な課題に対し逆効果であり，バランスが悪く，痛みが出て，ケガをするような芳しくない結果につながるだろう。たとえば，ゴルフのスイングについて考えてみよう。研究では，プロゴルファーはアマチュアに比べて筋電図の活動が50%も少ないことが示されている。プロゴルファーは高度に洗練された動作を習得しており，それには効率的な筋活動が求められる（Donatelli 2009)。

フロー

ピラティスのすべての原則と同様に，「フロー」には身体と精神，両方の意味が内包される。ポジティブ心理学（positive psychology：個人や社会の持つ長所と強みを分析し，どう伸ばしていけばよいかを研究する学問）では，心理学者のMihaly Csikszentmihalyにより以下のように定義されている。「フローとは，ある活動自体に完全に没頭することである。自我は消え，時間は飛ぶように流れ，すべての行動，動作，思考は，まるでジャズを演奏しているように，次々と必然的に流れ出てくる。全存在がそれにかかわり，最大限の能力が発揮される」(Gierland 1996)。これはゾーンに入ることと似ている。

生理学的には，フローは「筋の動員される完璧なタイミング」と理解することができ（Isacowitz 2014, 11)，筋の発火または活動の順番であるとも考えられる。どのような動きにも，筋が発火すべき最適な順番がある。これに従わないと，一部の筋が過度に使用され硬くなってしまうため，硬さや痛みが生じることが多い。障害のリハビリテーションでは，筋の発火の順序，つまりフローを正常なものへと戻すことが重要である。身体と精神両方のフローの様相は，マイケル・フェルプスやシモーネ・バイルズ【訳注：米国の体操選手，2016年オリンピックで団体，個人総合，床，跳馬で優勝】のようなアスリートの美しさによって表わされる。彼らは，最高に難しい動きを楽に行っているようにみえる。これこそが，ピラティスによって達成するべきものである。

正確性

> 正確性が上がると，目標が達成される確率が高まり，エクササイズによる効果がより大きくなる（Isacowitz, Clippinger 2011, 2)。

正確性は，ピラティスと他のエクササイズの最も明らかな違いの1つである。深い呼吸法やマインドフルネスを行わなければ，ヨガの手法が健康体操のようなものになってしまうことと同じように，正確性がなければ，ピラティスのエクササイズはほぼ意味がないものとなる。

正確性は，動作が実行される正しい方法と定義される。ピラティスのエクササイズ自体は，その多くが，理学療法の学校で学ぶ従来のものと大きく違わないが，それを行う方法は非常に異なる。たとえば，チェストリフトのエクササイズ（p.61）をみてみよう。実際の動きはアブドミナルクランチかシットアップと同じようにみえるかもしれない。ジムやブートキャンプ（米国の非行矯正プログラム）では，多くの筋群と運動量を用いて，たいして疲労することもなく何百回もの反復を行うのを目にする。しかし私のクライアントは，ピラティスのチェストリフトを正確に実施するため，2，3回反復しただけで，腹筋群に今までで一番疲労を感じたとよくコメントする。正確性を達成するためには，完全な筋の統合と，それにしばしば続く一部の筋や筋群の分離が必要とされる。すべての動きが正確に実行される時，トレーニングはより深く，効果的に感じられる。

調　和

> 調和とは完全なものであり，私たちが達成するために努力するすべてのことの極みである。集中し，コントロールして，フローと正確性を伴い効率的に動くことを意味する（Isacowitz 2014, 12）。

これらの原則を解釈し，ピラティスの実践へと統合する方法は，人によって様々である。医療や科学分野の人は，障害のリハビリテーションや競技パフォーマンスの向上に使用するものとして，身体的な面を強調するだろう。一方で，精神的な面に共鳴し，より大きな可能性を見出す人もいるだろう(私たちのクライアントかもしれない)。どちらにしても，理解しておくべきなのは，ピラティスが単純なエクササイズではなく，人の動きを最大限に生かすための全人的な（holistic）アプローチだということである。このメソッドの効果を真に得るためには，自分で実践する際にも指導を行う際にも，これらの原理すべてを心にとどめなければならない。

これらの原理の精神的な面が運動学習と神経筋再教育の過程に統合された時に，より高いパフォーマンスを達成する例を何年にもわたって多くみてきた。所定のリハビリテーションの中で，従来のホームエクササイズを指導すると，治療が終わった後に（それどころか，指導している間でさえ）続ける患者は稀である。しかしピラティスのエクササイズは，クライアントが楽しみ，効果を感じて，プライベートレッスンやグループレッスンの会員となって続けることが多い。したがって，私は障害のリハビリテーションを行っただけでなく，新しい形のエクササイズを紹介し，健康なライフスタイルを維持するよう働きかけたことになる。

第3章

ピラティスの リハビリテーションへの統合

第1，2章では，ピラティスメソッドの原理について論じ，それを理学療法に用いることを支持する研究についてレビューしてきた。本章では，なぜピラティスが効果的であるかについて説明する。その効果は，リハビリテーションや外傷・障害の治癒だけでなく，全体的なフィットネスレベルの向上，パフォーマンスの改善，オフシーズンの安全かつ効果的なクロストレーニングの提供にまで及ぶ。しかし最初に，私がいつどのようにピラティスと出会い，治療に取り入れるようになったかについて話しておきたい。

私は理学療法士になる以前に何年間もエクササイズのインストラクターをしていたので，ピラティスについて耳にはしていたが，マットクラスを1，2回経験したことしかなかった。理学療法の学校に入学する前にRancho La Puerta Spasで働いていた時に，幸運にもBASIピラティスの創始者であるRael Isacowitzに出会った。彼は，ピラティスがリハビリテーションに非常に効果的なので学ぶとよいという助言をくれたことを覚えている。しかし当時の私の目標は明確で，整形外科とスポーツ医学を専門とし，アスリートのために働くことであった。ピラティスが専門とすることは，ダンサーに対するものだと考えていた。

数年後，私は理学療法士としてPhoenix Sunsというバスケットボールチームで働いていたが，スター選手だったポイントガードが足関節を負傷してしまった。彼の妻はピラティスのインストラクターであり，彼が手術後に復帰する際に，私にピラティスの経験があるか聞いてきた。彼らは自宅にリフォーマーを持っており，足関節のリハビリテーションを補助するためにそれを使えるのではないかと考えた。私はすぐにピラティススタジオを見つけてセッションを受け，大変驚いた。1つのイクイップメント（equipment：ピラティスで使われる専門の器械）を使って多種類のエクササイズを行うことができ，またそれらのエクササイズをリハビリテーションの目的のために調整し適応できることがすぐにわかった。

私がピラティスのトレーニングをきちんと受ける必要があると確信したのは，その時であった。幸運なことに，私は既に先生と出会っていた。Isacowitzはピラティスの業界で最も尊敬され，世界中で認められた専門家の1人であり，BASIピラティスは既に20年以上も最高レベルの包括的なピラティスの教育を提供していた。そこで私はカリフォルニアへ戻り，Newport Beachにある彼のスタジオでトレーニングを受け，その後患者の治療にピラティスを取り入れたものを開始した。これは17年以上前のことだが，それ以降私たちの理学療法・健康増進施設では治療法の1つとしてピラティスを用いており，すばらしい成果を挙げている。

外傷・障害のリハビリテーションと予防になぜピラティスが有効か

ピラティスは，外傷・障害から復帰する際の理学療法のプログラムにおいて，それを補助し質を高めるために使うことができる。また，コアにある深層筋を強化し，アライメントを最適化し，正しい動きのパターンをつくることによって，外傷・障害の再発や新たな発生を予防する助けとすることもできる。理学療法士は,効率的で機能的な身体という決められた長期目標をリハビリテーションの早い段階で達成できるようなシステムを常に探している。ピラティスはまさにそのようなシステムである。他のリハビリテーションの専門家からは，ピラティスが外傷・障害の予防やリハビリテーションに効果的であるのはなぜだと考えているか,としばしば尋ねられる。以下に,私が考える,ピラティスが外傷・障害のリハビリテーションと予防に大変効果的である10個の基本的な理由を,科学的な視点と経験の両方から示す。

1．ピラティスはセンター（コア）の筋群に着目する

第２章で議論したように,ピラティスにおいてコアは「パワーハウス」または「深層の支持機構」とされ，またリハビリテーション分野ではローカル筋（local muscle system）とされる。どちらの用語を選んだとしても，直接脊柱に付着し安定性を提供する深層の体幹筋群（腹横筋，多裂筋，骨盤底筋，横隔膜）のことである。リハビリテーションにおけるこれらの筋群の重要性は，主として腰部の病状のある患者にとってであるが,研究と臨床の両面において確立されている。しかし,「コアストレングス（core strength)」という用語は，あらゆるトレーニングにお決まりのものと認識

ピラティスが外傷・障害のリハビリテーションと予防に効果がある10の基本的な理由

1. ピラティスはセンター（コア）の筋群に着目する
2. ピラティスのエクササイズは安定性と可動性の両方を強調する
3. ピラティスには閉鎖運動連鎖と開放運動連鎖のエクササイズがある
4. ピラティスのエクササイズは静止時と運動時の筋に働きかけ，求心性収縮と遠心性収縮の両方を強調する
5. ピラティスのエクササイズは機能的である
6. ピラティスでは適切な呼吸を重視する
7. ピラティスは多くの個人差に適応できる
8. ピラティスは心と身体をつなぐコンディショニング手法である
9. ピラティスのイクイップメントは安全かつ容易に利用できる（適切にトレーニングを行えば）
10. ピラティスは健康サービスを拡大するための賢いビジネス上の選択である

され，結果としてその意味に曖昧さが生じている。

BASIピラティスのメソッドでは，「コアストレングス」を以下のように定義する。

> コアストレングスとは，腰部・骨盤帯を支持する筋群の筋力であり，それらの筋群が統合された効率的な方法で相乗的に働く能力である。これは，体幹の最深層の固有筋群の機能的な強さである。この筋群は，脊柱を支持し，身体の中心から安定性と動きを与える。(Isacowitz 2006,1)

すべての動きはセンター（コア）から起こるという原理はピラティスで共通のテーマであり，すべてとはいわないが多くのエクササイズで，コアの筋群を動員することに重点が置かれる。もちろん，運動は深層の支持機構が働かなくても可能であるが，深層からの支持，保護，効率的な機能は得られないだろう（Isacowitz 2014）。

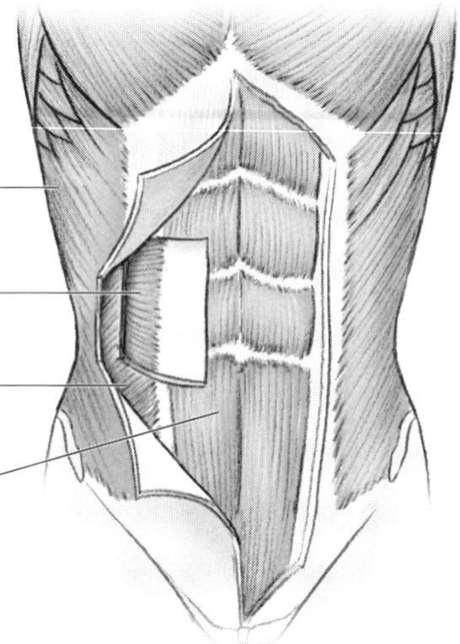

図 3.1　腹部の筋群

腹部の筋―腹横筋

腹部の筋群は４層からなり，浅層から深層にかけて，腹直筋，外腹斜筋，内腹斜筋，腹横筋で構成される。これらすべての筋に，コアの安定性と筋力を提供する機能がある。しかし，脊柱の支持と安定性に最も重要であると証明されている筋が，腹横筋である。

腹横筋は肋骨から骨盤にかけて走行し，筋線維は水平方向に並ぶ。腹腔全体の周りを包んでおり，後方では帯のように胸腰筋膜に付着する。腹横筋が収縮すると腹壁が内側へ引かれ，腹腔が圧縮され，腰部・骨盤帯の安定性が得られる。この筋はどの関節も動かさないので，働かせたり独立して働かせることが難しい（図 3.1）。

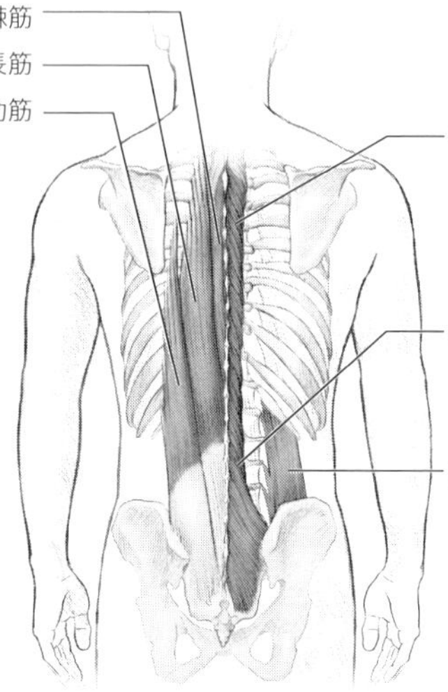

図 3.2　背部伸筋

背部の伸筋―多裂筋

背部の伸筋としては，脊柱起立筋，半棘筋，深層後面筋群が，腹部の筋と同様に層になって配列されている（図 3.2）。これらの筋はすべてコアの筋力と安定性にかかわっているが，脊柱の安定性に関して特筆すべきなのは深層後面筋群の一部である多裂筋である。多裂筋はそれぞれ２～３の関節に渡っており，各分節レベルにおいて椎骨を安定させる機能を持つ。この深層部の安定性によって各椎骨はより機能的に働くことができ，関節の変性が減少する。腰痛患者では，健常者と比較して多裂筋の機能不全が示されている。その違いは，筋活動パターン，疲労しやすさ，筋の組成，筋の大きさと硬度にみられる（Richardson, Jull, Hodges 2014）。報告では，腹部を引き込む戦略（ADIM）を行う際に，多裂筋が腹横筋と同時収縮することが確認されている（Richardson, Jull, Hodges, 2004）。多裂筋の収縮能力は腹横筋の収縮能力と関係しており，多裂筋の良好な収縮は，腹横筋の収縮が良好な場合に，4.5倍の確率でみられることが，Hides ら（2011）により示されている。

骨盤底筋群

骨盤底筋群は肛門挙筋群（腸骨尾骨筋，恥骨尾骨筋，恥骨直腸筋）と尾骨筋からなる。これらは内臓を吊り下げて支持し，腹腔内圧の変化に対応する（図 3.3）。これらが動員されると，腹圧が高まり，脊柱の負荷が減少する。Sapsford ら（2001）による筋電図の研究では，腹横筋の活動性が神経生理学的に骨盤底筋群の活動性と関連していることが示された。腹筋群の活動は，骨盤底の運動に対する正常な反応であり（骨盤底筋の機能不全がなければ），逆に最大下の等尺性の腹部のエクササイズは骨盤底筋群を活性化させる。

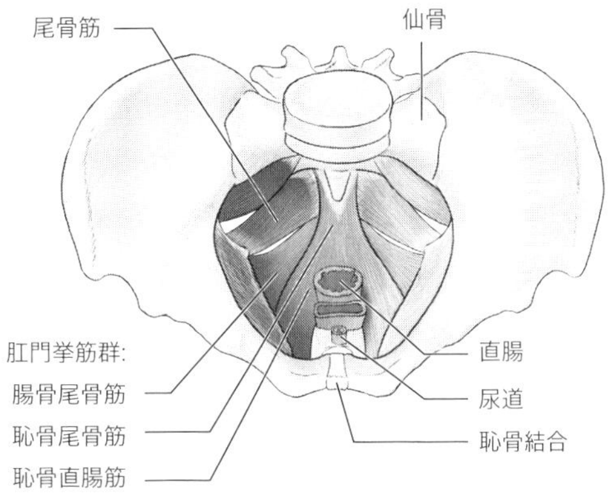

図 3.3　骨盤底筋群

横隔膜

横隔膜は肺への吸気に関係する呼吸筋であるが，深層支持機構の蓋としても機能している（図 3.4）。Hodges と Gandevia による報告（2000）では，横隔膜と腹部の筋群の同時活動が腹腔内圧の継続的な上昇を生じさせることが示された。したがって横隔膜は，腹筋と骨盤底筋群の収縮と連動して，脊柱の機械的安定性を補助している（Kolar et al. 2012）。

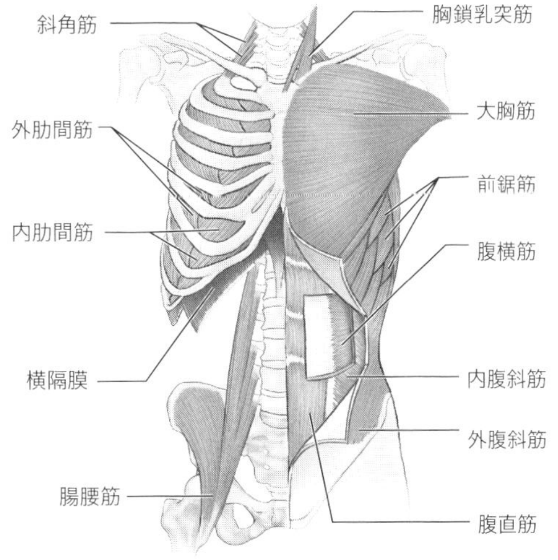

図 3.4　横隔膜と周囲の筋

上部コアの筋群

ここまで，下位脊椎のみに関連して，コアの筋力の重要性について述べてきた。しかし，コアの筋力は上位脊椎についても同様に重要である。筋のバランス不良や首の痛みに関連する頭部前方位姿勢と巻き肩の姿勢を示す人が多くいる。これらの患者については，もう1歩踏み込んで深く考えるために，私が上部コアと呼ぶ，頚部深層屈筋群，僧帽筋下部線維，前鋸筋という筋群について検討することが重要である。

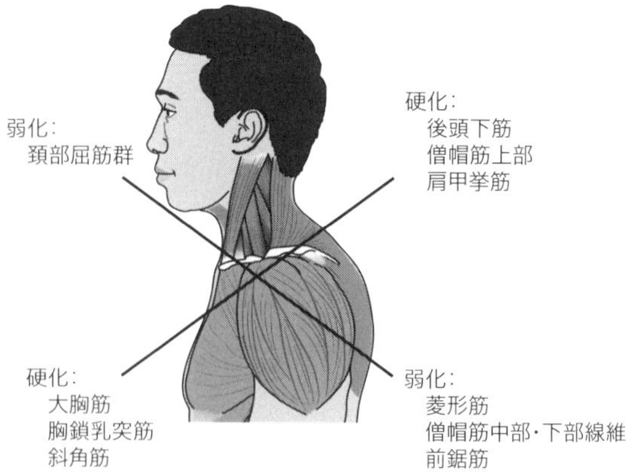

図 3.5　上位交差性症候群

何年も前に，Vladamir Jandaは，頚部機能障害である「上位交差性症候群」の患者に多くみられる特有の筋のバランス不良パターンについて言及した（Page, Frank, Lardner 2010）。この症候群でみられる特有の姿勢変化は，頭部前方位，頚椎前弯と胸椎後弯の増強，肩の挙上と前方突出，肩甲骨の回旋または外旋と翼状などである（Page 2011）。この症候群の患者を救うためには，筋のバランス不良に介入し，誤った姿勢を正さなければならない（図 3.5）。

Jandaの臨床の教えに基づくと，これらの患者が弱化または筋の抑制を示した1つの範囲が頚部深層屈筋（頚長筋と頭長筋）である。Jull, O'Leary, Fallaの研究（2008）で，頚部痛患者は，頚椎屈曲の間に，頚部深層屈筋の活動が減少し，表層の屈筋（胸鎖乳突筋と前斜角筋）の活動性が高まるという特徴の神経筋コントロール戦略の異常を有することが確認された。これらの研究で，特有の病態があるかどうかにかかわらず，この障害は頚部痛に一般的であることが示された。この研究とそれに続く研究で，頚部深層屈筋のトレーニングが頚部痛の症状の軽減に効果的であることが確認された。この神経筋再教育は，臨床で広く使われているが，上位頚椎の屈曲を分離させる。顎で軽くうなずく動き（顎を引く動き）を行い，その後胸鎖乳突筋と前斜角筋の活動を伴わずに等尺性に10秒保持する（第4章，p.43参照）。

頚部深層屈筋の抑制と弱化に加えて，いくつかの研究では，頚部–肩の障害を起こすまたは影響を与えるものとして，胸椎の不良姿勢，肩のバイオメカニクスの不良，肩甲骨の不安定さが指摘されている（Emery et al. 2010）。肩甲骨周囲の安定性は，上肢と頚部の効率的な動きのために重要である。肩甲骨を安定させる役割を持つ筋は多いが，主要な安定化機構は前鋸筋，菱形筋，肩甲挙筋，僧帽筋である。これらの筋のバランス不良は，肩甲骨の位置の異常を生じ，肩甲上腕リズムを障害し，肩関節複合体の機能障害を起こす（Kamkar, Irrgang, Whitney 1993）。

頚部痛または肩痛のある人によくみられる問題は，腕を挙上した際の肩甲骨の過度な挙上である。したがって，肩甲骨を下制させる筋である，僧帽筋下部線維と前鋸筋の筋力と適切な機能が鍵となる（図 3.6）。より最近の研究では，Jandaによる上位交差性症候群の理論と一致して，前鋸筋と僧帽筋下部線維が一般的に最も弱化しやすく抑制されやすい筋であり，肩甲胸郭関節の異常な運動を導く可能性があることが示されている（Paine, Voight 2013）。

これらの安定化機構の筋群は，普段感じづらいところに位置しているので，簡単には利用することができない。これらの筋群を動員し分離することは難しく，意識の焦点を合わせること，気づき，集中が必要とされる。またこれらの筋は，上腕二頭筋や大腿四頭筋のような他の骨格筋と同様の方法では発達させることができない。おそらくこのことが，ピラティスの心–身体へのアプローチが脊椎の安定化とリハビリテーションに効果的である理由だと考えられる。これによって，より深層の筋を動かし，神経筋のつながりを促通させることができるのである。最近の研究では，疼痛管理において，単純な筋力の考え方よりもモーターコントロールが強調され，痛みが解決したとしても障害された神経筋コントロールは勝手には回復しないことが指摘されている。特別な再教育が必要とされるのである（Hides et al. 1996; Jull et al 2002）。したがって，ピラティスの原理とエクササイズによるこれらの神経筋の発達が，真に機能的なコアの筋力をつくるための基盤となるのである。

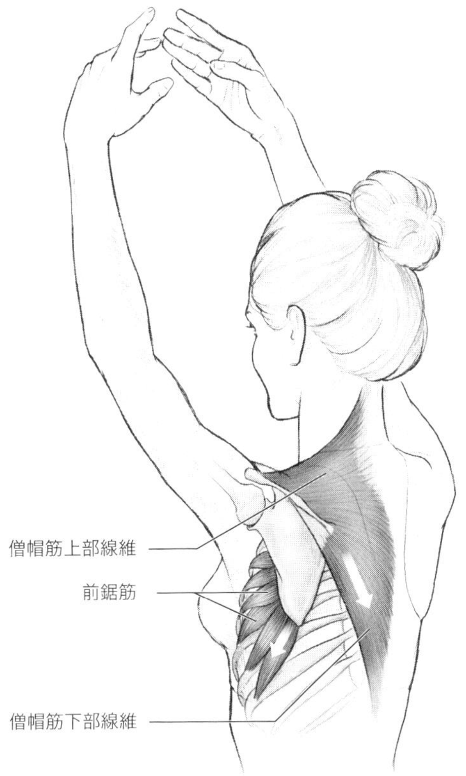

図 3.6　肩甲骨下制筋の筋力と適切な機能は，腕を頭上に上げる際に過度な肩甲骨の挙上を防ぐために必要である

巨大な建造物を建てるために小さなレンガが用いられるように，小さな筋群を発達させることは大きな筋群の発達を助ける（Pilates 1945，25）。

2. ピラティスのエクササイズは安定性と可動性の両方を強調する

身体が強く適切に機能するためには，安定性と可動性の両方が必要である。遠位部が適切に機能するためには，近位部の十分な安定性が必要である。テニス選手を例に考えてみよう。テニス選手は，肩甲帯の近位部の筋力と安定性とともに，ボールを効率的に打つために上肢のとてつもない可動性も必要とする。肩関節が弱かったり不安定であれば，時間とともに障害が発生するだろう。テニス選手によくみられる障害である外側上顆炎，いわゆるテニス肘は，肩甲帯の安定性の欠如によるインパクトの遅れと手首での打球から，多くのストレスが肘や手関節にかかることで生じる。これを治療する１つの方法は，上肢，肩関節，上背部の筋力を強化し，肘のストレスを軽減させることである。これはピラティスのエクササイズによって可能である。しかし，肩甲帯が動かないほど安定性があったら，強いサーブを打つために上肢を頭上の適切な場所へ上げることができない。したがって，肩関節複合体を動かすエクササイズも必要であり，それもピラティスのレパートリーに多くある。

緩すぎたり（過可動性），硬すぎたり（低可動性）することは，どちらも障害や疾患へつながる。ウエイトリフティングでは，動けなくなるほどまで安定性を強調することも多い。一方で，ある種のヨガやストレッチングのプログラムでは，ストレッチング（伸張）が過度に強調され，結果的にコアが弱くなったり柔軟性が過剰になり，不安定な状態にもなりうる。

ピラティスでは，いくつかのエクササイズは安定性に焦点を当て（フロントサポート，p.74），いくつかは可動性に焦点を当て（ニーリングアームサークル，p.134），その両方を完璧な組み合わせで与えるものも多くある（ダイアゴナルプル，p.131）。したがって，ピラティスは安定性と可動性の両方を強調し，最適なパフォーマンスを達成し外傷・障害を予防する助けとなりうる。

安定性（stability）＋ 可動性（mobility）＝ 敏捷性（agility）（Brourman，2010）

3. ピラティスには閉鎖運動連鎖と開放運動連鎖のエクササイズがある

開放運動連鎖（open kinetic chain：OKC）のエクササイズとは，フリーウエイトでのバイセプスカールや腹臥位でレジスタンスバンドを用いたハムストリングカールのように，遠位部（手や足）が自由なスペースで動くものを指す。ピラティスには多くの開放運動連鎖のエクササイズがある。たとえば，シングルレッグサイドシリーズのサークル（p.180），アームスパインシリーズ（p.97 〜），ヒップワークシリーズ（p.108 〜）などである。開放運動連鎖のエクササイズは，関節可動域の拡大に効果的で，骨関節炎など，非荷重下での筋力増強が重要であるような状態に適している。

閉鎖運動連鎖（closed kinetic chain：CKC）のエクササイズは，遠位部が固定され，動かない状態で行われる。手や足が，床面や器械などの面と常に接したままである。閉鎖運動連鎖の上肢のエクササイズの古典的な例としては，プッシュアップ（ピラティスではフロントサポートと呼ぶ，p.74）がある。下肢の古典的なエクササイズの例は，スクワットやレッグプレスである。ピラティスにも，多くの閉鎖運動連鎖のエクササイズがある。フットワーク（p.88），スタンディングレッグプレス（p.212），バックワードステップダウン（p.216）などである。閉鎖運動連鎖のエクササイズでは，関節周囲の筋の同時収縮が要求されるため，関節の安定性が促される。したがって，不安定性のある状態に勧められる。たとえば，足関節捻挫や肩関節不安定症などである。また，荷重による負荷が骨密度の向上を促すので，骨粗鬆症のような疾患に対しても非常に有効である。

機能的には，私たちの日常の活動のほとんどは，開放運動連鎖と閉鎖運動連鎖の組み合わせである。たとえば歩行は，立脚相は閉鎖運動連鎖であり，遊脚相は開放運動連鎖である。ピラティスのエクササイズでスクーター（p.155）やスタンディングレッグプレス（p.212）などでは，この種の動きを模擬的にでき，機能的である。「機能性」という概念は，リハビリテーションにおいて重要なものであり，この後の章でより詳細に議論していく。

4. ピラティスのエクササイズは静止時と運動時の筋に働きかけ，求心性収縮と遠心性収縮の両方を強調する

等尺性（静的）収縮は，筋の長さの変化または関節運動が生じない収縮形態である。筋の緊張は発生するが，筋収縮は抵抗力と正確につりあい，結果として運動が生じない（Isacowitz and Clippinger 2011）。特に体幹の安定に働く筋群（腹横筋など）は等尺性に機能する。

等張性（動的）収縮は，抵抗力に対する関節運動を伴う筋収縮の形態である。筋の長さと関節角度が変化する。求心性収縮は自動運動と考えられる。筋は短くなり，関節角度は減少する。遠心性収縮は筋が長くなりながら収縮し（付着部どうしの間隔が広くなる），基本的な筋の運動と反対方向への動きとなる。遠心性収縮は，身体の部分や物体を減速させるため，または負荷を急激に落とすのではなくゆっくりと下げていくための手段として使われる。重い遠心性の負荷は筋に大きなダメージを与え，しばしばトレーニングの１～２日後に遅発性の筋痛を生じさせる。遠心性トレーニングは，特に下半身の障害回復のリハビリテーション後の有効な介入となることが示されている（Alfredson and Lorentzon 2000; Bahr et al. 2006; Mafi et al 2001）。

ピラティスの多くのレパートリーには，エクササイズやイクイップメントの固有のデザインにより，等尺性収縮と等張性収縮の両方が含まれ，求心性と遠心性の両方の動きの部分がある。伝統的なウエイトリフティングのエクササイズはどちらか一方を強調する傾向があり，ほとんどが求心性収縮である。たとえば，バイセプスカールの器械を用いる時，体幹と上腕は器械の構造によって支持され，ただ上腕の求心性収縮の抵抗に対して肘を曲げることになる。ウエイトを下ろす時には器械が補助するため，遠心性収縮の部分はほとんど含まれない。これは実生活の場面ではほとんどなく，機能的なエクササイズとはいえない。対照的にピラティスでは，イクイップメントのデザインにより，筋群は可動範囲全体にわたって求心性と遠心性の両方に働く。イクイップメントのスプリングや滑車は漸増負荷を生み出し，機能的な筋活動を模倣した筋収縮（遠心性，求心性，等尺性）を促す。

筋収縮の種類により，結果的に生じる筋力の大きさは異なる。遠心性収縮は等尺性収縮や求心性収縮よりも強い力を生じる。最大の遠心性筋力は最大の求心性筋力の1.5～２倍と見積もられる（Bullock, Boyle, and Wang 2001）。これはリハビリテーションのエクササイズを選択する際に覚えておくべき重要な概念である。たとえば，腱板の手術から回復している途中の患者が，リハビリテーションの最初の段階で行うエクササイズは，最も小さい負荷から与えていくため，等尺性または求心性のエクササイズである。肩関節が回復し，筋力が向上してきた時に，遠心性収縮のエクササイズを行う。ピラティスのレパートリーにはこれらのすべての収縮が選択肢としてあるので，患者の回復段階に応じて簡単に適切なエクササイズを選択することができる。

5. ピラティスのエクササイズは機能的である

先の３つの理由，ピラティスのエクササイズが安定性と可動性の両方を強調すること，開放運

動連鎖と閉鎖運動連鎖の両方のエクササイズがあること，静的収縮と動的収縮（求心性収縮と遠心性収縮）を含むこと，これらはすべて５番目の理由につながる。つまり，ピラティスは非常に機能的な種類のエクササイズである。

歩行や走行のような機能的な動作では，１つの筋だけが分離して働くことはない。これらの動作ではいくつかの筋が，一部は求心性に，一部は遠心性に，また別の一部は等尺性に，高度に協調した方法で働き，望ましい動作が達成される。ピラティスのエクササイズの多くは日々の活動を模しているので，外傷・障害のリハビリテーションや予防に最適である。再度，バイセプスカールマシンを例にみてみると，クライアントは体幹を完全に固定され，腕は台の上で休んだ状態で椅子に座っている。運動は抵抗に対して肘を曲げる動きであり，上腕二頭筋を分離し求心性収縮の運動だけを含む結果となる。日常生活で，どれほどこの種類の筋力を必要とするだろうか。アームレスラーでなければそれほど必要ないだろう。それよりも多く遭遇するのが，飛行機でキャリーバッグを持ち上げて頭上の棚に入れるというような課題である。この課題は，動的な（求心性および遠心性）上肢の筋力だけでなく，肩甲骨やコアの安定性も必要である。リフォーマーでのニーリングバイセプス（p.136）のようなエクササイズで，同様の動作は行える。

リハビリテーションでの「機能性」の概念は，クライアントが何を必要とするかをみて，提供するエクササイズの課題をより個別的にしなければならないことも意味する。クライアントはバレエダンサーで柔軟性を必要とするのか，ラグビー選手で筋力を必要とするのか，デスクワークで１日中座り続ける影響に抗う姿勢エクササイズを必要とするのか，高齢女性で座位姿勢から立ち上がる力を必要とするのか。ピラティスのエクササイズのレパートリーは多く，あらゆるクライアントに適したエクササイズがある。また，レパートリーの中に適切なものがなかったとしても，イクイップメントを補助としたりチャレンジを追加するために用いて，適切なエクササイズをデザインすることが可能である。

6. ピラティスでは適切な呼吸を重視する

第２章で述べたように，ピラティスでは適切に呼吸することを重視し，それは何よりも，重要な筋群を活性化させることとなる。側方の呼吸は，すべての呼吸周期で腹筋の収縮を維持するため

呼　吸

- 血液に酸素を与え，細胞レベルで身体に栄養を与える
- 毒素を身体から排出する
- 循環を促す
- 心と身体を落ち着かせる
- 集中を高める
- 動きにリズムを与える

に利用される。特定の呼吸のパターン(体幹屈曲時の呼気,体幹伸展時の吸気)を用いることにより，コアの安定性の鍵となる筋群の活性化を強化できる。呼吸のテクニックの詳細と理論的な解釈については，第２章で示した（p.16)。適切な呼吸が障害のリハビリテーションの過程に与える効能は，他にも多くある。

7. ピラティスは多くの個人差に適応できる

ピラティスは万能で適応性があり，どのようなクライアントにもおよそ適応可能である。可動性の制限のある人にもトップアスリートにも，93 歳の骨粗鬆症で人工股関節全置換術後の女性から，前十字靱帯損傷後のプロスポーツ選手まで対応できる。ピラティスのシステムは，クライアントのレベルや身体の大きさ，制限にかかわらず，よい動きの経験を促す。イクイップメントによって，クライアントが補助を必要とするか抵抗の増加を必要とするかに応じて，適切なエクササイズを選択したり創造したりできる。男女問わずモチベーションを高め，正しく行えば全年齢で安全に行うことができる。ピラティスはどのような診断に有効だろうか。以下にサンプルとしてリストを挙げる。

- 腰痛
- 頚部痛
- 交通事故後の痛みや硬さ，不安定性
- 梨状筋症候群
- 膝蓋大腿関節痛
- 多発性硬化症
- 筋萎縮性側索硬化症
- 関節炎
- 仙腸関節機能障害
- 人工関節全置換術（膝関節，股関節，肩関節）
- 腱板修復術
- 関節鏡視下手術（膝関節，足関節，股関節，肩関節）
- 足関節捻挫
- 側弯症
- 肩関節インピンジメント症候群
- 脳血管障害
- パーキンソン病
- 柔軟性低下
- 虚弱

8. ピラティスは心と身体をつなぐコンディショニング手法である

私の経験では，運動学習と神経筋再教育の過程に精神のコンディショニング（mental conditioning）を組み入れると，クライアントははるかに高い能力に達することができる。これは，第2章で述べたピラティスの10の指導原則に従うことで，容易に達成できる。これらの原則こそが，ピラティスを単に身体にアプローチするものではなく，心と身体にアプローチするコンディショニングにしているということは，広く認められている。理学療法士，作業療法士であり，ピラティスインストラクターの指導者であるWayne Seeto（2011）は，以下のように述べた。「意識の集中を伴う動き（mindful movement）と適切な横隔膜呼吸は，運動感覚の気づきと動く際の安定した支持面を与える。身体がしていることに心を集中させることは，非常に深い効果がある」。

9. ピラティスのイクイップメントは安全かつ容易に利用できる（適切にトレーニングを行えば）

ピラティスの機器は安全で，適切なトレーニングを受けた人にとっては使い勝手がよい。しかし，正確かつ慎重に用いなければ，潜在的な危険性もある。スプリングは露出し，ロープとストラップは自由に吊るされており，機器には調整すべき部分が多くある。正しく設定しなければ，クライアントは受傷する可能性があり，また指導者が誤った位置から指示を出したら，自身が受傷する可能性もある。機器は使用者を完全には支えないため，使用者自身が支える必要がある。このことは，エクササイズを機能的にし，ピラティスがアスレティックコンディショニングに有効である理由の一部でもあるが，一方で経験の浅いユーザーに潜在的な危険性を与える。クライアントへの指導の前に，機器について適切なトレーニングと経験を得ることが不可欠である。機器を使用する際の安全性についての詳細は，次の章で説明する。

10. ピラティスは健康サービスを拡大するための賢いビジネス上の選択である

スポーツ整形外科クリニックやリハビリテーションセンターは，間接費が大きくかかる。十分な広さのスペースを確保し，質の高いサービスを提供するために必要な機器を購入するためには，数千ドルのコストが必要となる。しかし，総合的にピラティスを用いることは，より手頃な価格で可能である。ピラティスの機器は安価ではないが，1つの機器で100ものエクササイズを行うことができる。各筋群や身体の部分を分離して鍛える機器がいくつも置かれているジムと比較してみるとよい。最も一般的なピラティスの機器であるリフォーマーでは，身体のすべての部分のエクササイズを行うことができる。キャデラックとチェアーを加えれば，エクササイズを無限に追加することができる。キャデラックとタワー型のリフォーマーは，徒手治療の台としても使用できる。従来のジムに10～20の機器が設置されているのに対して，1～3種類の機器しか必要ないため，限られた狭い空間でも，あらゆる障害のリハビリテーションや健康サービスのための施設とすることができる。その結果，必要な面積を大きく縮小でき，間接費を削減できる。

理学療法の治療にピラティスを取り入れることに加えて，ポストリハビリテーション（リハビリテーション後）のプログラムとしてピラティスを提供することは，有利な点が多くある。まず，顧客数を増やし，提供するサービスを拡大する二重戦略を通じて，ビジネスを成長させることができる。すでにピラティスの機器を所有しているのであれば，有資格のインストラクターを雇用しプログラムを開発することによって，かかる費用をそれほど増やすことなく収入を大きく増加させることができる。キャッシュフローの安定は利益以上のものである。保険会社へ医療サービスの請求をすると，保険料の支払いには 30 ～ 60 日かかることが普通であり，キャッシュフローを管理することは難しい。ピラティスのクライアントはセッションの前に支払いを行うので，予測可能なキャッシュフローが生まれ，増加する費用を相殺できる。リハビリテーションでピラティスを用いた患者の多くは，この形式のエクササイズの利点を理解する。また，彼らはピラティスを楽しむので，保険がカバーしなくなった後もこのサービスのために自腹を切ることを厭わないどころか，それを望むほどである（Wood 2004）。

ポストリハビリテーションのプログラムとしてピラティスを提供することにより，クリニックの認知度を上げ，核となるリハビリテーションのビジネスにより多くのクライアントを呼ぶことができる。顧客もこの組み合わせから利益を得る。リハビリテーションやプリハビリテーションでクリニックを訪れ，治療が終わった後にピラティスを継続したり再開するクライアントは，ピラティスインストラクターが理学療法士やカイロプラクター，アスレティックトレーナーと連携をとり，クライアントの障害について理解しているので，安心である。さらに，従来のジムよりも快適で，安全で，治療効果のある環境でトレーニングができる。また，ピラティスインストラクターは，リハビリテーションの専門家から訓練と監督を受けている。最後に，クライアントもインストラクターもともに，必要な時に理学療法士やカイロプラクター，アスレティックトレーナーに相談することができる（Wood 2004）。

【訳注：上記は米国の状況についての記述であり，日本とは異なる可能性があります。】

正確な評価の重要性

リハビリテーションの基本的な目的は，身体面と精神面の両方で患者の状態に変化を与えることである。リハビリテーションの専門家としての私たちの目標は，患者を痛みなく最適に機能できるようにすることである。そのためには，まず初めに患者の主観的および客観的な問題点と制限を明らかにし，その制限に基づき適切なゴールを設定しなければならない。その後で，実際の治療と具体的なエクササイズの計画を立てることができる。正確な評価がなされた時のみ，効果的な治療計画を立てることができる。

私たちの理学療法・健康増進施設では，初めて訪れたクライアントに包括的な評価を行う。徹底的に主訴の聴取を行い，姿勢とボディメカニクスを評価し，可動域と筋力を測定し，外傷・障害や病態に応じて適切な検査を実施する。また，このセッションの間に，必要な物理療法（寒冷，温熱，超音波，電気刺激，テーピング）を行い，適切な関節モビライゼーションや軟部組織モビライゼーションのような徒手療法を行う。日常生活活動での適切な姿勢や身体の使い方について指導し，ホームエクササイズのプログラムも提供する。これらに加えて，ピラティスの指導原則（気づき，コアを働かせること，呼吸など）の紹介を含めることも多く，時にはピラティスの基本的なマット・エクササイズを行うこともあるが，初日にピラティスの機器を用いてエクササイズを行うことはめったにない。初日に最も重要なことは，正確な評価を実施し，クライアントの必要性に応じた治療計画を作成することである。さらにその後の訪問時にも，選択したエクササイズの妥当性を確実にするために再評価を繰り返し行い，必要に応じて修正することも重要である。

たとえ2名の患者がまったく同じ診断を受けたとしても，その症状や具体的な問題は大きく異なる可能性がある。ある人工膝関節全置換術後患者の最も重大な問題が筋の弱化と腫脹である一方，他のケースでは筋の硬さと神経筋コントロールの障害であることもある。患者の病態や障害に対する禁忌や安全上の注意を確実に把握するために，十分な生理学的，運動力学的知識と，正確な評価の能力が必要である。具体的なエクササイズを処方する時に，これらを考慮に入れることは必要不可欠である。一般的な注意事項と禁忌については後の章で述べるが，たとえば腰痛の診断を受けた患者が訪れたとして，それに基づいて適切なエクササイズを処方することはできない。徹底的な主訴の聴取と正確な客観的評価によって，腰痛の原因を特定しなければならない。腰痛が椎間板ヘルニアによるものであれば，体幹を屈曲させるエクササイズを行ってはならない。しかし，脊椎すべり症によるものであれば，体幹の伸展を避けなければならない。

この考え方はアスリートにも適用できる。アスリートであるからといって，同じピラティスのエクササイズを誰にでも処方することはできない。競技によって使われる力学は異なるので，同じように治療することはまったくの誤りである。それぞれの競技には固有の要素があり，アスリートはその競技に特有のコンディショニングと治療を必要とする。そのアスリートの競技に基づいて，最も傷つきやすい筋を特定し，的確なストレッチングや強化を行うことが必要である。しかし，いかなる競技であっても，競技中の回旋運動によって生じる力を起こしたり減少させたりするのはコアの筋群であることが，報告によって示されている（Donatelli 2009）。したがって，ピラティスの原理は，あらゆる競技のアスリートのパフォーマンスを向上させ，外傷・障害の発生リスクを減少させ，効果的な治療の後にトレーニングの効果を最大化させることができる。

手段としてのピラティス

理学療法では，ピラティスのエクササイズは神経筋再教育，治療のためのエクササイズ，あるいは治療のための活動とみなされている。ピラティスのエクササイズと機器は，理学療法の手段として用いられ，対象者の必要性と目的に応じて適用される。私が患者へ行うアプローチは以下のようなものである。エクササイズは，ピラティスメソッドの心身一体的（全人的）アプローチを維持しつつ，クライアントの個別の必要性に応じて選択し順序づけをする。クライアントが慣れている動きに適合させるためにエクササイズを変化させることはせず，むしろクライアントを修正された正しい運動パターンに適応させるように指導する。したがって目標は，外傷・障害から復帰することと同時に，最適な姿勢，機能的な筋力，個人の中のバランスを得ることとなる。

第１章と第２章では，ピラティスメソッドの指導原則について解説し，ピラティスを障害のリハビリテーションの分野で用いることを提唱する科学的研究報告を紹介した。本章では，ピラティスが障害の予防とリハビリテーションに非常に役立つ理由として，私の考えを説明した。いくつかの理由は科学的なものであるが，他に経験に基づくものや，心と身体のつながり（mind-body connection）に関するものや，より精神的なものも含めた。また，私の施設でピラティスをどのように治療計画に取り入れているかについても紹介した。ここまでの内容から，ピラティスがリハビリテーションの専門家にとって有効な手段となりうることに同意してくださることを望む。次章では，ピラティスの実際の方法論と機器の使い方について示す。

第4章

効果的な実践のために必要な方法論と機器

前章までは，なぜピラティスが外傷・障害のリハビリテーションに効果的かという基本的な部分について示した。本章では，外傷・障害の治療や予防のプログラムにピラティスをどのように取り入れているかについて説明する。実際にエクササイズを始める前に，私がプレピラティス（pre-Pilates）と呼んでいる方法を理解し，指導の方法を学ぶことが不可欠である。ピラティスが身体と心のつながりを強調することは，ピラティスの有効性を説明する理由の1つだということは，研究者，臨床家，施術者の間で一致している。ピラティスの指導原則である「気づき」「バランス」「呼吸」「集中」「センター」「コントロール」「効率性」「フロー」「正確性」「調和」を思い出してほしい。これらを無視してエクササイズを始めてしまえば，それは単に身体の運動を行っているだけで，ピラティスの重要な効果を得ることはできないだろう。それはピラティスのメソッドに対しても，それを受けるクライアントに対しても，不当な行為である。

プレピラティスの方法

指導原則を完全に理解し身につけるには，時間がかかる。それは，1回のセッションや1ヵ月どころか，1年かけても教えられないが，その基本的なことから始めることはできる。アライメント（気づきとバランス），ピラティスの呼吸法（呼吸），コアを見つけセットすること（集中とセンター），そして残りはそこから流れる。エクササイズの単なる一型式としてピラティスの指導をすることと，治療の一型式としてピラティスを用いることには違いがあるということは，心にとどめておく必要がある。本節では，クライアントが効果的にピラティスを始めるための準備として，私がピラティスの原則，科学的な概念，治療のテクニックをどのように組み合わせて用いているか，段階的に説明する。

アライメント

クライアントがピラティスのエクササイズを実際に始める前に，よいアライメントについて，またそれをどのように達成するかについて，理解することは重要である。アライメントが良ければ，脊柱などの関節への負荷は少なく，筋活動はより効率的になる。ピラティスと腰椎のリハビリテーションにおいては，アライメントは骨盤の中間位（neutral position）から始まる。骨盤の中間位は，誰もが同じように定義できる位置である。中間位では，骨盤の左右両側の上前腸骨棘（anterior superior iliac spine：ASIS）と恥骨結合が，背臥位になっている時の同一平面上（直立時の冠状面）にあり，左右の上前腸骨棘は同じ横断面上にある。骨盤前傾では，上前腸骨棘が恥骨結合よりも高くなり（直立時には前方にあり），結果的に腰椎前弯が増強する。骨盤後傾では，恥骨結合が上前腸骨棘よりも高くなり（直立時には前方にあり），結果として腰椎前弯は減少する（図 4.1）。

骨盤が中間位にある時の脊柱の位置を，脊柱の中間位という。脊柱の中間位とは，３つの自然なカーブがすべて現れる位置であり，したがって個人差がある。脊柱のカーブが維持された姿勢は，最も効率よく重力に抗して身体を直立に保つことができ，また脊柱に加えられる力に抵抗できることが生体力学的に認められている（Richardson，Jull，Hodges 2004）。脊柱が中間位にある時，骨盤も中間位にあるはずである。しかし，骨盤が中間位にある時に，脊柱が中間位にあるとは限らない。たとえば，背臥位で骨盤が中間位にある時，脊柱もまた中間位にあるが，シットアップをする時のように頭を床から持ち上げると，骨盤の中間位は保てても脊柱は屈曲位となる。

骨盤と脊柱の中間位は参照点であり，他の肢位を比較して示すための基準となる。クライアントが中間位の見つけ方を知っていることは重要であるが，すべてのエクササイズをこの位置で行うべきだというわけではない。実際に，ある特定の状況では中間位から逸脱する方がよいこともある。たとえば，チェストリフト（p.61）のようなエクササイズで骨盤の中間位を維持しようと努力することは，腰部に過剰な負荷を与えることになる。筋力低下や柔軟性低下，筋の硬さ，構造的問題あるいは外傷・障害によって身体をその位置に保てない時には，骨盤を中間位にしてトレーニングすることは逆効果になる。骨盤の中間位は理想ではあるが，少なくとも最初は，腰部伸筋をリラックスさせ，腹筋を活動させやすくするために，後傾位でトレーニングを行うことが必要であるクライアントが多いだろう。

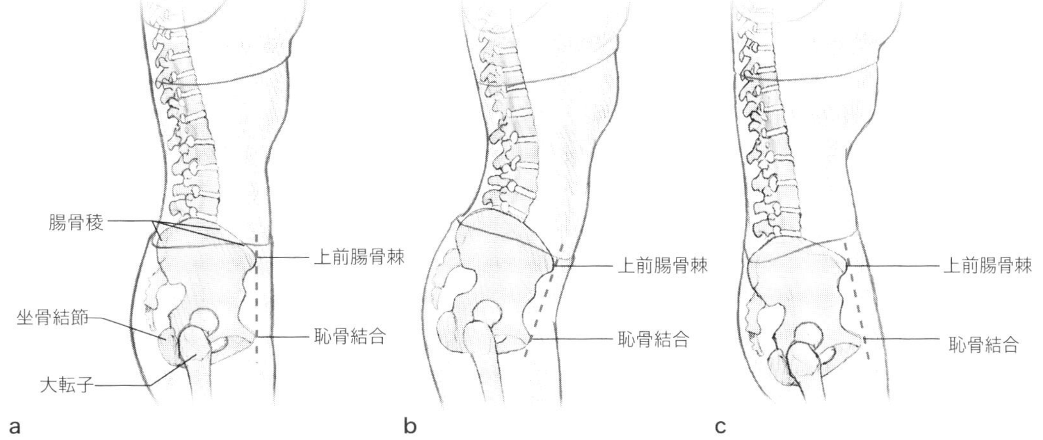

図 4.1　骨盤のアライメント：（a）骨盤中間位，（b）骨盤前傾，（c）骨盤後傾

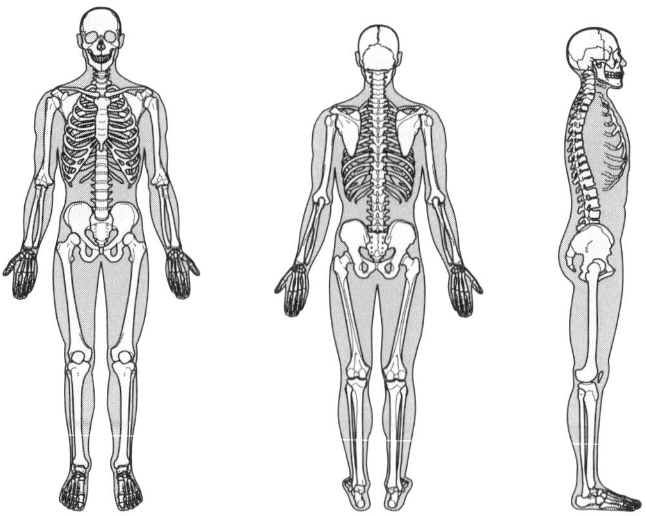

図 4.2　立位のアライメント

Rael Isacowitz がワークショップ「Pilates, Biomechanics and Reality」（2006）で端的に述べたように，中間位でエクササイズを行うことはいくつかの理由で理想的である。中間位は，力を発生させるために最も効率的な位置であり，外傷・障害に対して身体を守るうえで最も安全に体を動かすことができる位置であり，四肢の表在筋だけでなくコア（ローカル）の筋群も正確かつバランスよく動員することを助け，効率的な姿勢と理想的なアライメントを強化し教育することで，機能的かつ明確な動きのパターンに導く。加えて研究では，骨盤と脊柱の動きがなければ，腹横筋の活動性が最も自由になることが示されている（Richardson et al. 2004 ; Urquhart et al. 2005）。しかし，クライアントが準備ができる前に無理に脊柱中間位でエクササイズを行わせると，元々ある頚部の張りや腰部の筋の硬さなどを悪化させるだけでなく，腹部の働きが十分でなくなる結果にもなりうる。したがって，ピラティスにおいて中間位は求めるよう努力するものではあるが，個人によっては達成できない可能性もある。

クライアントが中間位の骨盤と脊柱について学んだ時点で，身体の他の部分についてもみることが重要である。エクササイズを始める前に，身体のすべての部分の最適な位置とアライメントが達成されていることが理想的である。各個人の身体のタイプ，習慣的なパターン，外傷・障害や疾患などにより，それぞれ理想からの逸脱がある。図 4.2 に理想的なアライメントを示し，表 4.1 では理想的なアライメントを促すためのキューを示した。

ピラティスの呼吸

前章で述べたように，正確な呼吸は，ピラティスにおいてもリハビリテーションにおいても，最適な結果を得るために非常に重要である。

BASI ピラティスで基本的に用いられる呼吸パターンは，脊柱の屈曲とともに呼気を行い，脊柱

表 4.1　理想的なアライメントを促すためのキュー

部　位	理想的なアライメント	アライメントを促すためのキュー
頭部，頚椎	中間位，顎が前に突き出ないように上位頚椎をわずかに屈曲 耳は肩と同じ線上	わずかに顎を引く 背臥位：後頭部をマットに沿って滑らせ，脊柱を伸ばす 直立位：頭頂を伸ばして背を高くする
肩甲帯	肩は耳と同じ線上 肩を広くし，丸めないようにする 肩甲骨の中間位：挙上，下制，前方突出，後退がない	肩甲骨を尻ポケットに入れるように，後ろに引いて下げる 鎖骨の間を広げる
肋骨	中に引き，外へ突き出さない	背臥位：肋骨の後面をマットに押しつける 直立位（壁に対して）：肋骨の後面を壁に押しつける
胸腰椎	中間位	必要なし：骨盤が中間位になれば，結果として脊柱は中間位（自然な弯曲）になる
骨盤	中間位	背臥位：上前腸骨棘と恥骨結合が同じ水平面上で，上前腸骨棘が同じ横断面上 立位：上前腸骨棘と恥骨結合が同じ冠状面上かつ上前腸骨棘は同じ横断面上
膝関節	膝関節は股関節の真下で足関節の真上 平行，つまり内側に入らず，外側にも反らない（内外反しない） 膝蓋骨のラインは第 2，3 趾の間を向く	小さなボールを膝の間に挟む。小さなボールが膝の間にあるのをイメージする スキーで坂道を下りることをイメージする
足部	平行，股関節の幅に開く 距骨下関節の中間位，つまり回内外しない	足関節を内側と外側に転がしてから，中間点を見つけて保つ スキーで坂道を下りることをイメージする

の伸展とともに吸気を行う。これは動きに自然なリズムを与えるとともに，特定の筋群を活性化する助けとなる。

私は一般的に，快適な背臥位の姿勢で，ピラティスの呼吸の指導を始める。クライアントに，両腕を腹部の前で交差し，手を肋骨に置いてもらう。その後，息を深く吸うように指示し，手で肋骨が広がることを感じさせる。呼気では，腹部がしぼむことを感じてもらう。頚部痛のあるクライアントでは，呼吸の際に頚部前面の筋（胸鎖乳突筋と斜角筋）の過使用が問題となることが多い。このようなクライアントには，背臥位で側面での呼吸を指導した後に，片方の手を頚部前面に，もう片方を腹部に置いてもらう。腹部と肋骨は吸気で広がり呼気で収縮するが，頚部前面筋ではどのような動きや張り感も感じられるべきではない。

コアストレングス：コアをセットする

クライアントが適切なアライメントと呼吸について学んだら，次はコアをセットすることについて学ぶ。リハビリテーションにおける深層安定化筋（コアの筋群）の重要性は，文献上も臨床においても確立されている。前章で述べたように，あらゆる動きはセンター（コア）から始まるという概念はピラティスで一般的なテーマであり，すべてとまではいえないまでも多くのエクササイズで，より多くのコアの筋群を動員することに重点が置かれる。次節では，クライアントにコアを見つけセットする方法を教えるために用いている指導法について述べる（Withers and Bryant 2011）。

下部コア（腰部・骨盤帯のコア）

クライアントの肢位

背臥位で，膝を立て足底をつける。痛みがなく可能であれば，骨盤を中間位にする。

セラピストの肢位

クライアントの横に位置し，上前腸骨棘からへそ（中央）へ向かって内側に約 2.5 cm，さらに下方に約 2.5 cm の位置，理想的には腹直筋と腹斜筋の間を，片手の指 2 本で触診する（図 4.3）。

クライアントへの指示

方法 1（下腹部へのキュー）：「片方の寛骨（上前腸骨棘）から腹部に沿って反対側の寛骨へと張られた紐をイメージしてください。息を吐く時に，腹部をその紐から下へ向かって引き下げてください」。腹部が沈んでいくことを，クライアントは感じることができ，セラピストは見て感じることができなければならない。腹部を紐から下に下げた状態で，10 秒間自然な呼吸を繰り返す（Withers and Bryant 2011）。

方法 2（骨盤底へのキュー）：「ケーゲル（Kegel）体操【訳注：尿失禁のケアを目的とした，尿道と肛門を意識的に締める体操】によって骨盤底筋を引き込んでください。呼吸しながら 10 秒間ケーゲル体操を保持してください。」クライアントがケーゲル体操を理解できなければ，排尿を途中で止める，睾丸を持ち上げる，恥骨を引き込むなど，骨盤底筋を活性化する他のイメージを用いる。

コアを活性化させる両方の方法を試みた後，どちらがより腹横筋を分離して活動させられたかを決定する。腹横筋は腹筋群の最も深い層にあり，実際に見たり感じたりすることは難しいか不可能な場合もあるので，適切に機能していることを知るためには，他の筋の活動を見て感じる必要がある。腹部が強く膨らんだりドーム状になったりすることは，より表層の筋が活動していることを示す。腹横筋の活動の分離は，ゆっくり，優しく，知覚できる限り小さな収縮として感じられる。指先の下で皮膚が硬くなるように感じられるべきであり，筋が膨れ上がるような感覚ではない。

第 3 章で述べたように，腹横筋の活動があると，他のコアの筋群（多裂筋，骨盤底筋，横隔膜）も同時収縮していると仮定できる。これらの深層筋は痛みや活動性低下によって抑制されているこ

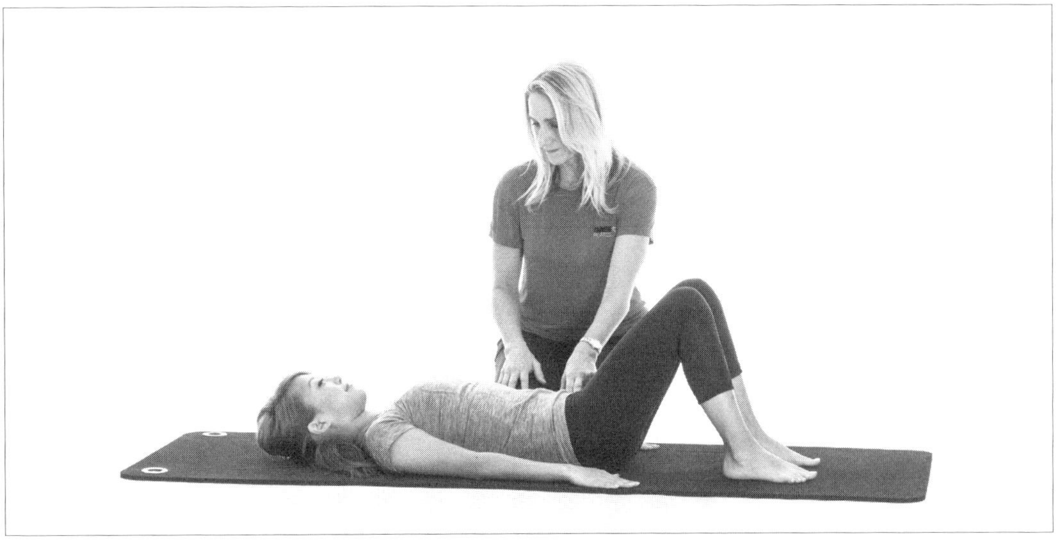

図 4.3　コアをセットする

とが多いので，この腹部を引き込む戦略（ADIM）（インプリントともいう）によって正しい発火パターンを得るには練習が必要である。そのため，筋収縮とはどういうものか，どのように行えばよいかをいったん理解したら，これを毎日練習する。目標は，ピラティスのエクササイズ中にセンター（コア）をセットするためのキューを受けた時に，何をすればよいか正確にわかることである。

もちろん，背臥位での中間位姿勢は機能的な肢位ではないが，腹横筋の活動性を促しやすくするために，痛みがなく，支持された肢位で開始することが重要であり（Richardson, Jull, Hodges 2004），また筋の再教育と運動野の再編成にもよい（Tsao and Hodges 2007）。いったん，背臥位の中間位でこの方法を実施できたら，座位や立位または不安定な面（フォームローラー，ボール，リフォーマーの台）上での臥位などのより機能的で応用的な肢位へと移行することができる。

上部コア（頚胸部）

頚部に痛みや機能障害があるクライアントにとって，上部コア（第 3 章参照）を感じ，活動させる能力は非常に重要である。ピラティスの原則にもある通りよい姿勢はコアから生じるので，これまで述べてきたように，最初に腹横筋を動員する正確な方法を知り，下部コアを活動させるべきである。しかし，腹横筋は肋骨から骨盤までを走行しているので，特に頚椎の機能障害に対して働きかけようとすれば，上部コアにもかかわらなければならない。上部コアが適切に機能していれば，硬くなっていることが多い頚部の筋群（胸鎖乳突筋，僧帽筋上部線維，肩甲挙筋）の過用や過緊張が生じる理由はない。下部コアを使う方法の指導と同様の方法で，上部コアを使う方法も指導できる。

1. 頚部深層屈筋

腹横筋と同じように，頚部深層屈筋も感じたり見たりすることはできないので，適切に機能しているかどうか知るためには他の筋活動を感じる必要がある。表層の腹筋群を使用せずに腹横筋だけ分離することを指導したのと同じように，このエクササイズでは，頚部表層の筋（胸鎖乳突筋と前斜角筋）を使用せずに頚部深層屈筋を分離することを指導する。

クライアントの肢位

背臥位で，膝を立て足底をつける。頚椎は中間位にする。過前弯を軽減するため，あるいは快適にするために必要であれば，小さな枕を用いる。

セラピストの肢位

クライアントの頭側に座り，後頭下をトリガータイプグリップ（小指は後頭部の下へ，中指は頚部側面へ当てる）で持つ。この肢位により，動きをわずかに誘導しながら，同時に筋活動を感じつつ胸鎖乳突筋と前斜角筋の過活動を観察することができる（図4.4）。

クライアントへの指示

ステップ1（頚部表層前面筋の活性化）：「片手を首の前側，頚部前面筋の上に置いてください。頭を床から持ち上げて，胸鎖乳突筋と前斜角筋が硬く盛り上がるのを感じてください。優しくゆっくりと頭を床へ下ろしてください。」

注：ステップ1の目的は，クライアントが顎を引く際に**感じてはいけない**筋について学んでもらうことである。

ステップ2（頚部深層屈筋の活性化のために顎を引く）：「後頭部をマットに向かって優しく押し，頚部の後ろを伸ばしながら優しく顎を引く（うなずく）ようにしてください。胸鎖乳突筋と前斜角

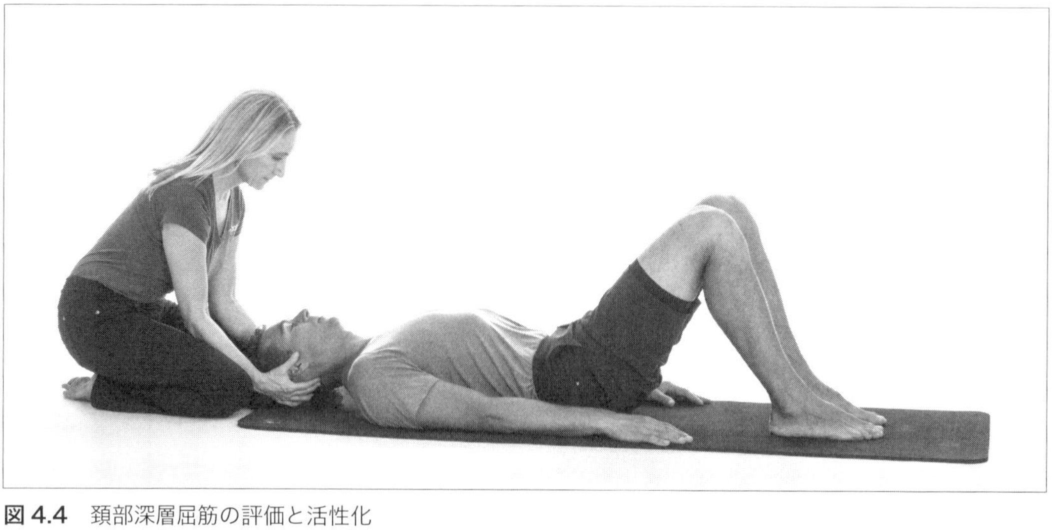

図4.4　頚部深層屈筋の評価と活性化

筋の盛り上がりは**感じない**ようにすべてを行ってください。」

注：腹横筋と同様に，頚部深層屈筋の分離された収縮は，ゆっくり，優しく，わずかに知覚できる小さな収縮として感じられる。指先の下で皮膚が硬くなるように感じられるべきであり，筋が膨れ上がるような感覚ではない。

ステップ３（頚部深層屈筋の筋力と筋持久力を得るためのホームエクササイズプログラム）：「わずかに顎を引くことを１日10回，１回10秒保持して行ってください。これを簡単にできるようになったら，座位や立位など機能的な姿勢で行うように進めてください。」

このシンプルなエクササイズを適切に行うことができれば，頚部深層屈筋が適切に機能していると考えられるので，次の部位へと進むことができる。

2. 僧帽筋下部線維と前鋸筋

クライアントの肢位

腹臥位で，肘で上体を支え（スフィンクスのポーズ），肘は肩よりわずかに前に置く。視線は床へ向け，わずかに頭を下げ，頚椎は中間位からやや屈曲位とする。

セラピストの肢位

クライアントの横に座り，片手の母指と示指でクライアントの肩甲骨下角に触れ，もう一方の母指と示指で胸骨に触れる（任意）（図4.5）

クライアントへの指示

ステップ１：「下部コアをセットしてください。」

ステップ２：「顎を引いて頚部深層屈筋を活動させてください。」

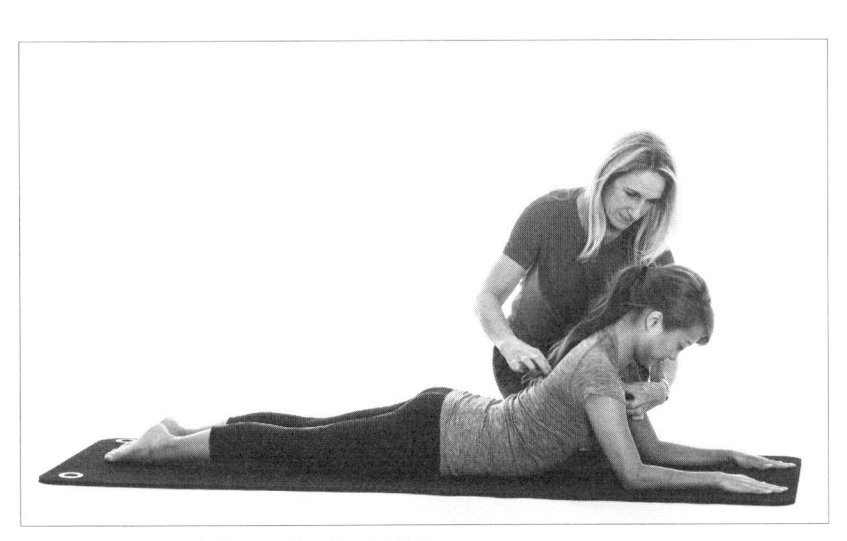

図4.5　僧帽筋下部線維と前鋸筋の活性化

ステップ3：「肩甲骨を反対側の尻ポケットに入れるように後下方に引いて，僧帽筋下部線維を活動させてください。鎖骨の間を広げるようにイメージしてください。これは必ず，頚部前面筋，僧帽筋上部線維，肩甲挙筋を緊張させないように行ってください。」

ステップ4：「前鋸筋を活動させるために，肘で床を押し，胸骨が床（または胸骨を触診しているセラピストの手）から浮き上がるようにして，その間顎を引きつつ肩甲骨の位置も保ち続けてください。頭を持ち上げたり，首を緊張させたりしないでください。」

注：胸骨に対するキューが，巻き肩や大胸筋の過活動を引き起こすことがある。そのような場合は，胸骨から指を離し，代わりに肋骨の後面が持ち上がる時にマットを肘で押すようにキューを与える。

この節では，ピラティスのプログラムを始める前にクライアントが学ぶべきことを説明した。私が説明した方法をそのまま用いるか，自分自身の考えを入れて行うか，いずれにしても重要なことは，クライアントが実際のエクササイズを行う前にこれらのプレピラティスの基礎（アライメント，呼吸，コアを見つけセットする方法）を学ぶことである。また，ピラティスを単にエクササイズとして指導することと，治療として用いることには違いがあることにも注意が必要である。これまで議論してきた治療の概念や技術とともに用いなければ，外傷・障害を悪化させてしまう可能性もある。

ここまでで，治療のための介入にピラティスを取り入れるために何を，なぜ，どのように用いるのかを学んできた。具体的なエクササイズを学ぶ前に，まずはイクイップメントの安全な使い方を学ぶことが重要である。

機　器

現在，多くの種類のピラティスの機器がある。いくつかはJoseph Pilates自身により開発され，またいくつかはより最近に開発された。大きなイクイップメントに加えて，多くの付属品（ボール，フォームローラーなど）も，ピラティススタジオで一般的に用いられている。これらのすべてがあることはすばらしいが，本章では第II部で取り上げる機器についてだけ説明する。これらの機器は，外傷・障害のリハビリテーションや予防，治療に最も適切であると感じている。

スプリングの張力

従来のジムのマシンではウエイトが用いられるのに対して，ピラティスのイクイップメントはスプリングを用いるという特徴がある。スプリングによる抵抗の種類を「漸増負荷」という。負荷量は，スプリングの太さ，強さ，伸張の度合いや張力により決められる。ウエイトを持ち上げる時，抵抗は可動域全体で均一にかかるが，機械効率の原理によって筋が必要とする出力は関節角度によって変わる。しかしスプリングによる抵抗は，スプリングの張力が増加すれば抵抗も増加し，結果として筋には全可動域にわたって負荷がかかる。これら２種類の抵抗は異なるものではあるが，どちらも筋力を強化するうえで効果的かつ重要なものである。

ウエイトに対するスプリングの利点の１つは，より簡単に他の多くの活動を模倣するように適応させることができるため，機能的なことである（Isacowitz 2005）。外傷・障害のリハビリテーションでは，反復の最初の相では抵抗を外すことができ，関節の圧迫や筋の内圧を和らげることができるため，スプリングの抵抗の方がより安全である。

しかし，スプリングによるトレーニングの難点の１つは，イクイップメントごとにスプリングの設定が異なり，また同じイクイップメントであっても製造業者ごとに異なることである。残念なことに，国際的な基準がないのである。この理由から，私は各エクササイズでスプリングの設定を厳密に決めるのではなく，限られた数の設定位置により抵抗の範囲を示すことにしている。

「重い」「軽い」という言葉は相対的なものであり，エクササイズによって変わるということにも注意が必要である。リフォーマーでの２本のスプリングは，フットワークでは軽いが，アームワークにおいては重い。どのようなエクササイズでも，行う人の身長，体重，体格，技術レベル，外傷・障害や疾病により，適切なスプリングの張力は変わる。リフォーマー上でのアームズスーパインシリーズ（p.97）を例にとると，体重 90 kg の男性ラグビー選手では２～３本のスプリングが求められるが，腱板の手術から回復中の体重 50 kg の女性には半分から１本のスプリングでよい。クライアントにピラティスメソッドを用いる際には，各イクイップメントごとの抵抗の設定に関して複雑な部分も熟知しており，各対象者に対してエクササイズごとに適切なスプリングの抵抗を決定できることがきわめて重要である。

マット

マットは正確には機器とはいえないかもしれないが，マットのトレーニングはピラティスの体系の中で基本となるものなので，ここで言及する必要がある。クライアントへの指導において，私はいつも最初にマット・エクササイズを指導するが，それは最も簡単だからではなく，ピラティスのすべてのエクササイズの基礎となるものだからである。マットのトレーニングを熟知していなければ，ピラティスの実践を十分に発展させていくために必要な基礎が欠落してしまう。実際的な観点からいうと，マット・エクササイズはいつでもどこでも行うことができる。ほとんどの人は自宅にリフォーマーなどのピラティスのイクイップメントを持っていないので，自宅で行うエクササイズプログラムとしてはマット・エクササイズがその役割を果たす。クライアントが各セッションの合間に基本的なマット・エクササイズを自分で練習すれば，より早くピラティスの原理と動きを習得することができる。そうすれば，イクイップメントもより安全に進めることができる。

リフォーマー（Reformer）

ピラティスにおいて最も一般的に認められ，普及している機器がリフォーマー（図 4.6）である。

イクイップメントの特質

- 重力に対して異なる適応が可能である（腹臥位→背臥位→座位→膝立ち位→立位）
- 安定したサーフェス（床面）と動きのあるサーフェスの両方を提供する
- 調整可能な範囲が非常に大きい
- 支持と抵抗の両方を与えることができる
- 筋力，柔軟性に加えて固有感覚とバランスも指導できる

ピラティススタジオやピラティスを主に行うリハビリテーションセンターは，たいていイクイップメントを全種類揃えているが，1つだけしか選べないとすればリフォーマーを推奨する。ピラティスのすべてのイクイップメントの中で，リフォーマーは最も多様な動きを提供し，クライアントの体格や制限に応じて調節することができるので，全可動域の動きを提供できる。リフォーマーでは，基礎から最上級のエクササイズまでを，すべての肢位（背臥位，腹臥位，座位，膝立ち位，立位）で行うことができる。リフォーマーは，ジャンプボードを用いれば，有酸素運動やプライオメトリクス（瞬発性エクササイズ）でさえ可能である。私たちのイクイップメントへの理解や創造力に制限がなければ，リフォーマーの可能性は非常に大きい。

リハビリテーションの観点から，特にリハビリテーションや外傷・障害予防（prehab）における最初の段階では，私は好んでリフォーマーを使う。なぜなら，リフォーマーはクライアントとインストラクターの両方に，アライメントと筋の収縮パターンを観察するためのすばらしい視点を与えてくれるからである。この機器はまた，クライアントを除重力にするような形にも設定でき，荷重支持をより簡単に漸増させることができる。たとえば，リフォーマーでのフットワーク（p.88）のようなエクササイズでは，体幹の自然な直立位のアライメントが強化され，クライアントの関節に多くの負担がかかる心配をすることなくスクワットのような機能的エクササイズを開始することができる。これは立つことや歩くことが関節炎によって難しかったり，術後に荷重制限があったり，全般的に筋力低下やバランスの問題があるクライアントにとって非常に貴重なものである。関節に負担をかけず転倒のリスクもない状態で，下肢の強化と同時に，直立の姿勢とアライメントをトレーニングできる。これによって，正確な機能的運動パターンと筋の記憶を再教育することができ，クライアントが荷重負荷をかけてスクワットやランジをしようとする際には，すでにその動きは学習されている。

リフォーマーの部位（図 4.6）

フレーム：機器の周りを取り囲む硬い骨組み。メーカーやモデルにより木製やアルミニウム製のものがある。高さもいろいろなものがある。

キャリッジ：動く台。

スプリングバー：スプリングが接続するバーで，一般的に２～３ヵ所で設定可能である。

キャリッジへ近づく＝スプリングの張力が減る

フレームへ近づく＝スプリングの張力が増す

ストッパー：フレームのレール上にある穴へ差し込む可動式のペグ。ストッパーをフットバーに最も近い穴に設置すればキャリッジの可動範囲は最も大きくなり，最も遠い穴に設置すればキャリッジの可動範囲は最も小さくなる。

スプリング：前述したように，スプリングは抵抗を与える。リフォーマーのスプリングの張力は以下の通りである。

非常に軽い＝ハーフスプリング（25 ～ 50%）

軽い＝スプリング１本～スプリング１本とハーフスプリング

中間＝スプリング２～３本

重い＝スプリング３本とハーフスプリング～スプリング４本

非常に重い＝スプリング４本とハーフスプリング～スプリング５本

製造強者によっては，抵抗を示すためにスプリングを色分けしている。

黄＝クオーター（0.25 本）または最も軽い

青＝ハーフ（0.5 本）または軽い

赤＝１本または中間

緑＝ 1.5 本または重い

フットバー：フットバーは，一般的にメーカーやモデルにより３～４つの異なるセッティング

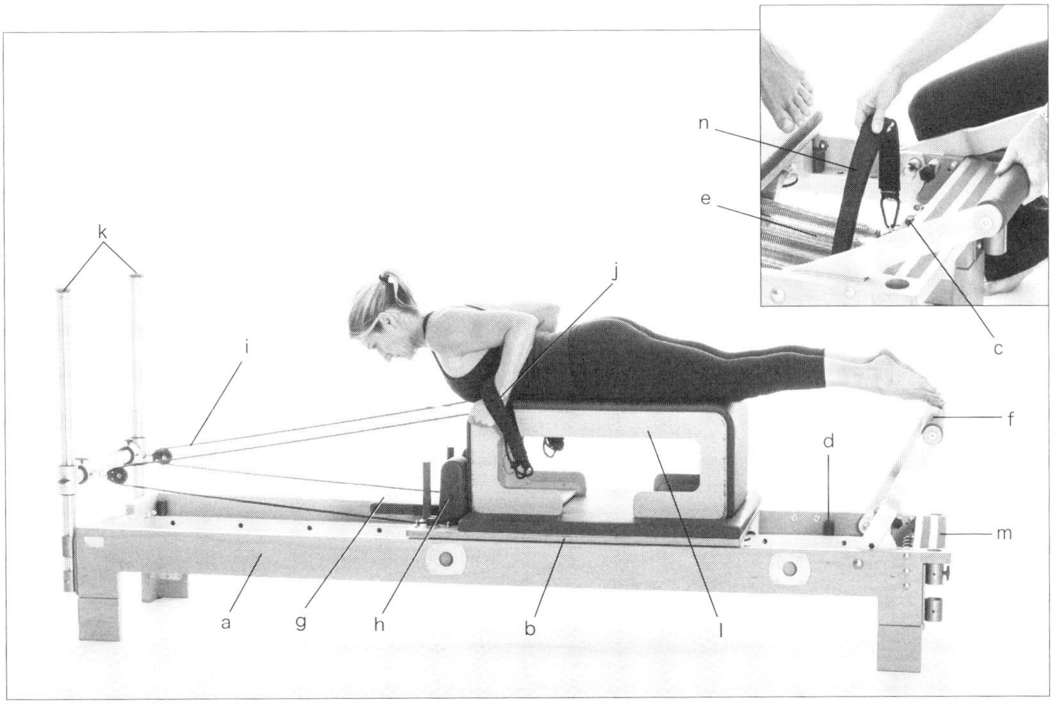

図 4.6　リフォーマー：**a**：フレーム，**b**：キャリッジ，**c**：スプリングバー，**d**：ストッパー，**e**：スプリング，**f**：フットバー，**g**：ヘッドレスト，**h**：ショルダーレスト，**i**：ロープ，**j**：ループとハンドル，**k**：プーリーライザー，**l**：ボックス，**m**：ベース，**n**：フットストラップ

が行える。クライアントの体格や可動域制限，目標設定に合わせて調整できる。たとえば，身長の高い人や人工股関節全置換術後では，股関節屈曲を90°以下に制限するように最も低いポジションにバーを設定できる。逆に，脚の短い人や人工膝関節全置換術後で屈曲角度を増やしたい場合には，最も高いポジションに設定できる。

ヘッドレスト：ヘッドレストは一般的に，高い，中間，低いの3ヵ所に設定できる。多くのエクササイズでは中間に設定するが，姿勢や外傷・障害，疾患に合わせて調節できる。たとえば，重大な脊柱後弯があるクライアントには高めの位置が快適であるが，頚椎椎間板の疾患があるクライアントには低めの方がよい。私が行う場合には，禁忌がなければ，外傷・障害によって失われていることが多い神経筋のつながりを促すために，多くのエクササイズを高めの位置で実施するようにしている。

ショルダーレスト：従来は固定されていたが，現在はメーカーによって6ヵ所までのポジションに設定可能なものがある。個人の肩幅に応じて狭くしたり広くしたりでき，また一部の肩の外傷・障害（肩関節インピンジメント症候群など）がある場合に圧迫を解放できる。調整可能なショルダーレストは簡単に外すことができ，より多くの種類のエクササイズを行うことができる。

ロープ：伝統的なスタイルのリフォーマーでは，革製のストラップである。長さの調整が可能である。

ループとハンドル：ハンドル，ループ，ファジーループ（羊皮で覆われている）といった異なる種類の持ち手にすることが可能である。握ることができないクライアントでは，手首の回りにつけるストラップにもできる。

プーリーライザー：これらは一般的には中心に置かれるが，高さの調整が可能であり，特定のエクササイズに合わせてロープを引くラインを決められる。BASIのシステムでは，プーリーの角度を微調整でき，狙った筋群を分離できる。

ボックス：ボックスの長い側をリフォーマーの長辺に対して平行に設置した際にはロングボックスと呼び，垂直に設置した際にはショートボックスと呼ぶ。一般的にはショルダーレストの前に置く。

ベース：フットバー側の端にある小さなスタンディングプラットフォームである。主に立位でのエクササイズで用いる。しかし，安全のためにも，エクササイズの種類を増やすためにも，より大きいサイズのものを推奨する。

フットストラップ：スプリングバーの下にかかっているストラップで，一部のエクササイズで身体を安定させるために足にかける。

ジャンプボード：取り外し可能な板で，フットバー側の端，またはベースに取りつける。ジャンピングシリーズのエクササイズ（プライオメトリクス）が可能であり，またフットバーよりも安定した広い支持面が必要なクライアント（足関節捻挫や，多発性硬化症，パーキンソン病などの神経系疾患患者）に有用である。ジャンプボードの使用については第6章のp.162～164を参照されたい。

キャデラック（Cadillac）

キャデラックは最も大きく，最も高価なピラティスの機器であり，そのためピラティスを提供するリハビリテーションセンターでも一般的に使用されてはいない。しかし予算があるのであれば，この機器を購入することを強く勧める。キャデラックは高さと幅があるため使いやすく，高齢者や虚弱なクライアント，関節可動域の制限があるクライアントにも安全である。また，非常に安定しており，リフォーマーの動くサーフェスを不快に感じる人にもよい。関節や軟部組織のモビライゼーション，PNF（proprioceptive neuromuscular facilitation：固有受容性神経筋促通法），徒手によるストレッチングなどの治療台としても使用できる。スプリングのアシストによるロールアップのような易しいものから，上級のアクロバティックなものまで，非常に多くの種類のエクササイズが可能である。複数の運動面で身体に負荷をかけるようにデザインされている。リフォーマーやチェアーと同じように，機器の上で腹臥位，背臥位，側臥位，座位，膝立ち位，立位でエクササイズを行える。また，キャデラックの横に立ちスプリングやバーを抵抗や補助として用いる非常に機能的なエクササイズもある。上方にあるバーには逆さにぶら下がることもでき，スピードレールは必要な際には牽引を与えることが可能である（図4.7）。

キャデラックの部位（図4.7）

フレームまたはポール：機器の側面には垂直なポールが，上方には水平なポールがある。側面のポールの片側にはプッシュスルーバーがついており，反対側にはクロスバーがつく。フットストラップとトラピーズバーを吊るすクロスバーが上方のレールに設置されており，牽引したりぶら下がって行うエクササイズを何種類も実施できる。

スライディングクロスバー（スピードレール）：クロスバーは，上方のポールの上を左右に，垂直のポールの上を上下に滑走する。どちらにも小さな穴があり，スプリングをぶら下げてエクササイズの抵抗や補助を与える。垂直なポールのクロスバーは，エクササイズやストレッチングで支持性を高め，肢位をとる補助として働く。

スプリング：スプリングはエクササイズにおいて抵抗を与える。ほとんどのキャデラックは多数のスプリングとアタッチメントを持つ。キャデラックのスプリングには長いもの（レッグスプリング：下肢用）と短いもの（アームスプリング：上肢用）があり，多種類の抵抗がある。

　アームスプリング：非常に軽い（黄），軽い（青），中間（赤），重い（緑）
　レッグスプリング：非常に軽い（黄），中間または重い（紫）

プッシュスルーバー（push-through bar：PTB）：非常に強く振ることができるバーで，強い負荷をかけることができ，エクササイズによっては全体重をかけることもある。スプリングは上方から（多くは補助を与える）または下方から（抵抗を与える）装着することができる。バーはポールの周りを回るので，機器の内側でも外側でも用いることができ，多くのエクササイズに使うことができる。

セーフティーストラップ：特定のエクササイズを行う時や特定の肢位をとる時には，スプリング

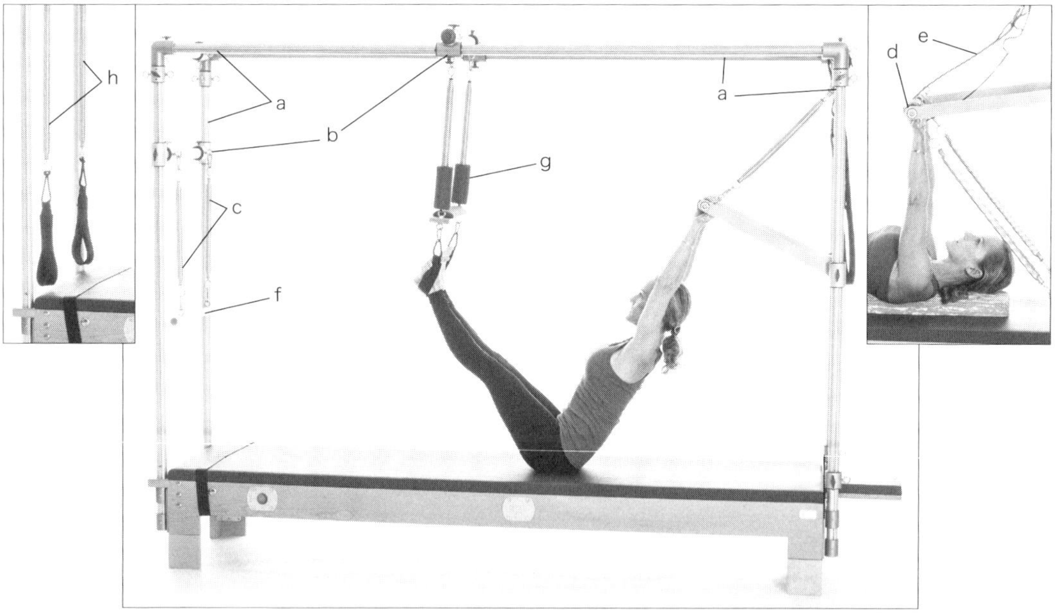

図 4.7　キャデラック：**a**：フレームまたはポール，**b**：スライディングクロスバー（スピードレール），**c**：スプリング，**d**：プッシュスルーバー（PTB），**e**：セーフティーストラップ，**f**：ロールアップバー（RUB），**g**：トラピーズバーまたはスイング，**h**：レッグスプリング

の抵抗がかかったバーが飛び出してクライアントやインストラクターに当たらないように，セーフティーストラップを用いなければならない。また，PTB を使用しない時に安全のため固定するために用いられる。

ロールアップバー（roll-up bar：RUB）：木製のバーで，クロスバーまたはポールの穴にバネで引っ掛け，抵抗や補助を与える。

トラピーズバーまたはスイング：トラピーズバーは，ぶら下がって行うエクササイズや PTB を用いたブリージング（p.167）のようなエクササイズで下肢の補助として用いられる。

注：場所とコストを節約する選択として，タワーつきリフォーマー，あるいはキャデラックとリフォーマーを組み合わせた製品（キャデラックリフォーマー）があり，いくつかのメーカーから入手可能である。これらは変換可能なイクイップメントで，1 つでリフォーマーとキャデラックとして機能する。すべてのキャデラックのエクササイズがタワーつきリフォーマーで可能なわけではないが，ほとんどは可能である。また，キャデラックリフォーマーはキャデラックのすべての機能を備えている。

ワンダチェアー（Wunda Chair）

ワンダ（ドイツ語で「驚嘆」の意味）チェアー（以下，チェアー）は基本的には箱型の椅子で，片側にあるスプリングの抵抗を押し下げられるようになっている。元来のチェアーには 1 つの大きいペダルがついていたが，2 つに分かれたペダルのバージョンへと発展してきた。リハビリテーションにおいてはこちらのバージョンを推奨する。なぜなら，ペダルが 2 つの独立した部分に分かれていれば，片側ずつ，あるいは交互のトレーニングが可能である。これは片側が外傷・障害や手術によって弱くなっているクライアントや，側弯症のように構造的にバランス不良のあるクライアントによい。チェアーのエクササイズは，チェアーの上で背臥位，腹臥位，座位，膝立ち位，立位にて行うだけでなく，チェアーの前，横，後ろの床でも行うことができる。ワンダチェアーは，多目的に活用でき，重量も軽く，比較的安価なため，ピラティスを提供するリハビリテーションセンターにおいては重要なイクイップメントである。また，スペースをそれほど必要とせず，重量を負荷する機能的エクササイズを数多く行うことができる。チェアーはコアや上肢のエクササイズも行えるが，股関節と膝関節の外傷・障害やバランスに問題のあるクライアントのリハビリテーションや予防に用いることが多い。リフォーマー上での背臥位の除重力の肢位から，支持のない座位，最終的にはチェアー上での立位のエクササイズへと，過重負荷を漸増させるための道具として便利である（図 4.8）。

ワンダチェアーの部位（図 4.8）

シート：横幅と奥行きはメーカーやモデルにより異なる。大きいシートの方が使いやすく，多くのエクササイズを行うことができる。

ペダルまたはフットバー：元来のワンダチェアーのペダルは 1 つであったが，現在の多くの機器では 2 つに分けられており，四肢の片側ずつのトレーニングや交互運動を行うことができる。

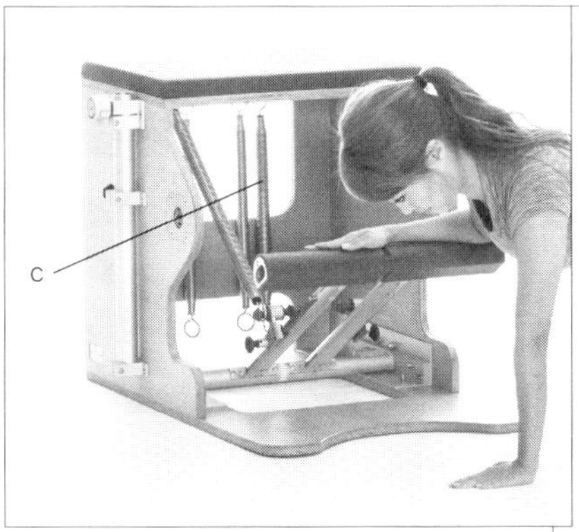

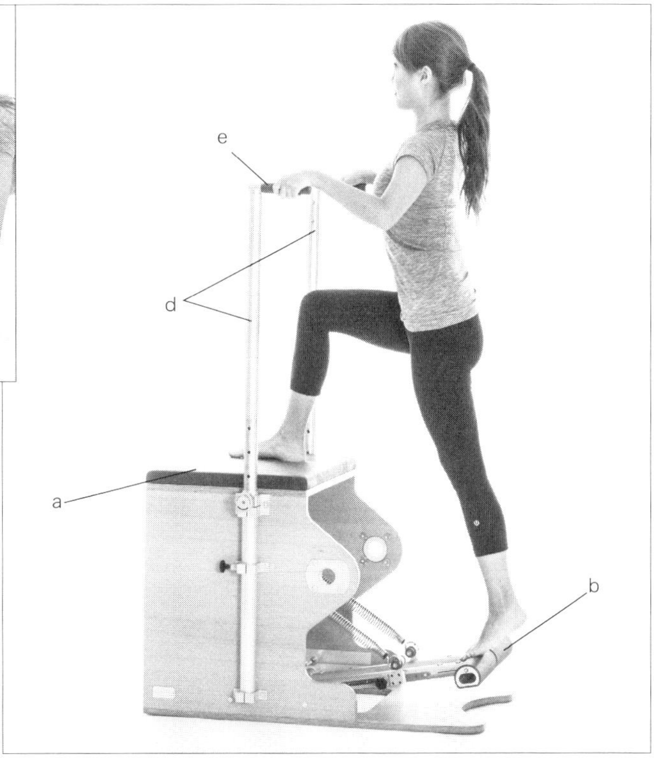

図 4.8　ワンダチェアー：**a**：シート，**b**：ペダルまたはフットバー，**c**：スプリング，**d**：ポール，**e**：ハンドル

スプリング：スプリングはエクササイズの抵抗として用いられる。ほとんどのチェアーでは，4本のスプリングのうち2本は軽く，2本は重く，それぞれのペダルに2本ずつついている。メーカーによって抵抗を調整するシステムに多くの違いがあり，ほとんどは少し扱いにくく標準化することが難しい。BASIシステムのワンダチェアーは，可動性を拡大し，スプリングの張力の変換や調整がスムーズな革新的なデザインのペダルを有している。

ワンダチェアーのスプリングの設定

最も軽い＝1本の軽いスプリング（通常は白）を1つのペダルの最も低い位置につける

最も重い＝2本の重いスプリング（通常は黒）を各ペダルの最も高い位置につける

ポールまたはハンドル：ポールは，エクササイズやクライアントによっては必要であるが，邪魔になる場合もあるため，簡単に取り外せるようになっている。これらは高さを調整でき，機種によっては角度も変えられる。

安全性

ピラティスではユニークな機器を用いるため，一般的なエクササイズのプロトコルに従うことに加えて，特に安全性についてクライアントとインストラクター（セラピスト）双方の注意が必要である。ピラティスは安全で利用しやすいと考えられがちだが，実際にはイクイップメントには危険性もあり，方法論自体も正確かつ慎重に用いられなければ危険である可能性がある。スプリングは露出し，ロープとストラップは自由にぶら下がっており，各機器に調整が必要な部分が多くある。誤った位置に調整すれば，クライアントは受傷する可能性があり，インストラクターが誤った位置に立てば，インストラクターも同様に受傷する危険性がある。イクイップメントは使用者を完全には補助しないため，使用者は自身で支持する必要がある。もちろんこのことは，ピラティスのエクササイズを非常に機能的なものとし，ピラティスがリハビリテーションや競技のコンディショニングとして非常に有効な理由ではあるが，使い慣れていない場合には潜在的な危険性もある。クライアントにトレーニングを行う前に，メソッドについて適切なトレーニングを受け，機器について経験を積むことは，きわめて重要である。

安全指針

(BASI Pilates Teacher Training Manual，Isacowitz，2008より転載)

- インストラクターは，各エクササイズについて，禁忌や注意点も含めて，細部に至るまで熟知していなければならない。本書は，単に各目的に応じたピラティスの用い方を示しているに過ぎない。真にメソッドを体現し，他者への指導をうまくできるようになるためには，包括的な指導者養成コースを修了しなければならない。
- どのようなエクササイズのプログラムにおいても，インストラクターはクライアントの制限や既往歴を知らなければならない。
- インストラクターとクライアントはいずれも，すべてのピラティスの機器で用いられるスプリングやバー，ストラップなどの有する危険性について理解していなければならない。
- クライアントがイクイップメントに乗る時や降りる時，ストラップ（特に下肢のストラップ）を着脱する時には，インストラクターが常に補助をするべきである。
- インストラクター自身も安全な位置からキューを出し補助を行うことにより自身の身体を守らなければならないが，同時に必要な時にはクライアントの体重を補助できるような位置にいなければならない。これには，イクイップメントの練習を十分に行い習熟する必要がある。
- スプリングに張力がかかっている時にスプリングを変更してはならない。
- スプリングに張力がかかっていない時のみ，クライアントは肢位を変更してよい。
- 機器は定期的に点検し，特にスプリングは頻繁にチェックするべきである。スプリングが劣化している兆候があれば，すぐに交換するべきである。

リフォーマーについての安全上の注意点
- クライアントが使用しているかどうかにかかわらず，どのスプリングもついていない状況でリフォーマーから離れてはならない。負荷のかかっていないリフォーマーはキャリッジが移動するので，誰かが気づかずに座ると危険である。
- キャリッジがフットバーに最も近づいている時だけ，スプリングを変更してよい。
- 立位のエクササイズでは，大きいサイズのスタンディングプラットフォームを用いる。
- 頚椎に負荷がかかるようなエクササイズでは，ヘッドレストは低い位置に設置する。
- 常にゆっくり動き，ロープの張りを維持するようにする。素早く雑な動きはロープをたるませてしまい，エクササイズの効果がなくなったり，大失敗を招くこともある。

キャデラックについての安全上の注意点
- キャデラックにおいて，PTB に下方からスプリングによる負荷をかけている場合には，常にセーフティーストラップを装着する。これは，バーがスプリングにより強く引かれてクライアントやインストラクターに当たることを防ぐためである。
- キャデラックにおいて，PTB に上方から負荷をかけている場合には，注意が必要である。スプリングで負荷されたバーを突然手離せば，非常に素早くバーが飛び上がり，インストラクターやクライアントにぶつかる可能性がある。

ここまでで，ピラティスのプログラムを始める前に知る必要のある事項と，機器の使用方法について説明したので，以降の章では実際のエクササイズの指導方法について説明する。伝統的なレパートリーだけでも何百ものエクササイズがあり，さらに新しく修正したり創造されたりしたものが何百もあり，結果としてピラティスのエクササイズとみなすことができるものは何千もの種類がある。本書では，ピラティスの初心者である専門職のために簡単なもの，また外傷・障害のリハビリテーションに取り入れるのに適当なものという基準で，エクササイズを選択した。

第II部

エクササイズ

第5章

マット・エクササイズ

本章から第8章までは，ピラティスのエクササイズについて説明する。各エクササイズについて，主に関与する筋，目的，適応，注意点・禁忌，方法，適切なバリエーションとプログレッション（上級エクササイズ），正しく行うための指導のポイントを記載する。エクササイズの方法は，セラピストがクライアントに指示することができるように，またセラピスト自身が指示にしたがって行えるように書かれている。ピラティスの経験がない人は，リハビリテーションのプログラムとして使用する前に，公認のインストラクターの協力を得て，クライアントとインストラクターの両方の役割でエクササイズを練習するよう勧める。このことは，安全で効果的なエクササイズプログラムを提供するために不可欠である。

マット・エクササイズはピラティスの基礎であるため，ここから始めることが重要である。通常私がクライアントに教える場合，第4章で説明したプレピラティスの方法を教えた後，ペルビックカール（p.57）のようなマット・エクササイズを最初に教える。この一見単純なエクササイズは，コアの正しい動員，脊柱の分節的運動，骨盤領域のモビライゼーション，運動による呼吸パターンの調整を強調する。大きく動く機器（リフォーマー）の上で，特に痛みがあったり身体についての気づきが欠けた状態で，そういったことに集中するのは非常に難しい。支えられていると感じられるしっかりした地面の上で，リラックスして，エクササイズの正しい方法を学ぶことが望ましい。マットのエクササイズに慣れたら，必要に応じて負荷を与え，イクイップメントで同じエクササイズを行うことができる（例:p.95, リフォーマーでのボトムリフトウィズエクステンション，p.165, キャデラックでのペルビックカールウィズロールアップバー，p.196, ワンダチェアーでのペルビックカールなど）。

ピラティスのエクササイズの中で，マット・エクササイズは必ずしも簡単なものというわけではないことは強調しておきたい。それどころか，最も難しいものにもなりうる。多くの場合，イクイップメントは使用する人をサポートし安定を与えるので，エクササイズを行いやすくなる。マット・エクササイズでは，自分で自分自身をサポートしなければならず，安全に行うためにより多くの経験と筋力を必要とする。しかしマット・エクササイズは，どれだけ難しいかにかかわらず，ピラティスを始める人にとってよいものである。手頃で行いやすく，様々な設定で取り入れやすい。筋力と持久力を改善するグループクラスで流れのシークエンス（連続）として，イクイップメントセッションや他のスポーツのためのウォームアップとして，5～10分の日々のコンディショニングとして，障害のリハビリテーションあるいは一般的な身体の意識と神経筋再教育のためのホームエクササイズプログラムとしてなど，様々な方法で利用できる。

ペルビックカール PELVIC CURL

主に関与する筋

腹筋群，ハムストリング，大殿筋

目　的

脊柱と骨盤帯のモビライゼーション，脊柱の分節的運動，ハムストリングのコントロール，骨盤と腰椎の安定化，コアの筋群の動員と同時収縮

適　応

私がクライアントに最初に用いるエクササイズの１つである。比較的単純でありながらも，コアの正しい動員，脊柱の分節的運動，骨盤帯のモビライゼーション，動きと呼吸パターンの調整に重点を置いている。正確に行うことは難しいが，脊柱の中間位（ニュートラルポジション）とコアコントロールの概念を学んでいるクライアントにとっては，試みるだけでも有益なものとなる。脊椎の全般的な柔軟性低下や関節炎，コアの抑制や弱化，あるいは背筋群または股関節屈筋群のタイトネスのある人に適している。

注意点・禁忌

急性腰椎椎間板病変，骨粗鬆症

方　法

背臥位で膝を曲げ，足を股関節幅に離して平行に置く。掌を下に向け，腕はリラックスさせて横に置き，骨盤を中間位にする（写真a)。息を吸い準備し，息を吐きコアをセットしたら，骨盤を丸めて脊椎を１つずつマットから離していく。息を吸い，最も高い位置で保持する。この時，骨盤は最大後傾位となり，股関節屈筋群の伸張が感じられるはずである（写真 b)。息を吐きながら，胸椎から尾骨がマットに触れるまで椎骨を１つずつ下ろしていく。

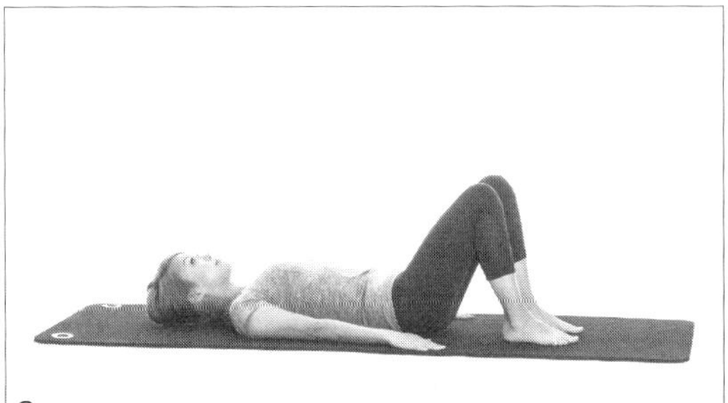
a

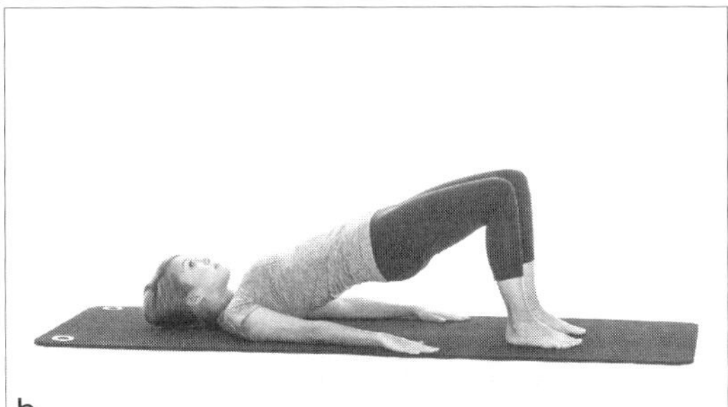
b

バリエーション

1. 腰椎椎間板病変がある場合は，腰椎の過屈曲を制限し，脊柱と骨盤をニュートラルに保ったまま持ち上げる。
2. 膝の間にボールを挟むことで内転筋群をより多く動員させ，骨盤が持ち上がるにつれて腕を挙上することでより上位の脊椎のコントロールを引き出す（写真 c）。

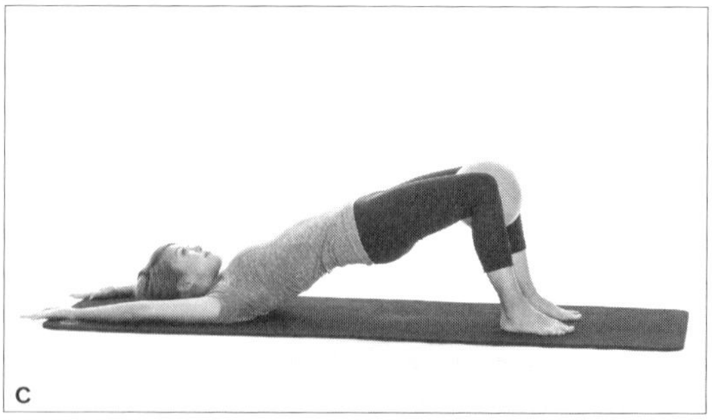
c

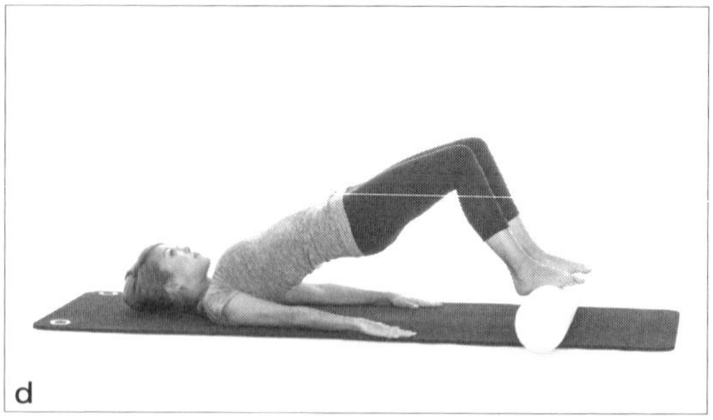
d

プログレッション

1. フォームローラーの上に足を置く（写真 d）
2. リフォーマーでのボトムリフト（p.94）
3. キャデラックでのペルビックカールウィズロールアップバー（p.165）
4. ワンダチェアーでのペルビックカール（p.196）

指導のポイント

1. 頚部と肩をリラックスさせる。
2. 脊柱がマットから持ち上がる時に，恥骨を顎に向かって引き寄せ（骨盤を後方に傾ける），腰椎の屈曲を最大にする。
3. スリンキー【訳注：Slinky。バネ状の玩具で，日本では「レインボースプリング」「マジックスプリング」などの商品名でも販売されている】が階段を下りていくようにイメージし，脊椎を１つずつ慎重に下ろしていく。これは分節的運動と脊柱の可動性を最大にすることに役立つ。

シングルレッグリフト SINGLE-LEG LIFTS

主に関与する筋

腹筋群，股関節屈筋群

目　的

腰部・骨盤帯の安定化，股関節の分離運動，腹筋群と股関節屈筋群のコントロール

適　応

このエクササイズは脊柱の中間位で行うので，体幹を屈曲させたり伸展させたりせずにコアを強化することが可能である。これは，骨盤が安定していないクライアントやコアを意識できないク

ライアントに適している。矢状面上で片足をマットの上に置いた状態で（閉鎖運動連鎖：CKC），もう片方の足を上げること（開放運動連鎖：OKC）は歩行に似ており，機能的な方法でコアを強化できる。

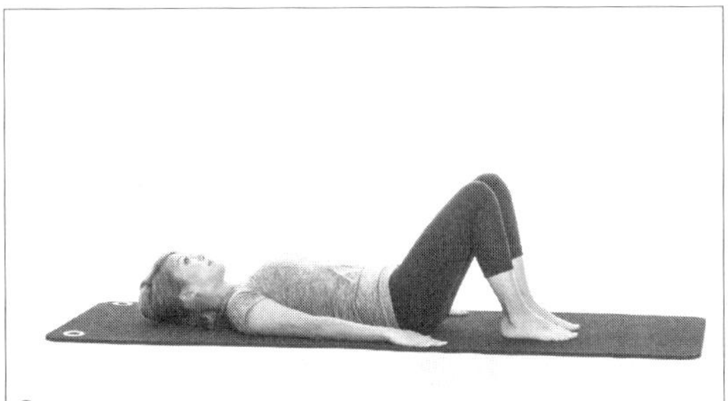

a

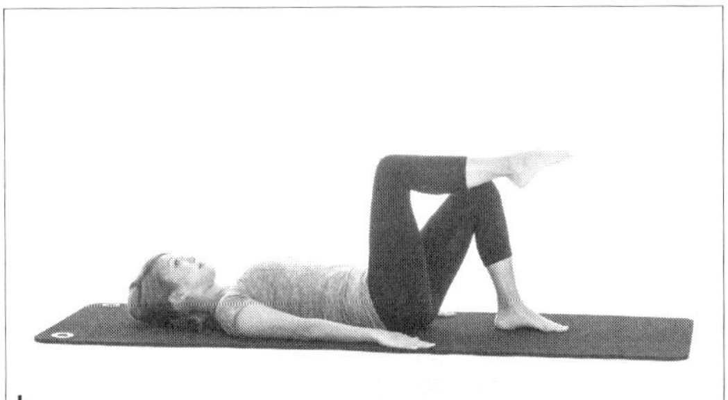

b

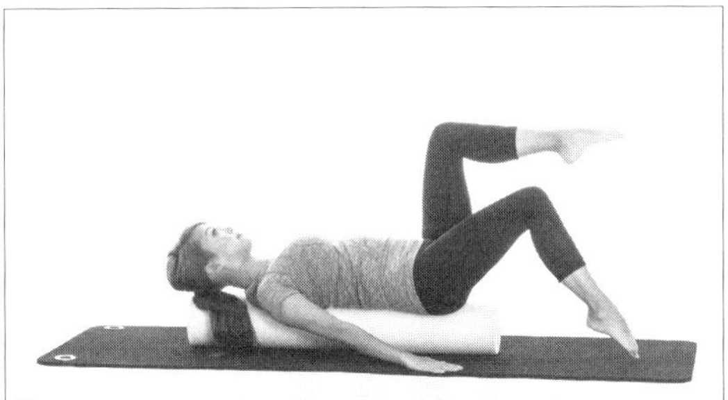

c

注意点・禁忌

腸腰筋滑液包炎，股関節屈筋の重度のタイトネス，股関節屈筋の急性損傷

方　法

背臥位で膝を曲げ，足を平行に置く。腕はリラックスさせて体の横に置き，掌を下に向け，骨盤を中間位にする（写真 a)。息を吐きながら，片脚をテーブルトップポジション（股関節と膝関節が 90° 屈曲位）まで持ち上げる（写真 b)。息を吸いながら脚をマットへ下ろし，開始位置に戻る。骨盤の安定性を高めるために同じ脚で 5 ～ 10 回繰り返すか，より機能的にするために左右交互に繰り返す。

プログレッション

1. 脚の入れ替え：片脚を下ろす時に，もう片方の脚を持ち上げる。
2. ハーフローラーまたはフォームローラーの上に乗って行う（写真 c)。

指導のポイント

1. エクササイズ中は骨盤を中間位に保つ。特に脚を下ろす時，過前弯しないように注意する。
2. 頚部と肩をリラックスさせる。
3. エクササイズの間中，膝関節 90° 屈曲位を保つ。
4. 脚を持ち上げるというより，上に浮かべて上下させるようにイメージする。

スーパインスパインツイスト SUPINE SPINE TWIST

主に関与する筋

腹筋群（特に腹斜筋群）

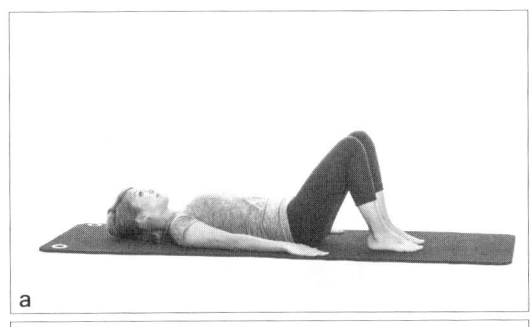

目　的

脊柱の回旋，腹筋群（特に腹斜筋群）のコントロール，骨盤と腰椎の安定化

適　応

これは脊柱の可動性を欠くクライアント（変形性関節症または一般的なこわばりを持つ人など）に適したエクササイズである。特に腹斜筋のコントロールの向上を手助けし，水平面における腰部・骨盤帯の安定性に負荷を与える。このエクササイズは中間位で行うため，体幹を屈曲したり伸展したりすることなくコアを強化することができる。

注意点・禁忌

痛みのない可動域で運動を行う。

方　法

背臥位で，脚はテーブルトップポジション，足首は膝の高さ，腕は掌を上に向けてTポジション（肩関節90°外転位）に置き，骨盤を少し後傾させ腰椎をマットにつける（写真a）。息を吸いながら脊柱を回旋して骨盤を動かし，脚を片側へ傾ける（写真b）。息を吐きながら腹部をさらに引き込み，開始位置に戻る。反対側も同様に行う。

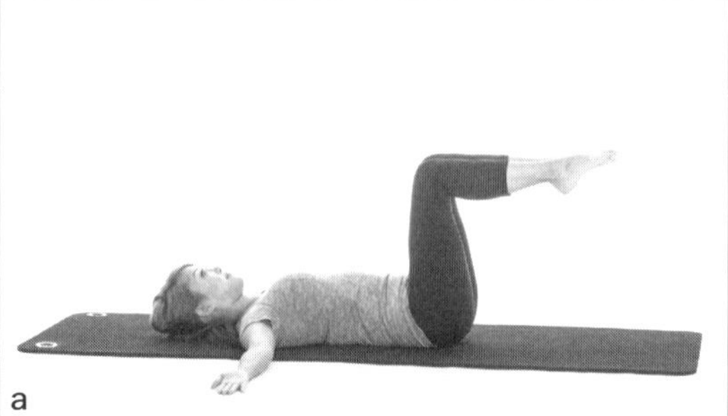
a

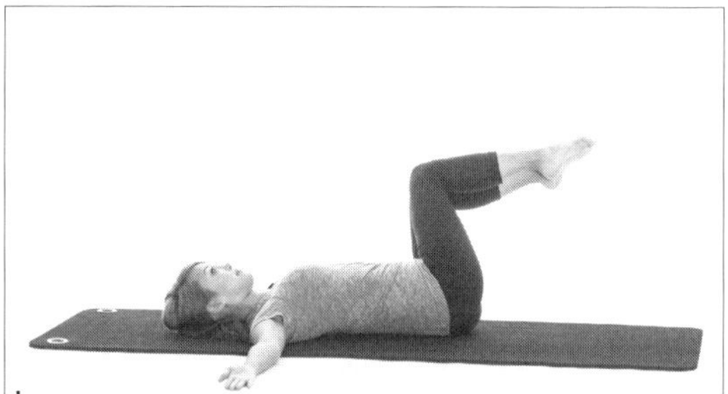
b

バリエーション

1. 腰痛，股関節屈筋群の硬さがある，または腹部のコントロールが難しいクライアントは，両足を床に置き，難易度を下げて行う。
2. 大きなバランスボールの上に脚を乗せて行う（写真c）。

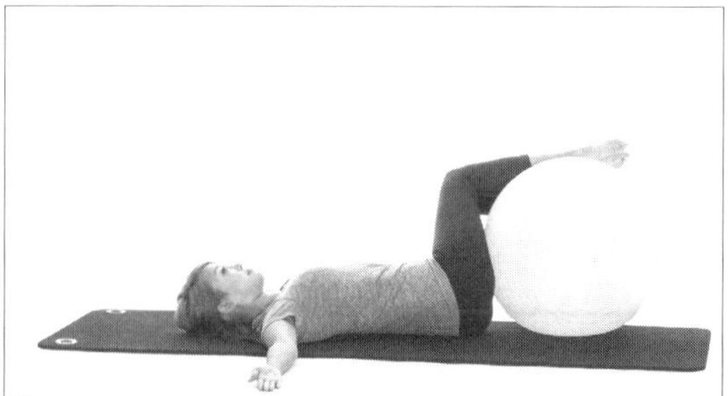
c

プログレッション

写真aのように開始し，回旋したところで両脚を伸ばし，脚を伸ばしたまま開始位置に戻る（写真d）。膝をテーブルトップポジションに戻し，反対側で繰り返す。

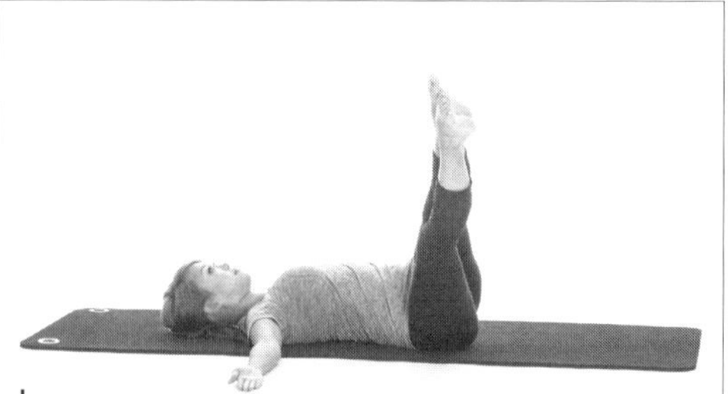
d

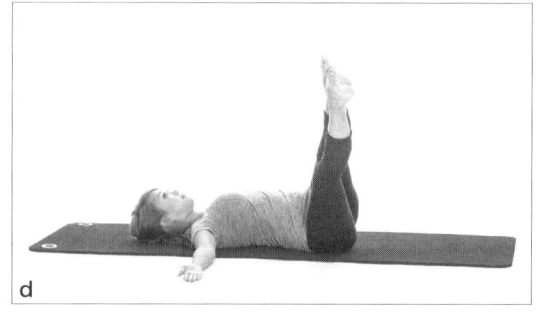

指導のポイント

1. 回旋の範囲は，柔軟性と腹部のコントロールによって決まる。腰部のマットへの接触を維持し，過前弯を避けることが重要である。
2. 肩をリラックスさせて肩甲骨をマットにつけておく。
3. 両膝をしっかりとつけ，左右の足を揃えておく。
4. 腹部の動きに集中し，初めに腹横筋を働かせてから腹斜筋を働かせる。
5. 骨盤，膝，足が前後にずれないよう，１つのまとまりとして動かす。

チェストリフト CHEST LIFT

主に関与する筋

腹筋群

目　的

腹筋の強化，腰部・骨盤帯の安定化

適　応

このエクササイズはクランチ（シットアップ）に似ているが，腹横筋を動員させること，運動中コアの筋群の収縮を維持すること，骨盤の安定性に重点を置く。反動をつけること，顎の引き過ぎ，股関節屈筋の使い過ぎに注意する。

注意点・禁忌

椎間板病変，骨粗鬆症，急性頚部痛

方　法

背臥位で，骨盤を中間位にし（可能で適切な場合），両膝を曲げ，足を股関節の幅で平行に置く。首のつけ根で手を組み，頭を包み込む（写真 a）。息を吸いコアの筋群の準備をし，息を吐きながら頭と胸を１つのまとまりとして持ち上げる。肩甲骨の下角がマットから離れるまで脊柱を持ち上げ続ける（写真 b）。体幹を同じ高さで維持したまま，息を吸い，腹部をより深く引き込む。息を吐きながら，腹部をゆるめずに頭と胸を下ろし，開始位置に戻る。

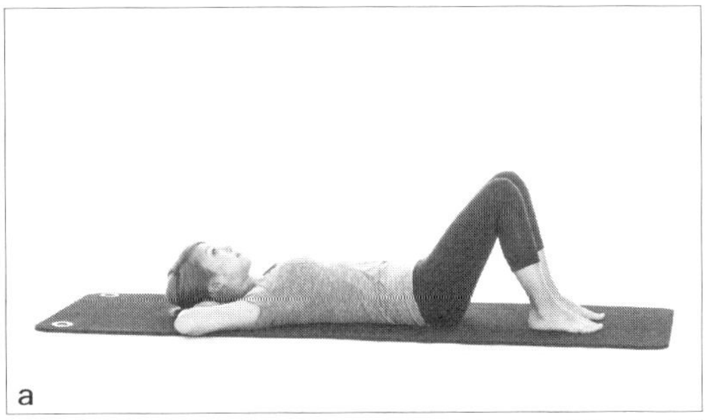

a

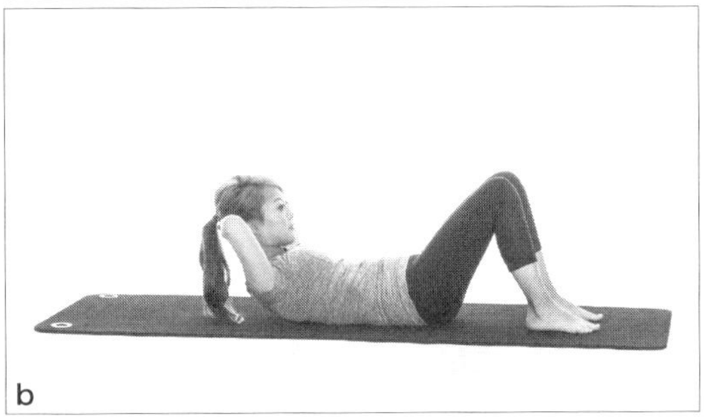

b

バリエーション

1. 背筋が硬い，あるいは腹筋が弱いクライアントは，骨盤をわずかに後傾して行う。
2. 頚部痛がある，あるいは上部コアが弱いクライアントは，タオルを使って上背部と頭を支えながら行う（写真 c）。
3. 屈曲制限（椎間板病変，骨粗鬆症）のあるクライアントは，スパインコレクターやバランスボールの上で行う（写真 d）。

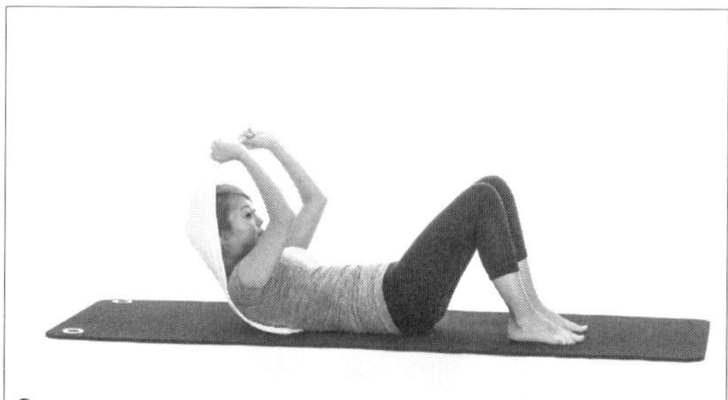
c

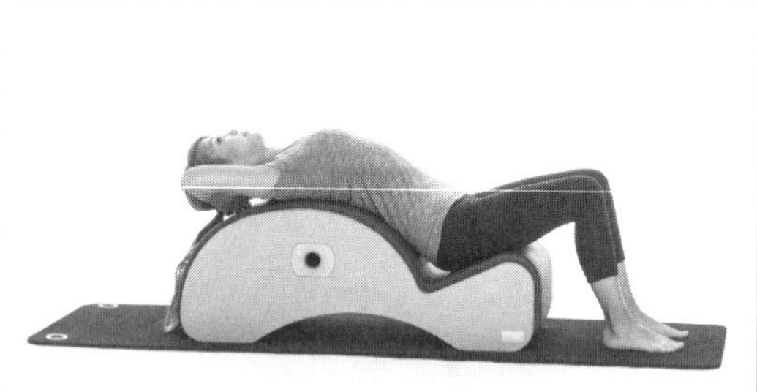
d

プログレッション

チェストリフトウィズローテーション（p.62），リフォーマーのハンドレッド・プレップ（p.102）

指導のポイント

1. エクササイズ中は骨盤を中間位に保ち，股関節屈筋群をリラックスさせ，骨盤の後傾を避ける（バリエーション 1 以外）。
2. 内転筋群を働かせる。これが難しい場合は，小さなボールやブロックを膝の間に挟むとよい。
3. 首を引いたり，顎を突き出したりしない。これが問題になる場合は，第 4 章（p.41）の説明にしたがって上部コアを使うとよい。
4. 頭を脊柱の延長線上に合わせ，頭頂まで伸びるようにイメージする（脊柱を伸ばす）。
5. 体を持ち上げた時に，天井を見上げるのではなく，膝の間を見つめる。

チェストリフトウィズローテーション CHEST LIFT WITH ROTATION

主に関与する筋

腹筋群（主に腹斜筋）

目　的

腹筋群，特に腹斜筋の強化，腰部・骨盤帯の安定化，脊柱の可動性

適　応

チェストリフトの利点とともに，脊柱の回旋を加えることで両側の腹斜筋群にかかる負荷が増加し，さらに難しくなる。脊柱回旋時の骨盤の安定性を向上させるので，特にスポーツ選手にとって非常に機能的な運動である。日常生活においても重要である。

注意点・禁忌

椎間板病変，骨粗鬆症，急性頚部痛

方　法

チェストリフトした位置（写真 a）で，息を吐きながら，体幹上部を片側へ回旋させる（写真 b)。息を吸い開始位置に戻り，息を吐きながら体幹上部を反対側に回旋させる（写真 c)。息を吸い開始位置に戻る。エクササイズ中は体幹上部の高さを維持する。

バリエーション

1. 背筋が硬いあるいは腹筋が弱いクライアントは，骨盤をわずかに後傾して行う。
2. 体幹の屈曲が禁忌である場合は，BOSU バランストレーナー，バランスボール，コアアークまたはスパインコレクター（写真 d）の上で行い，可動域を伸展位と中間位の間に保つ。

指導のポイント

1. 側屈しないように，腰部を回旋する。
2. 骨盤の安定性を維持する。
3. 頭，腕，肩甲帯，体幹上部を 1 つのまとまりとして動かす。
4. 首を引いたり，顎を突き出したりしない。これが問題になる場合は，第 4 章（p.41）の説明にしたがって上部コアを使うとよい。
5. 両肘の間隔を広く保つ。

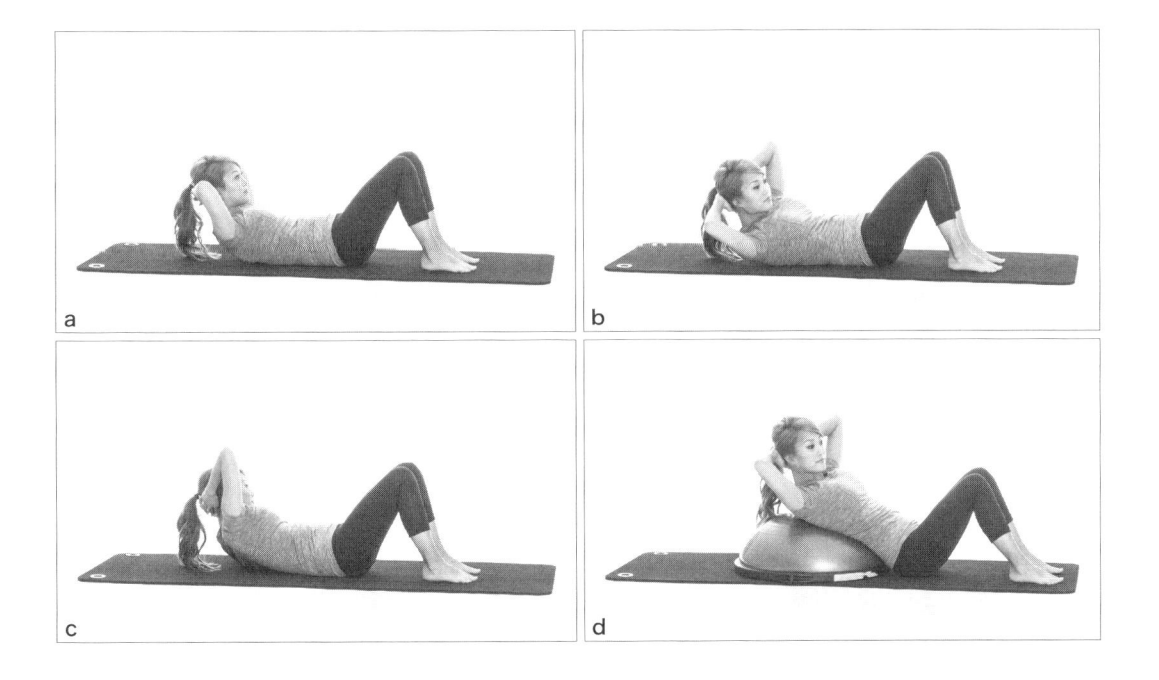
a

b

c

d

プレハンドレッド・プレップ（レベル 1, 2, 3） PRE-HUNDRED PREP (LEVELS 1, 2, 3)

主に関与する筋

腹筋群（特に腹横筋）

目　的

腹筋の強化，体幹の安定化，腰部・骨盤帯のコントロール

適　応

ピラティスの古典的なエクササイズの 1 つであるハンドレッド，さらにはその予備エクササイズでさえ非常に難しく，多くの疾患が禁忌となる。そのような場合に，プレハンドレッド・プレップは，呼吸と腕の動きに合わせてコアの筋群の収縮を維持する能力を高めるのに有用であり，体幹を屈曲させないため椎間板の症状や骨粗鬆症があっても可能である。プログレッションによってエクササイズのレベルを上げることで，腕と脚の OKC における矢状面上の動きの量を増加させ，腹部のコントロールと腰部・骨盤帯の安定性を高める。

注意点・禁忌

レベル 3 のみ：禁忌は急性椎間板病変，急性の仙腸関節の機能障害や疼痛，急性腰痛など。ハンドレッド・プレップを行う前に，3 つのレベルのプレハンドレッド・プレップをすべて正しく痛みなく行える必要がある。

方　法

レベル 1（腰椎への負荷なし）

背臥位で両膝を曲げ，およそ股関節幅で足をマット上に平行に置く。腕は両側でまっすぐにし，掌を下に向けてマットから少し浮かす。骨盤は中間位に置く（可能で適切な場合）。コアをセットしてから，小さな動きで腕を上下に動かし，息を吐きながら 5 カウント行い，息を吸いながら 5 カウント行う。これを最大 10 サイクルまで繰り返す（写真 a)。

レベル 2（腰椎への部分負荷）

開始位置はレベル 1 と同じである。息を吐きながら，片脚をテーブルトップポジションまで持ち上げ，それから息を吸い，その位置を保持する（写真 b)。レベル 1 のように，5 回の呼吸サイクルの間，腕を上下に動かしてから，反対側も行う。

レベル 3（腰椎と腹直筋への負荷増加，腹斜筋の活動が高まる）

開始位置はレベル 1 と同じである。息を吐きながら，片脚をテーブルトップポジションまで持ち上げる。息を吸いながらその位置を保持する。息を吐きながら，反対側の脚をテーブルトップポ

ジションまで持ち上げ，中間位を保持し，腹部が膨らまないことを確認する（写真 c)。どちらかができないなら，正しいフォームが確保できるまでレベル2に戻る。レベル1，2と同様に，10回の呼吸サイクルの間，腕を上下に動かす（10回を正しく行えない場合はそれ以下で行う)。

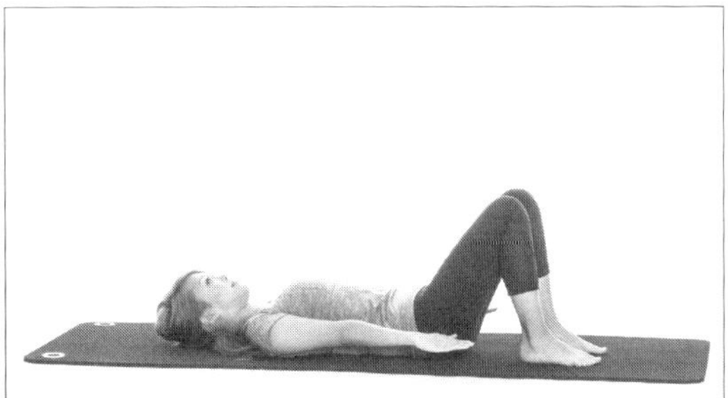
a

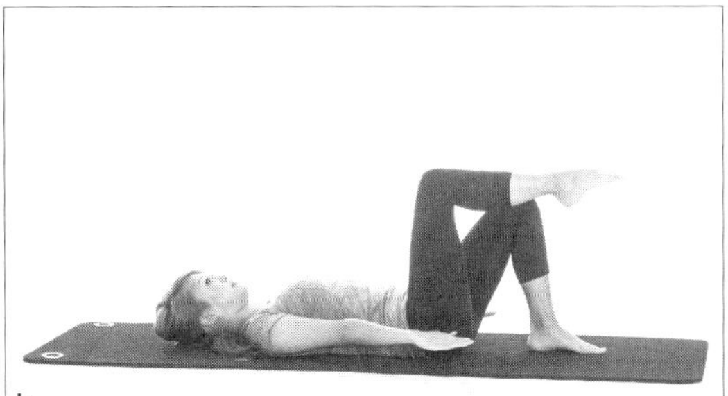
b

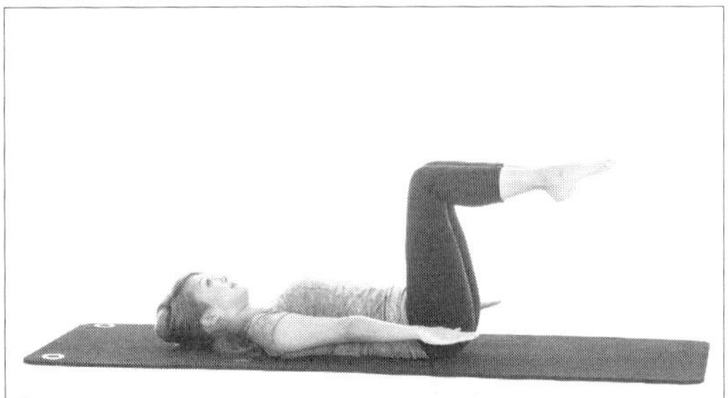
c

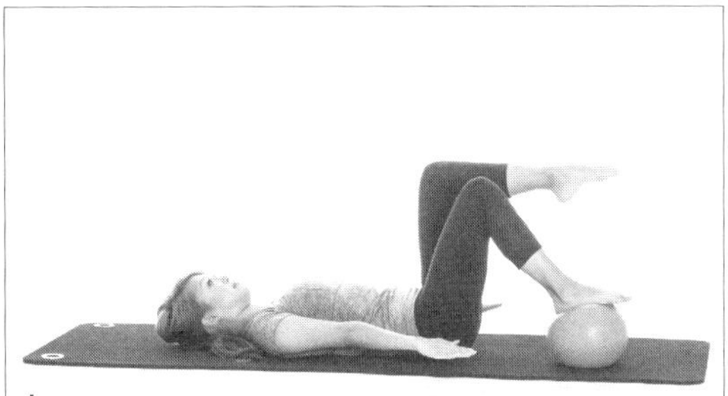
d

バリエーション

1. レベル1，3：股関節屈筋群の過活動を抑えるために，膝の間に小さなボールまたはマジックサークルを挟む。
2. レベル2：レベル3に移行する前に難易度を上げるには，テーブルトップポジションになっていない足の下に小さなボールを置く（写真 d)。
3. レベル2，3：コアへの負荷を減らすために，支えとして脚の下に大きなバランスボールを置く。

プログレッション

ハンドレッド・プレップ (p.66), ハンドレッド（p.67）

指導のポイント

1. 深く長く呼吸する。
2. ポンプ動作は，滑らかに小さく，力まずに行う。湖に浮かんだいかだの上で，なるべく波紋を起こさないように水面を叩くことをイメージする。
3. 過度の脊柱前弯，頚部の緊張，腹部の膨らみ，股関節屈筋群の緊張を避ける。

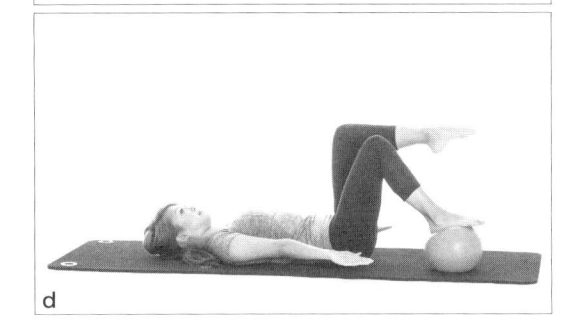

ハンドレッド・プレップ HUNDRED PREP

主に関与する筋

腹筋群

目　的

腹筋の強化，体幹の安定化，OKCの負荷を伴う腰部・骨盤帯のコントロール

適　応

最もよく知られている古典的ピラティスエクササイズの1つであるハンドレッドの準備のためのエクササイズである。チェストリフトと似ているが，両腕を頭上に位置させることで腹部への負荷が高く，首と頭をサポートしないため上部コアへの負荷も高い。

注意点・禁忌

椎間板病変，骨粗鬆症，頚部痛や頚椎症，急性の仙腸関節の機能不全や疼痛，急性腰痛

方　法

背臥位で，両脚をテーブルトップポジションに置き，両腕を頭上に上げ（写真a），それから息を吸い，コアをセットする。息を吐き，頭，胸，上部体幹をマットから持ち上げながら，両腕を下ろし体側へ持っていく（写真b）。息を吸いながら開始位置に戻る。

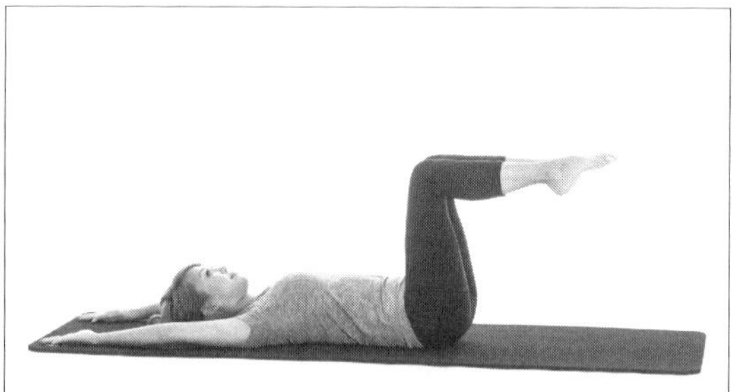
a

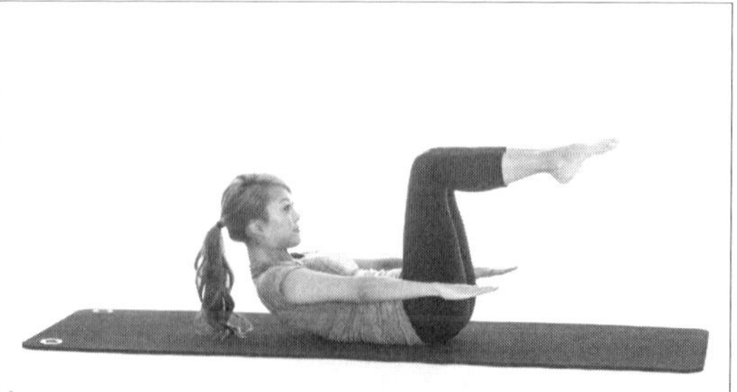
b

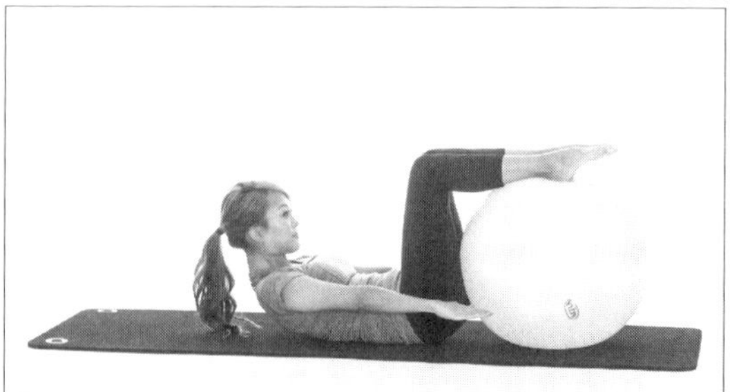
c

バリエーション

1. 股関節屈筋群の過活動を抑えるために，膝の間に小さなボールかマジックサークルを挟む。
2. 腰椎への負荷を取り除くために，バランスボールの上に両脚を置く（写真c）

プログレッション

マットのハンドレッド（p.67），リフォーマーのハンドレッド（p.103），リフォーマーのハンドレッド・プレップ（p.102）

指導のポイント

1. 上部体幹と頭を１つのまとまりとして動かす。
2. 腰椎の過前弯を避け，骨盤は中間位かわずかな後傾に保つ。
3. 首と肩をリラックスさせる。
4. 肩甲骨を下制させ，両腕を足の方へ伸ばす。
5. 腹部が膨らんだり，ドーム状になってはいけない。それができないようであれば，コアの筋群の筋力やコントロールがまだ十分ではないので，代わりにプレハンドレッド・プレップ（p.64）を行う。

ハンドレッド HUNDRED

主に関与する筋

腹筋群

目　的

腹筋の強化，腰部・骨盤帯の安定化

適　応

パーカッシブな呼吸【訳注：「フッ，フッ，フッ，フッ」というような呼気を強調したリズミカルな呼吸】と腕の動きの中でコアの筋群の等尺性同時収縮を引き出す，非常に難易度の高いエクササイズである。両脚の長いテコは，腰椎と股関節屈筋群に大きな負荷をかけるため，腹筋の筋力が必要とされる。ポンプ動作は循環と協調性を刺激する。しかし，非常に難しいエクササイズであるため，禁忌となる症状がいくつかあるだけでなく，腰部疾患があるか腰部が弱い人には逆効果となる。そのため，腰部疾患がある人は，プレハンドレッド・プレップ（レベル１～3）（p.64）から始めることを勧める。

注意点・禁忌

椎間板病変，骨粗鬆症，頚部痛や頚椎症，急性の仙腸関節の機能不全・疼痛，急性腰痛

方　法

ハンドレッド・プレップのように背臥位で，両脚をテーブルトップポジションに置き，両手を頭上に上げる（写真 a)。息を吐きながら，腕と頭と胸を持ち上げ，両脚をまっすぐ伸ばし，両腕を体の側面でマットと平行に伸ばす。息を吸いコアをセットし，そのポジションを保つ（写真 b)。息を５回吐きながら腕を小刻みに上下に動かし，息を５回吸いながら腕を動かす。

注：脚の位置や高さはハムストリングの柔軟性と腹筋の筋力とコントロールによって異なる。脚を伸ばして位置を低くすると，難易度が上がる。

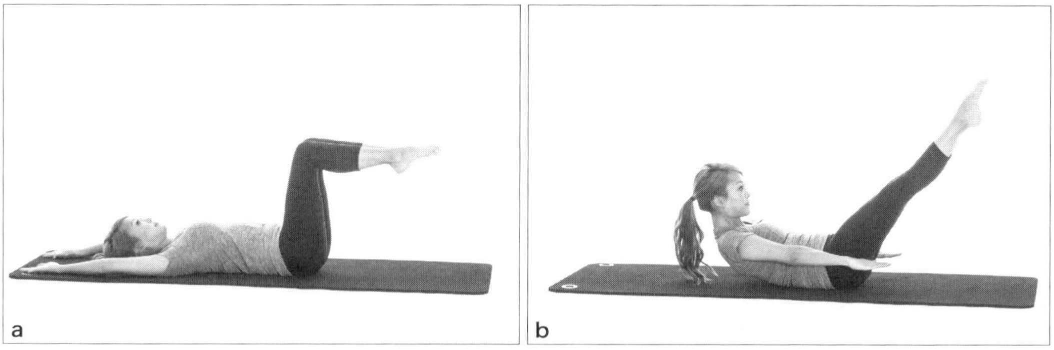

a　b

バリエーション

腰部への負担を減らすために，足を床の上に置いたり，テーブルトップポジション（p.66，ハンドレッド・プレップ，写真 b）をとったり，バランスボールで支えたりする（p.66，ハンドレッド・プレップ，写真 c）。

プログレッション

リフォーマーのハンドレッド（p.103）

指導のポイント

1. 深く長く呼吸する。
2. ポンプ動作は，滑らかに小さく，力まずに行う。湖に浮かんだいかだの上で，なるべく波紋を起こさないように水面を叩くことをイメージする。
3. 腰椎の過前弯，首の緊張，腹部の膨らみ，股関節屈筋群の緊張を避ける。

修正版シングルレッグストレッチ（レッグスライド）
MODIFIED SINGLE-LEG STRETCH (LEG SLIDES)

主に関与する筋

腹筋群

目　的

腹筋の強化，腰部・骨盤帯の安定化

適　応

修正版シングルレッグストレッチは，シングルレッグストレッチの前段階となるものである。脚が矢状面上で交互に動くことで腹部の筋力を等尺性に強化することができ，これは機能的には歩行と似ている。このバージョンは，足を床かボールと接触させたまま行うため，脊柱やコアへの負荷が軽減される。さらに，体幹の屈曲を制限することで，椎間板病変や骨粗鬆症がある場合にも適切なエクササイズとなる。安定した肢位で，脚と骨盤の分離を神経筋再教育するためによい。

注意点・禁忌

レベル2のみ：急性の仙腸関節の機能不全や疼痛，急性腰痛

方　法

背臥位で両膝を曲げ，足をおよそ股関節幅でマット上に平行にする。腕は両側にまっすぐに置き，掌を下に向け，骨盤を中間位にする（写真a）。コアをセットし，息を吸い，足をスライドさせて片側の股関節と膝関節を伸展する（靴下を履くと行いやすい）（写真b）。それから，息を吐きながら足を開始位置に戻す。5～10回繰り返し，反対側の脚で行う。

バリエーション

難易度を下げるためには，中型のバランスボールの上に動脚の踵を置きサポートするか，骨盤の安定が維持できる可動域で行う。

プログレッション

レベル2：動脚の足の下に小さなボールを置き，このエクササイズの主な運動を繰り返す（写真c）

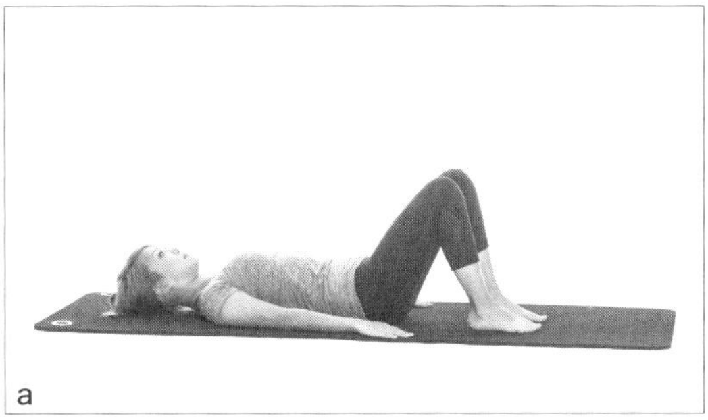
a

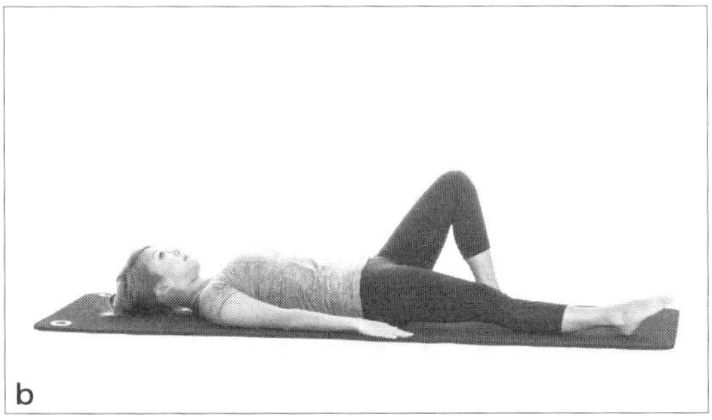
b

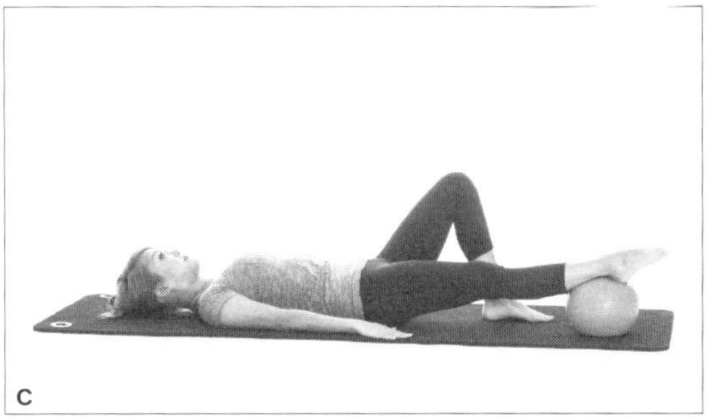
c

指導のポイント

1. 脚を伸ばす時に骨盤の前傾が起きないように，また曲げる時に後傾が起きないようにする。
2. 脚の曲げ伸ばしを行う時，反対側の骨盤が回旋しないようにする。
3. 脚を伸ばす時に，踵を通り抜けて長くするようにイメージする。
4. 首と肩をリラックスさせる。

シングルレッグストレッチ SINGLE-LEG STRETCH

主に関与する筋

腹筋群

目　的

腹筋の強化，腰部・骨盤帯の安定化

適　応

このエクササイズは，脚が動いている間，体幹と骨盤を完全に静止させた状態で，腹筋を等尺性に強化するので，難易度が高い。歩行に似た矢状面上における左右交互のOKCの脚の動きによって，腰部・骨盤帯のコントロールに負荷がかかる。脚と骨盤の分離について神経筋を再教育するために非常によい。

注意点・禁忌

椎間板病変，骨粗鬆症，頚部痛や頚椎症，急性の仙腸関節の機能不全あるいは疼痛，急性腰痛

方　法

背臥位で，両膝を曲げ，両脚をテーブルトップポジションに置く。頭と胸を持ち上げ，左右の手でそれぞれの膝を押し下げる（写真a）。息を吐きながら，片脚をまっすぐ伸ばし，両手でもう片方の膝を押し下げる（写真b）。それから息を吸い，足を同じ高さに，両脚を正中近くに保ちながら，左右の脚を入れ替える（写真c）。両手を置き換えながら繰り返す。

バリエーション

腰部への負担を軽減するために，修正版シングルレッグストレッチ（レッグスライド）(p.68)を用いる。

プログレッション

リフォーマーのシングルアームコーディネーション（p.106）

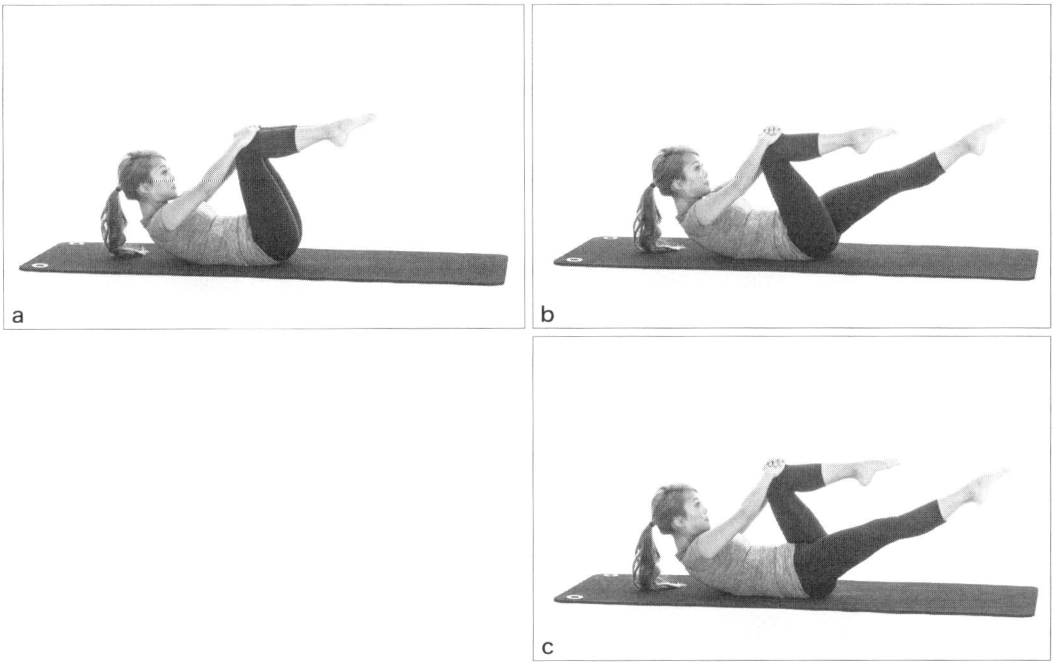

指導のポイント

1. 体幹の高さと安定した位置を保つ。可能であれば，エクササイズ中は，肩甲骨をマットから離しておく。
2. エクササイズ中は，曲げた脚の脛がマットと平行になるようにして，両足を同じ高さ（ほぼ目の高さ）に保つ。
3. 曲げた膝はテーブルトップポジションよりやや近くに引くが，胸に近づけすぎないようにする。

ショルダーブリッジ・プレップ SHOULDER BRIDGE PREP

主に関与する筋

腹筋群，背筋群，ハムストリング，大殿筋

目　的

腰部・骨盤帯の安定化，股関節伸筋群の強化，股関節の分離運動の向上，背筋群のコントロールの向上，コアの筋群の同時収縮の強化

適　応

このエクササイズは，機能的な運動パターンで殿部を強化し，腰椎を安定化する。片脚を上げる際に骨盤の高さを維持し安定させることは非常に難易度が高く，また片側の筋力低下を明らかにできる。

注意点・禁忌

頚椎椎間板病変，急性背部痛，急性の仙腸関節病変

方　法

ペルビックカールの位置から始める（p.57，ペルビックカール，写真b）。息を吐き，片脚をテーブルトップポジションまで持ち上げる。この時，骨盤の高さを保ちながら，股関節だけを動かす（写真a）。息を吸い，脚を下ろしてつま先でマットをタップする（写真b）。片脚で5～10回繰り返し，左右の脚を入れ替える。マット上に両足を置き，ペルビックカール（p.57）のように脊椎を1つずつロールダウンして終了する。

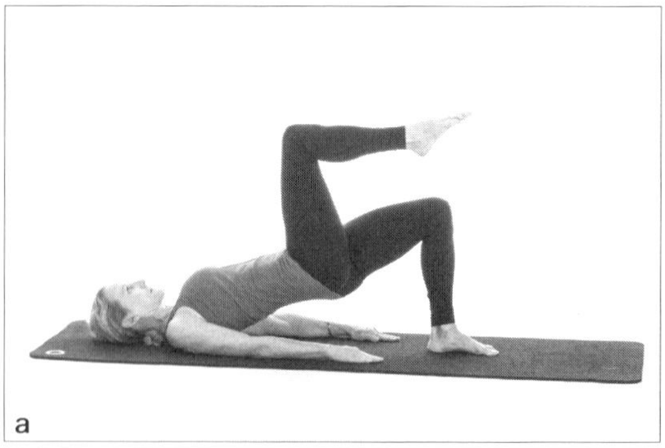
a

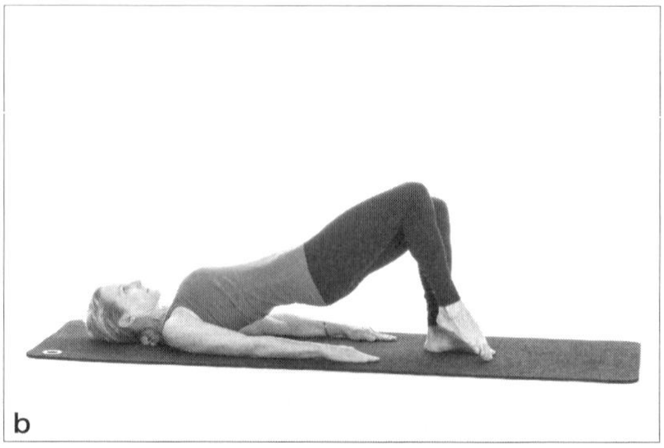
b

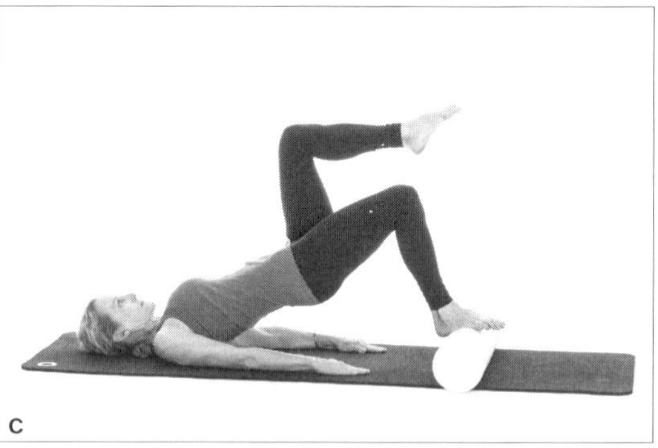
c

バリエーション

片側で脚の上げ下げを5～10回繰り返すのではなく，脚を持ち上げた後，左右を入れ替える。この交互運動は，水平面における骨盤の安定性へ負荷を与えるだけでなく，運動をより機能的にする。

プログレッション

1. フォームローラーかボールの上に足を置く（写真c）。
2. ショルダーブリッジ（p.73）
3. リフォーマーのボトムリフト（p.94）とそのバリエーション

指導のポイント

1. 両脚が広がらないように内転筋群を働かせる。これが問題となるようであれば，膝の間にブロックやボールを挟んで行う。
2. 股関節の伸展を維持し，支持脚の股関節屈筋の伸張を感じるように努める。
3. 動脚は膝90°屈曲を維持する。
4. 脚を持ち上げる際，体重の移動を最小限に抑え，骨盤は安定させて水平に保つ。
5. 肩から股関節を通って膝まで走るまっすぐなエネルギーラインをイメージする。

ショルダーブリッジ SHOULDER BRIDGE

主に関与する筋

腹筋群，背筋群，ハムストリング，大殿筋

目　的

腰部・骨盤帯の安定化，股関節伸筋群の強化，股関節の分離運動の向上，背筋群のコントロールの向上，コアの筋群の同時収縮，ハムストリングの柔軟性の向上

適　応

ショルダーブリッジ・プレップ（p.71）と同じであるが，このエクササイズはさらに難易度が高い。膝を曲げてコントロールされた方法で脚を持ち上げるのではなく，より長いレバーアーム（関節軸から作用線までの垂直距離）で持ち上げるため，トルクが増大し，動的なスイング動作となり，骨盤の安定化に努力を要する。

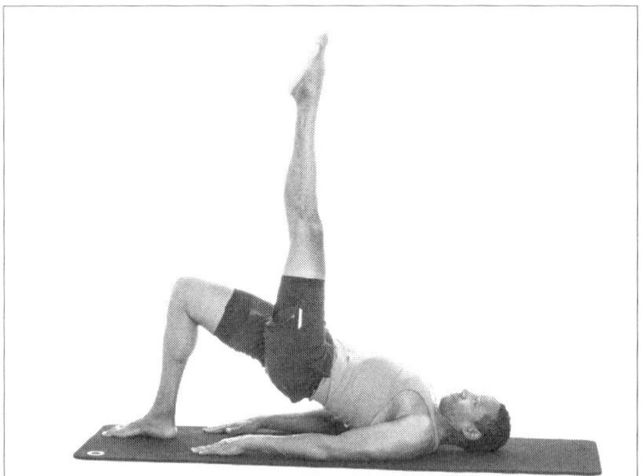
a

注意点・禁忌

頚椎椎間板病変，急性背部痛，急性仙腸関節病変

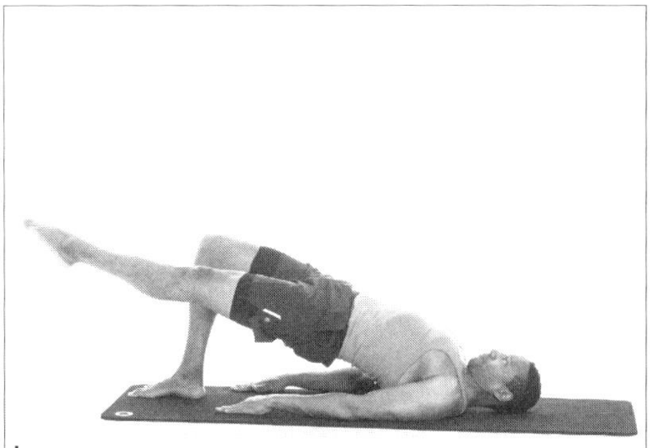
b

方　法

ショルダーブリッジ・プレップの上の位置で開始し（p.72，写真a），持ち上げた脚を天井に向かってまっすぐ伸ばす（写真a）。息を吐き，足関節を底屈し，脚をマットに向かってまっすぐ下ろす（写真b）。息を吸い，足関節を背屈し，脚をまっすぐ蹴り戻す（写真c）。5～10回繰り返し，膝を曲げて開始位置に戻る。脚を替え，反対側も同じ手順で繰り返す。ペルビックカールのようにロールダウンして終了する。

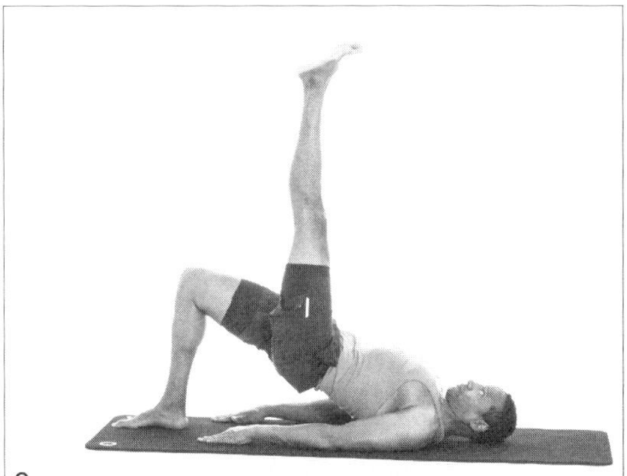
c

プログレッション

ショルダーブリッジ・プレップのように，フォームローラーかボールの上に足を置いて行う。

指導のポイント

1. 脚を下げた時に，腰椎の過前弯を防ぐために，骨盤をわずかに後傾させ維持する。
2. 両脚が開かないように内転筋群を働かせる。
3. 脚を下ろす時に脚が長くなるようにイメージし，股関節屈筋に伸張（ストレッチ）を感じる。
4. 脚を上げる時には，脚の後面の伸張が感じられるように背屈する。
5. 脚を上下する時に，骨盤を安定させ，なるべく水平に保つ。

フロントサポート FRONT SUPPORT

主に関与する筋

腹筋群，肩甲骨の安定化筋

目　的

上半身の荷重下（CKC）における体幹の安定化，肩甲骨の安定化，上半身の強化，腹筋と背筋の同時収縮

適　応

このエクササイズは，体幹が支えられていない位置で腰部・骨盤帯の安定性に負荷をかける。重力に逆らって腰椎を伸展するために，腹筋を活性化するスキルが必要である。しかし，腹筋群を過剰に働かせて骨盤の後傾と脊柱の屈曲を生じさせないように，コアの筋群の絶妙なバランスが要求される。またこれは，肩の荷重機能を必要とするイクイップメント上でのより高度なエクササイズに備えて，肩甲骨の安定性の構築を始めるためによい方法である。非常に難しいエクササイズではあるが，脊柱を危険な位置に動かすことがないので，コアの筋力があり正しいフォームを維持することができれば，腰部疾患があっても安全に行うことができる。

注意点・禁忌

肩，肘，手関節の外傷・障害，上半身または体幹の重度の筋力低下

方　法

両手を肩の真下に置き，指先を前へ向けた状態で四つ這いになり，脊柱を中間位にし，肩甲骨を後下方へ引く。次に息を吸い，骨盤をできるだけ静止させながら，片脚をプランクポジションまで伸ばす（写真 a）。息を吐き，もう片方の脚を伸ばして完全なプランクポジションにもっていき，腕と脚をまっすぐに保つ（写真 b）。コアの筋群のつながりを深めながら，数秒間この位置を保持

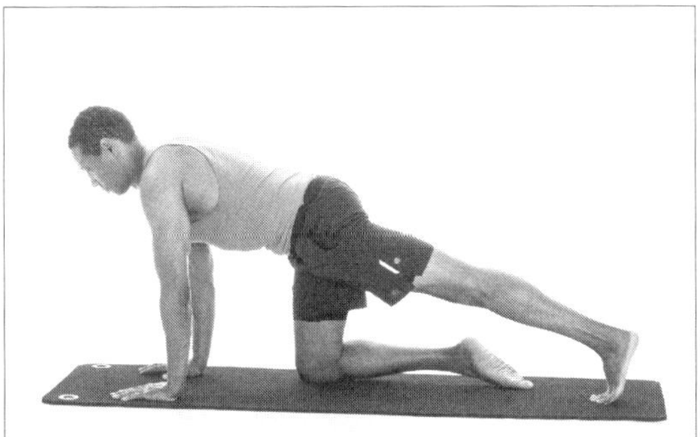
a

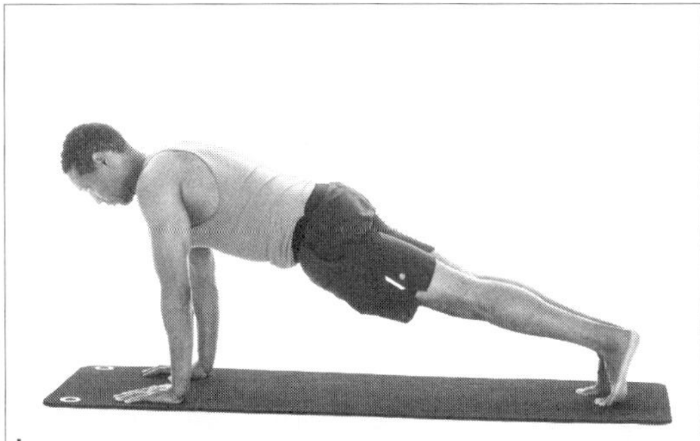
b

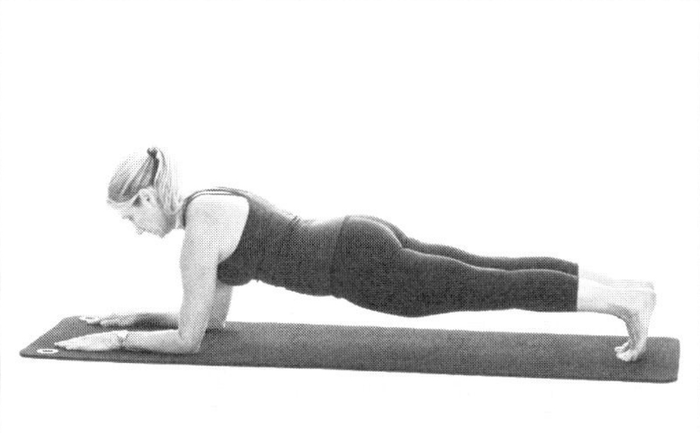
c

してから，反対側の膝を引き，マットに軽く触れる。その脚を伸ばしてプランクポジションに戻し，ゆっくりと脚を替える。

バリエーション

上肢を傷めている人や正しいフォームを保てない人は，肘つきのフロントサポートに修正できる（写真 c）。フロントサポートと同様の利点が得られ，手首や肩に負担をかけないため，多くの人にとってより容易な肢位である。Ekstrom, Donatelli, Carp（2007）による筋電図の研究では，このエクササイズは腰部へのストレスをあまり伴わずに腹筋を強化するのに最適な方法であることが示されている（腹直筋で最大等尺性収縮の 43%，外腹斜筋で最大等尺性収縮の 47% の筋活動）。

プログレッション

1. レッグプルフロント（p.76）
2. リフォーマーのロングストレッチ（p.143）

指導のポイント

1. 体を頭頂からつま先までまっすぐに保ち，谷（骨盤前傾や腰椎の過前弯）や山（骨盤後傾や腰椎の過度な屈曲）をつくらないようにする。
2. 手を地面にしっかりつけ，肩甲骨を下制し内転させながら，肘をまっすぐに保つことによって，肩甲骨の安定性を維持する。

レッグプルフロント LEG PULL FRONT

主に関与する筋

腹筋群，肩甲骨の安定化筋群，股関節伸筋群

目　的

上半身の荷重下（CKC）における体幹の安定化，肩甲骨の安定化，上半身の強化，コアの筋群の同時収縮，股関節伸筋群の強化

適　応

フロントサポート（p.74）と同様だが，殿部の弱化や抑制があり，強化が必要な人にも適応となる。骨盤と股関節の分離を教えるのにも役立つ。

注意点・禁忌

肩，肘，手関節の外傷・障害，上半身やコアの重度の筋力低下

方　法

フロントサポートの肢位から開始し，足関節を底屈させた状態で片脚をマットから少し持ち上げる。息を吐き，脚をより高く持ち上げ，骨盤の中間位を崩すことなく，股関節を伸展する（写真 a）。息を吸い，脚を下ろし，マットを軽く叩く（写真 b）。5 ～ 10 回繰り返し，脚を替える。

バリエーション

上肢を傷めている人や正しいフォームを保てない人は，肘つきのレッグプルフロントに修正できる（p.75，肘つきのフロントサポート，写真 c 参照）。同様の利点が得られ，手関節や肩に負担をかけないため，多くの人が使いやすい肢位である。

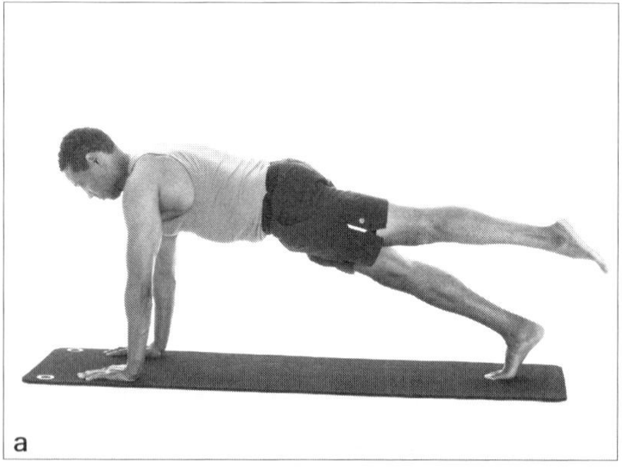
a

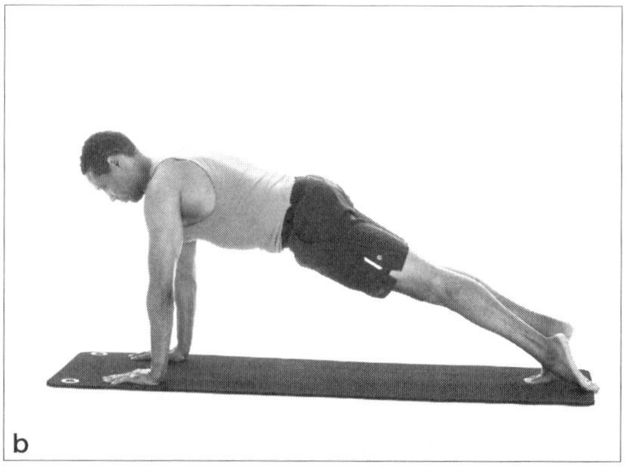
b

プログレッション

1. リフォーマーのショルダープッシュと 片脚のプログレッション（p.146）
2. リフォーマーの修正版バランスコントロールフロント（p.147）

指導のポイント

1. 脚をできるだけまっすぐ，長くするように，つま先まで伸ばす。
2. 脚を持ち上げる時に，骨盤が回旋しないようにし，マットの方に向けて保つ。
3. 股関節伸展の可動域が非常に小さくなるとしても，脚が上がる時，体の他の部分を完全に静止させておく。このエクササイズの重要な点は，脚が上下に動く際，骨盤の位置（わずかに後傾する方向での中間位）を維持することである。
4. 肩甲骨を尻ポケットに向かって引き下げながら，手（肘つきのレッグプルフロントの場合は肘と前腕）でしっかりマットを押す。これにより，肩甲骨の内転・下制を維持するための前鋸筋と僧帽筋下部線維の使用が確実となる。

サイドベンド SIDE BEND

主に関与する筋

腹斜筋，腰方形筋，中殿筋，肩甲骨の安定筋

目　的

腹斜筋の強化，肩関節の強化，肩甲骨の安定化，体幹の安定化，中殿筋の強化，側屈の可動性改善

適　応

体幹と肩甲骨の安定化に効果的なエクササイズである。フロントサポート（p.74）と同様に，中間位で行われるため，どのような腰部疾患があっても使用できる。しかし，足と片腕だけで全体重を支えるので，非常に高度なエクササイズである。肩甲骨の下制筋は，肩甲骨を中間位に維持するために重力に抗して働かなければならない。

注意点・禁忌

肩，肘，手関節の外傷・障害，上半身や体幹の重度の筋力低下，急性腰椎椎間関節損傷

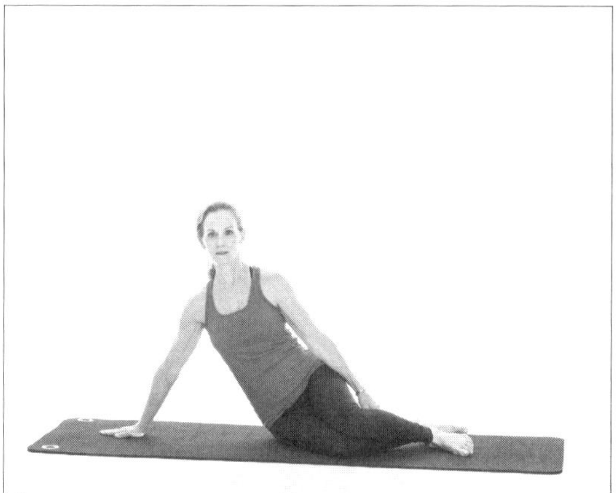
a

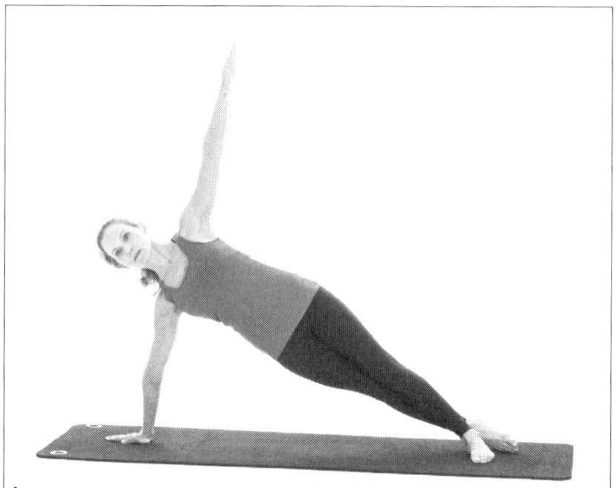
b

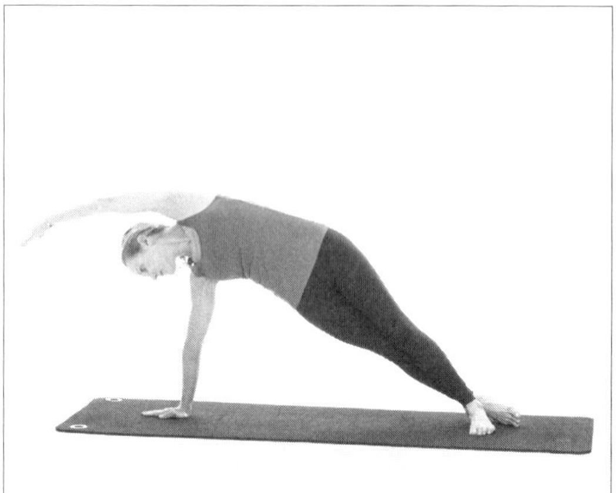
c

方　法

マットの上に横に座り，片方の殿部に体重をのせる。支持する側の掌でマットを押し，手指は体と反対の方向へ向ける。脚を曲げ，上の足を下の足の前に置く。上の腕を体の側面に沿って置く（写真 a）。息を吸い，骨盤をマットから持ち上げ，両脚をまっすぐに伸ばして，上の腕を上げ，肩関節を 90° 外転させる（写真 b）。息を吐き，骨盤をさらに持ち上げ，側屈し，上の腕を頭上に伸ばす（写真 c）。息を吸い，前の位置まで戻り，息を吐き，開始位置まで戻る。これを 5 ～ 10 回繰り返し，左右を替える。

バリエーション

1. 腕を傷めている人や正しいフォームを保てない人は，肘つきのサイドベンドに修正できる（写真 d）。同様の利点が得られ，手関節や肩に負担をかけないため，多くの人にとって使いやすい肢位である。肘つきのサイドベンド（理学療法士は一般的にサイドブリッジと呼ぶ）は，体幹の安定化のために最適なエクササイズといわれている。なぜなら，筋電図で高い筋活動が中殿筋（最大等尺性収縮の 74%），外腹斜筋（69%），腰部多裂筋（44%），最長筋（40%），腹直筋（34%）にみられるからである（Ekstrom, Donatelli, Carp 2007）。

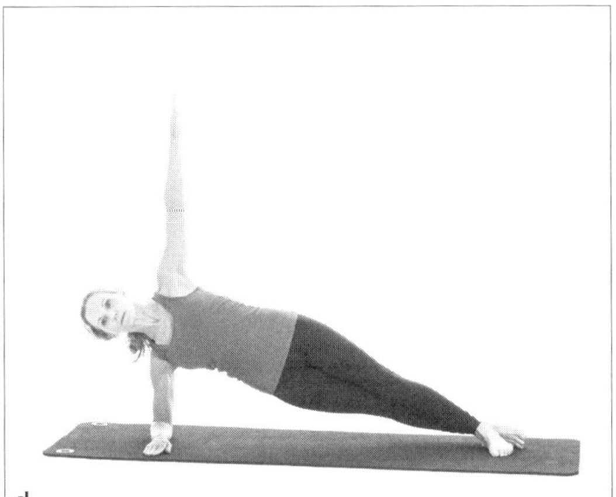
d

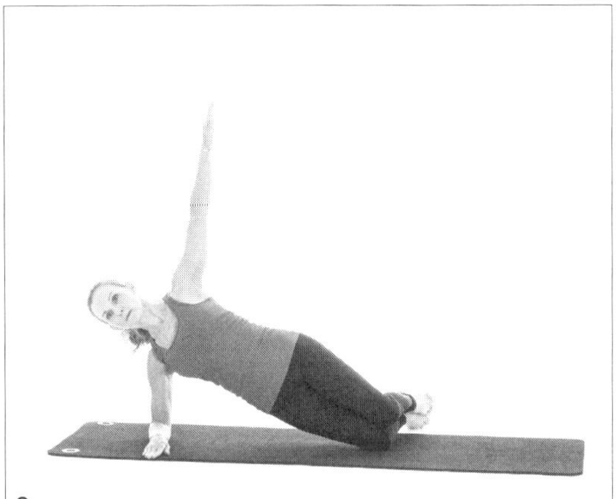
e

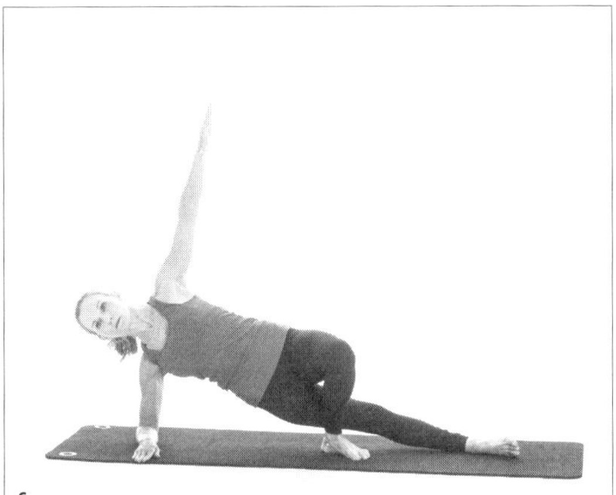
f

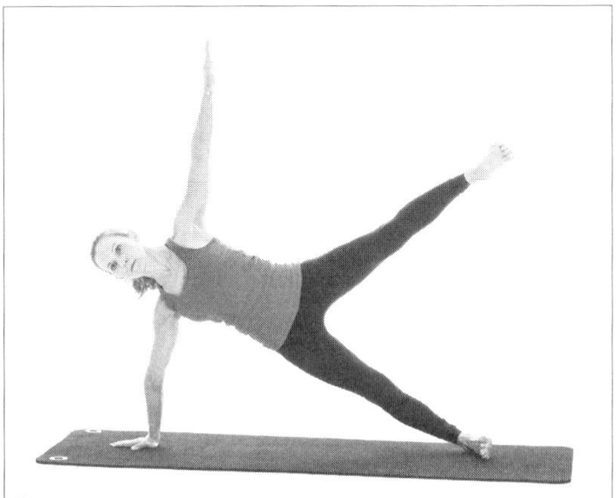
g

2. サイドベンドと肘つきのサイドベンドを簡単にするためには，両膝を曲げて地面に接触させるか（写真 e），上の膝を曲げて体の前のマット上に足底を置く（写真 f）。

プログレッション

サイドベンドと肘つきのサイドベンドの両方で，上の脚を下の脚の上に重ねるか，上の脚を天井に向かって持ち上げて体が星型になるようにして，負荷を上げる（写真 g）。

指導のポイント

1. 脚で押し上げるのではなく，体側で体を引き上げるようにイメージして，腹斜筋から動作を始める。
2. エクササイズの間，腹筋の動員とコアのつながりを維持する。
3. 左右の脚を絞るように押しつけ合っておく。
4. 中殿筋を使って，骨盤の下側を持ち上げる。
5. ２枚の窓ガラスに挟まれているかのように，体を頭からつま先まで一直線にする。
6. エクササイズの間，肩甲骨を下制・後退させ，肩甲骨安定化筋を働かせ続ける。

ベーシックバックエクステンション BASIC BACK EXTENSION

主に関与する筋

背筋群，腹筋群

目　的

背筋群の強化，腹部と肩甲骨のコントロールの向上，コアの筋群の同時収縮

適　応

これは，コアの筋群（上下両方）のコントロールを向上させるだけでなく，弱くなっていることが多い背筋群を強化するための，単純であるが非常に効果的なエクササイズである。腹臥位では，背臥位の場合のように背中が地面に支えられていないので，持ち上げるために重力に対抗しなければならない。したがって，より表層の体幹筋だけでなく，上下のコアの筋群の巧みな活動と協調性が必要とされる。ほとんどの人は背部を伸展する時に腰椎をヒンジとして使う傾向があるので，各椎間部分を上から下へ順番に動かすことで，腰部に生じることが多い剪断力を防ぐ。

頚部の症状のあるクライアントには，第４章（p.42）の指示にしたがって上部コアが適切に機能していること，また抗重力筋として準備ができていることが確認できれば，このエクササイズを最初に教えることにしている。バリエーションである準備バージョン（p.80）から始めることを勧める。

注意点・禁忌

脊椎すべり症，狭窄症（痛みが伴う場合），急性頚部痛

方　法

腹臥位で，小さな（2～3 cm）クッションか小さく巻いたタオルの上に額を置き，頚椎を中間位にする。掌をまっすぐ伸ばした脚の側面に押し当て，足は底屈させておく（写真 a）。第４章の説明にしたがって，上部コア（顎を引く）と下部コア（腹横筋・骨盤底筋の活性化）を準備する。息を吸い，頭と上背部を上から順番にマットから持ち上げ，このつながりを維持しながら，数回（能力に応じて）呼吸を行う（写真 b）。息を吐き，腹筋の動員と背筋の遠心性コントロールを強調しながら，下から順番に開始位置に戻る。これを５～10 回繰り返す。

バリエーション

準備バージョン：ベーシックバックエクステンションと同じ手順で行うが，頭と体幹は持ち上げない（写真 c）。代わりに，腕を長く伸ばしマットからわずかに持ち上げることによる頚部深層屈

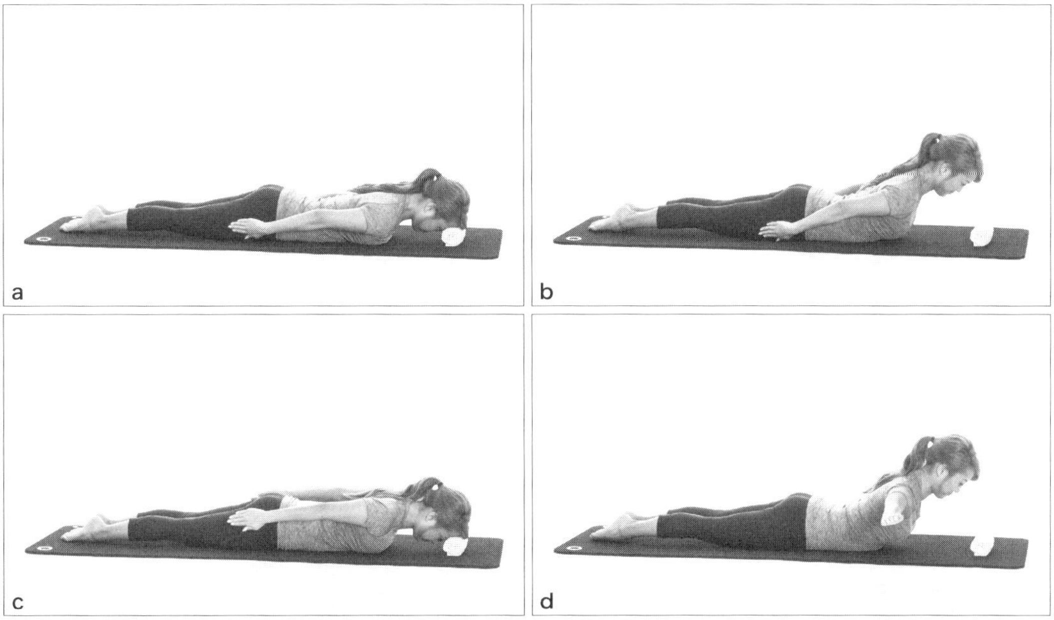

筋群の神経筋再教育（p.42）と僧帽筋下部線維の分離に焦点を当てる。重力に抗して頭を持ち上げることで生じる首の緊張を引き起こさずに頚部安定化筋を再教育し強化できるので，頚部痛や頚部からくる頭痛のある人に勧められる。

プログレッション

ベーシックバックエクステンションの上の位置から，体幹を持ち上げ安定させたまま，腕を T ポジションに伸ばしていく。そこで数回呼吸を行い，腕を体の側面に戻し，大腿に押し当てる。開始位置に戻り，これを 5 ～ 10 回繰り返す。

指導のポイント

1. エクササイズ中は，頚部深層屈筋群の活性化を維持し，頭を脊柱の延長線上に位置させる。
2. 首を長くし，頭頂を伸ばすようイメージする。
3. 左右の脚をつけ，長く伸ばす。
4. 腰部を保護するために，骨盤をわずかに後傾させて，腹筋の活動を維持する。
5. 下半身はリラックスさせ，ウエストから上の動きに集中する。
6. 肩甲骨の安定化筋群が確実に働くように，腕を脚の側面に押し当て，足の方へ伸ばす。

スフィンクス（スワンダイブ・プレップの準備）
SPHINX（PREP FOR SWAN DIVE PREP）

主に関与する筋

背筋群，頸部深層屈筋群，僧帽筋下部線維，前鋸筋

目　的

上部コア（頸部深層屈筋群，僧帽筋下部線維，前鋸筋）の同時収縮を再教育し，首と胸の伸筋を強化する。

適　応

高度な古典的エクササイズであるスワンダイブ・プレップとスワンダイブは，正しく行われれば，見た目が美しいだけでなく，背筋群の強化と柔軟な脊柱の維持に効果的である。しかしこれらのエクササイズは，ほとんどの脊椎疾患のリハビリテーションには適していないため，本書の範囲外である。しかし，豪州理学療法とピラティス協会（Australian Physiotherapy and Pilates Association）（Withers and Bryant 2011）によるこれらのバージョンは，上部コアの再教育を必要とする頸部痛のクライアントや，頭部前方位や前傾肩（巻き肩）のクライアントに適している。これらのエクササイズは，第４章（p.41）で説明した上部コアの再教育を進めることができる。クライアントが上部コアの活動によって頸部領域を安定させる方法を学んだら，頭や腕の大きな動きを統合することができる。

注意点・禁忌

脊椎すべり症と急性頸部痛

方　法

腹臥位で，肩と掌を下に向け，肘を少し前に出して前腕で支える。頸部がわずかに屈曲するように，マットを見下ろす（写真 a)。息を吸い，顎を引き，頸部深層屈筋群を活動させる。息を吐き，鎖骨を広げる（上背部と肩を前方に丸めるのではなく，鎖骨の動きをイメージすることで，僧帽筋中部線維と下部線維を利用し肩を後下方へ引く）。息を吸い，他に何も動かさないようにしながら，胸骨をマットから持ち上げ，前鋸筋を活動させる（前方突出)。このポジションと，頸部深層屈筋群，僧帽筋下部線維，前鋸筋のつながりを保ちながら，息を吸い，前方を向くまで頭頂から長く伸びながら脊椎を１つずつゆっくり動かしていく（下位頸椎がわずかに伸展している）（写真 b)。息を吐きながら，分節的に開始位置に戻していく。すべてを解放し，３～５回繰り返す。

a

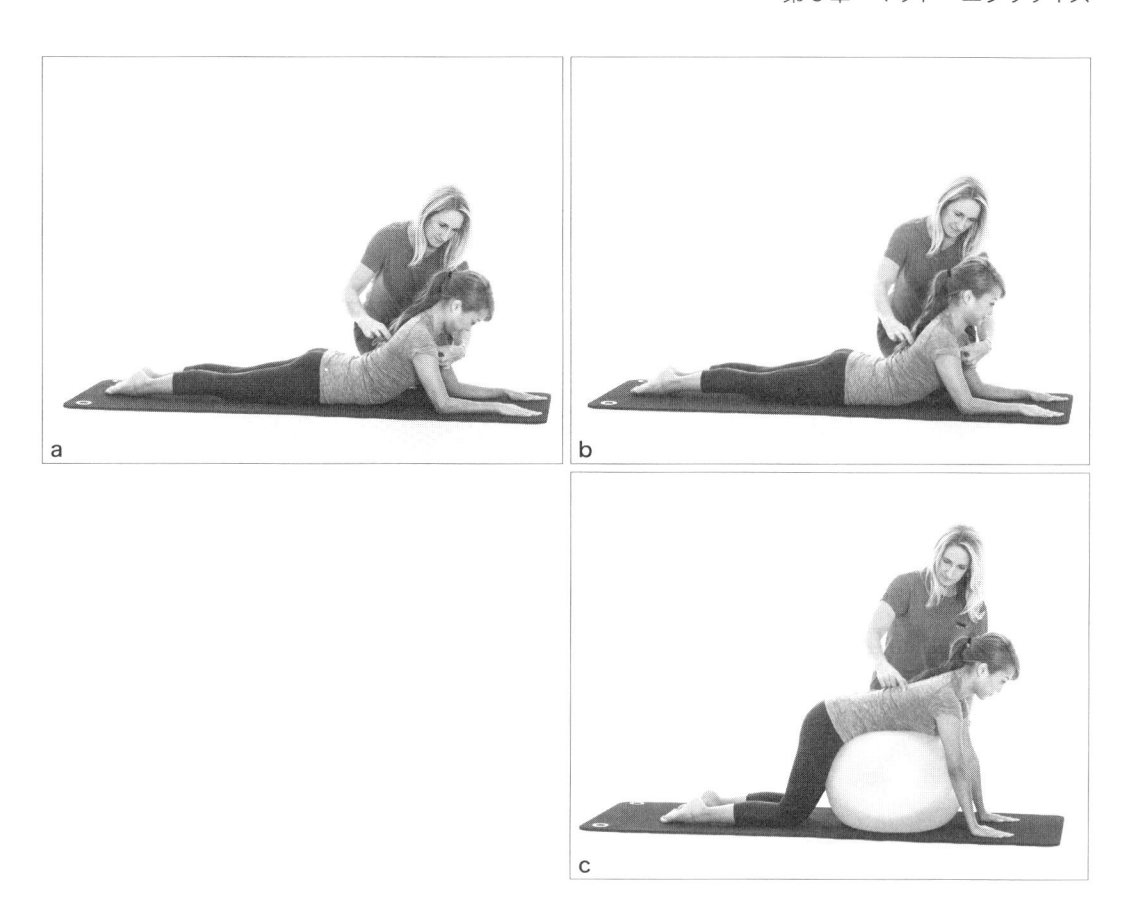
b

c

バリエーション

バランスボールの上に四つ這いになり，エクササイズを行う。手と膝はマットにしっかり置いておく必要がある（写真c）。このバージョンは，腰椎すべり症，過前弯症，腹臥位で痛みのあるクライアントに最適である。このポジションで前鋸筋を活動させるキューは，「胸骨をボールから浮かせてください」である。

指導のポイント

1. 僧帽筋下部線維（セラピストが片手の母指と示指を肩甲骨の下角に置く）と前鋸筋（もう片方の手の母指と示指を胸骨に置く）を活動させるタクタイルキューは，このエクササイズに非常に役立つ。上部コア（頚部深層屈筋群，僧帽筋下部線維，前鋸筋）の準備については，第4章（p.41）の説明を参考にすること。
2. エクササイズの間，顎を引いて保ち，前方へ突き出さないようにする。
3. 単に頭を持ち上げると考えるのではなく，頭頂を尾骨から引き離すようにして，首を長くする。
4. エクササイズ中は，下部コアを働かせておく。
5. 表層の頚部筋（胸鎖乳突筋，斜角筋，僧帽筋上部線維）はリラックスさせておく。

ゴールポスト（スワンダイブ・プレップの準備）
GOALPOST (PREP FOR SWAN DIVE PREP)

主に関与する筋

背筋群，頚部深層屈筋群，僧帽筋下部線維

目　的

上部コアの筋群を再教育し，背筋群を強化する。

適　応

スフィンクス（p.82）と同じである。頚部の症状があるクライアントに上部コアの再教育をするための，スワンダイブ・プレップの修正版である。姿勢の改善に効果的である。

注意点・禁忌

脊椎すべり症，急性頚部痛

方　法

腹臥位で，小さなクッションあるいは小さく巻いたタオルの上に額を置き，頚椎を中間位にする。両腕をゴールポストポジション（肩外転 90°，肘屈曲 90°）にし，母指を天井に向け，両脚をつけて伸ばし，足を底屈する（写真 a）。息を吸い，顎を引く。それから息を吐き，鎖骨を広げ，肩甲骨を後下方へ引く。息を吸い，頚部深層屈筋群と僧帽筋下部線維を使いながら，上半身全体を床から浮かび上がらせる（写真 b）。そこで数回呼吸を繰り返し，開始位置へ戻る。

バリエーション

急性頚部痛や頚部由来の頭痛がある人は，上半身をマットから持ち上げずに行う。頭と首をマッ

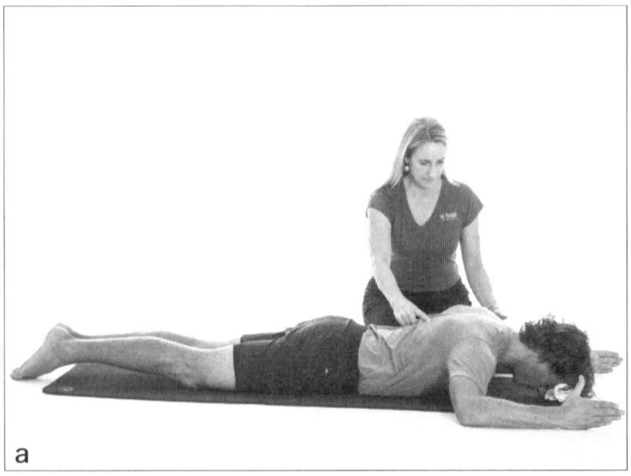

a

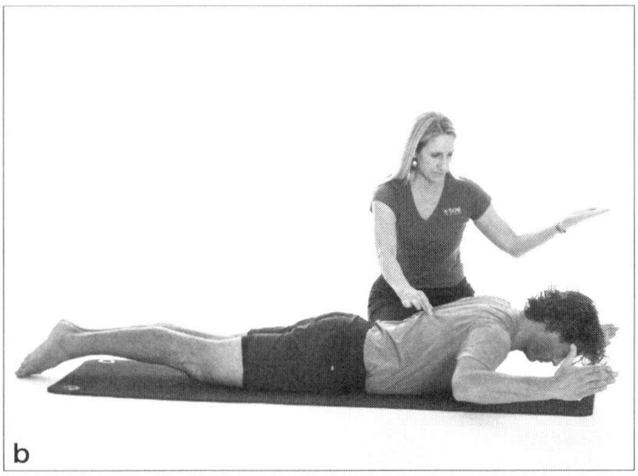

b

ト上でリラックスさせていたとしても，頚部深層屈筋群と僧帽筋下部線維を活動させ，下部コアのつながりを保ち腕の持ち上げを行うことから，価値のある再教育エクササイズである。

プログレッション

1. スイミング（p.85）
2. ワンダチェアーの修正版スワンオンフロア（p.198）

指導のポイント

1. タクタイルキューは，このエクササイズに非常に役立つ。上部コア（頚部深層屈筋群，僧帽筋下部線維，前鋸筋）の準備については，第４章（p.41）の説明を参考にすること。
2. エクササイズの間，顎を引いて保ち，前方へ突き出さないようにする。
3. 単に頭を持ち上げると考えるのではなく，頭頂を尾骨から引き離すようにして首を長くする。
4. エクササイズ中は，下部コアを働かせておく。
5. 表層の頚部筋（胸鎖乳突筋，斜角筋，僧帽筋上部線維）はリラックスさせておく。

スイミング SWIMMING

主に関与する筋

背筋群，股関節伸筋群

目　的

背筋群の強化，股関節伸筋群の強化，体幹の安定化，クロスパターンの協調性

適　応

コアの筋群（上部・下部）の重力に抗するコントロールの向上と，背筋群の強化に非常に効果的なエクササイズである。追加される利点は，クロスパターンの協調性であり，ウォーキングやランニングのような活動のための機能的な再教育エクササイズとなる。片方の脚と反対側の腕が持ち上がると，体幹が回旋し，多裂筋が活性化する。これは脊柱の安定化に非常に重要である。

注意点・禁忌

脊椎すべり症，脊柱管狭窄症，急性頚部痛，急性腰痛，肩関節インピンジメント症候群

方　法

腹臥位で，掌を下にして腕を頭上に伸ばし，左右の脚をつけ，足を底屈させる。上部・下部のコアを働かせる。頭を脊柱の延長線上に位置させながら，胸，腕，脚をマットから持ち上げる（写真 a）。息を吸い，右腕と左脚を持ち上げ，それからすばやく切り替えて左腕と右脚を持ち上げる。息を吸

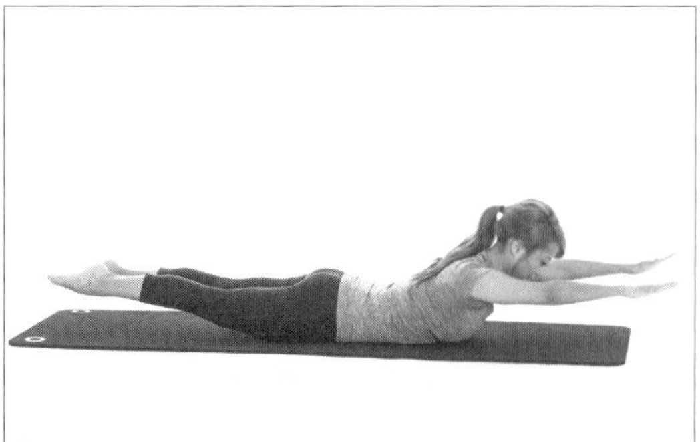

a

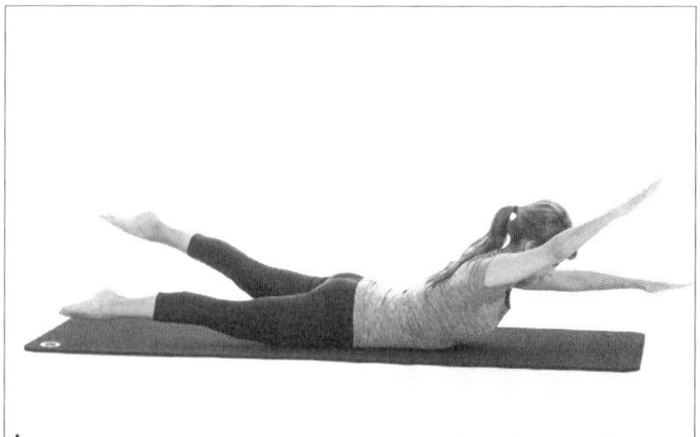

b

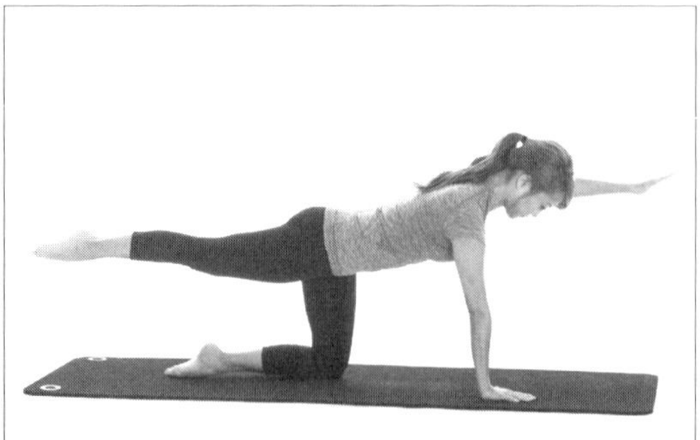

c

いながら5回入れ替え，その後同じ動きを息を吐きながら5回行う。このパターンを10呼吸サイクル続ける（写真b）。

バリエーション

1. 難易度を下げるためには，持ち上げていない腕と脚をマット上に置いたままにする。
2. 脊柱管狭窄症，過前弯症，腹臥位で痛みがあるクライアントに対しては，腰椎が中間位あるいはさらに曲がった位置になるよう，腹部の下に枕またはクッションを置く。
3. 脊椎すべり症のあるクライアントは，四つ這いでこのエクササイズを行う。この時，腹筋を働かせ，骨盤をわずかに後傾させ保持させる。腰椎が伸展しないように，脚を体幹より高い位置まで持ち上げてはいけない（写真c）。

指導のポイント

1. 肩甲骨を尻ポケットに向かって引き下げることで，肩の挙上を避ける。
2. エクササイズの間中，体幹と骨盤の安定性を維持する。
3. 大きく動くのではなく，腕と脚をを長くまっすぐに伸ばすことを考える。水泳のバタ足のように，腕と脚の動作範囲を小さくする。
4. 上下のコアを働かせ続けることで，顎が前方に突き出し，骨盤が前傾するのを防ぐ。

第6章

リフォーマー・エクササイズ

リフォーマーは，ピラティスのイクイップメントの中で最も多様な動きを提供でき，またクライアントの体格や制限に従って調整できるので，全関節可動域（ROM）を通して動きを適応できる。リフォーマーのエクササイズは，基本的なものから非常に高度なものまであり，背臥位，腹臥位，座位，膝立ち位，立位のすべての肢位で行われる。ジャンプボードを取りつけて使用すると，心血管系のエクササイズやプライオメトリクス（瞬発性エクササイズ）でさえ行うことができる。私は，リハビリテーションの観点から，特にリハビリテーションやプリハビリテーションの初期にリフォーマーを使う。なぜなら，クライアントとセラピストの両者に，アライメントと筋パターンについてすばらしい視点を提供してくれるからである。それはまた，重力を取り除くようにクライアントを配置でき，より早期の体重負荷を可能とする。

前章のマット・エクササイズと同様に，各エクササイズについて，主に関与する筋，目的，適応，注意点・禁忌，方法，適切なバリエーションとプログレッション，正しく行うための指導のポイントを記載する。加えて，推奨するスプリングの強度(抵抗)を記している。第4章で紹介したように，リフォーマーにかかるスプリングの張力は次の通りである。

非常に軽い＝ハーフスプリング（25～50%）
軽い＝スプリング1本～スプリング1本とハーフスプリング
中間＝スプリング2～3本
重い＝スプリング3本とハーフスプリング～スプリング4本
非常に重い＝スプリング4本とハーフスプリング～スプリング5本

製造強者によっては，抵抗を示すためにスプリングを色分けしている。

黄＝クオーター（0.25本）または最も軽い
青＝ハーフ（0.5本）または軽い
赤＝1本または中間
緑＝1.5本または重い

エクササイズの方法は，セラピストがクライアントに指示することができるように，またセラピスト自身が指示にしたがって行えるように書かれている。ピラティスの経験がない人は，リハビリテーションのプログラムとして使用する前に，公認のセラピストの協力を得て，クライアントとセラピストの両方の役割でエクササイズを練習するよう勧める。このことは，安全で効果的なエクササイズプログラムを提供するために不可欠である。

フットワーク FOOTWORK

主に関与する筋

ハムストリング，大腿四頭筋，腓腹筋（カーフレイズとプランス）

目　的

股関節伸筋の強化，膝関節伸筋の強化，ウォームアップ，下半身荷重負荷ポジション（閉鎖運動連鎖：CKC）におけるコアの筋群の同時収縮，腰部・骨盤帯の安定化，股関節内転筋の強化とコントロール，股関節の可動域増加（オープンV），足と足関節の筋力強化とコントロール（パラレルトウズ，Vポジショントウズ，オープンVトウズ，カーフレイズ，プランス），足関節底屈筋の伸張（プランス，プリヘンシル），足部内在筋の伸張（プリヘンシル）

適　応

このエクササイズは大きい筋群を使用するためウォームアップとして優れており，ほとんど誰でも行うことができ，イクイップメントに慣れるためにもよい。また，脚の伸展・屈曲の動作時に求心性収縮と遠心性収縮の両方に集中することを教えるのに適している。適切なキューイングにより遠心性収縮を強調することができるが，これは機能的な活動で非常に重要であるにもかかわらず，筋力強化エクササイズでは見過ごされがちである。このエクササイズは，重力がかからない状態で身体の自然な直立アライメントを強化するので，外傷・障害やバランスの問題により，立ったり体重を支えたりするのが困難なクライアントに非常に有益である。関節にストレスをかけたりバランスについて心配することなく，直立姿勢とアライメントに取り組むことができる。さらに，セラピストとクライアントの両方に，筋力，柔軟性，安定性，アライメント，動きのパターンに関して多くの情報を与える。単に足の位置を変えるという微妙な方法で，下半身の筋組織には変化が起きるが，コアは一定のままである。

注意点・禁忌

1. 膝または股関節の屈曲が制限されるような下肢の手術後の場合，フットバーまたはストッパーを調整する。
2. 特定の神経障害または急性の足･足関節の外傷がある場合，安定性のためにフットバーよりジャンプボードを使用する必要がある可能性がある。
3. 頚部や肩の圧迫に敏感なクライアントの場合（肩のインピンジメント症候群，胸郭出口症候群，急性の頚部痛など），ショルダーレストの圧力によって頚部や肩の緊張が高まる可能性がある。

パッドを使用するか，スプリングの張力を減らす対応が必要である。

抵　抗

中等度〜非常に重い（目的に応じて）。コアの安定化を強調するには，より軽いスプリングを使用する。脚の筋力強化，または負荷を上げることが目的である時は，より重い抵抗を使用する。

方　法

リフォーマーの上に背臥位になり，骨盤を中間位にし，頭を快適な位置でヘッドレストに置き，足をフットバーに置く（以下の項目で説明する様々なポジションで）。掌を下に向け，肩はショルダーパッドに軽く触れ，腕をリラックスさせて体側に置く。コアをセットする（写真 a）。息を吐き，体の安定性を維持しながら，脚が完全に伸びきるまでフットバーを押す（写真 b）。息を吸いながら，膝と股関節を曲げ，キャリッジをストッパーまで戻す。

BASI ピラティスでは，フットワークは各イクイップメントで特定のシークエンス（連続）で行われる。以下の項目では，シークエンス全体を順番に解説する。足の各ポジションは重要だが，時間の都合で，私はクライアントの必要性から最も有益であると思うポジションだけを行うことが多い。

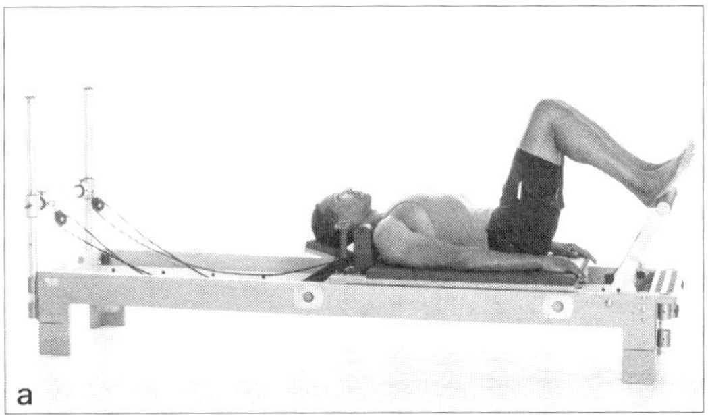
a

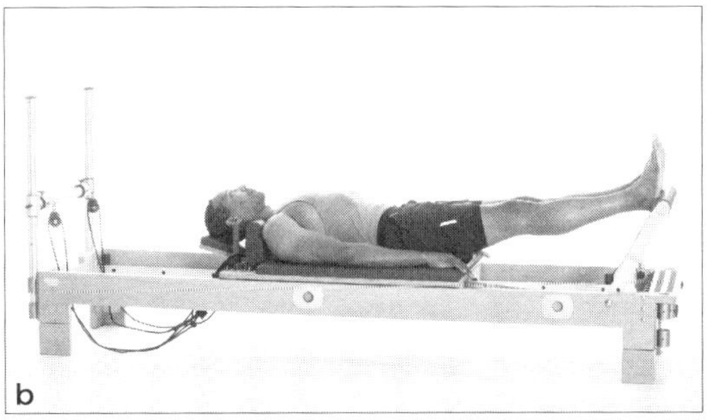
b

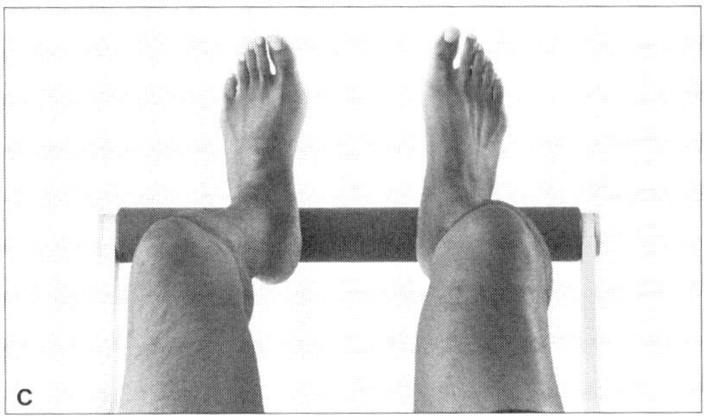
c

パラレルヒールズ Parallel Heels

踵をおよそ股関節の幅でフットバーの上に置き，脚を平行にする（写真 c）。このポジションでは，最初は足の複雑なアライメントを関与させず，脚のアライメントと使い方に焦点を合わせ，主に足首，膝，股関節で動きを起こすことができる。また，股関節を伸ばす時に踵に体重をかけることで，ハムストリングを簡単に働かせることができる。

このポジションにおける指導のポイント：床に立っているかのように，足を部分的に背屈して，静止させる。

パラレルトウズ Parallel Toes

脚を平行にして，つま先をおよそ股関節の幅でフットバーの上に置く（写真 d）。つま先のポジションは踵のポジションより難しい。なぜなら，より多くの関節が含まれ，足の高さが増すために抵抗の量が増加するからである。

このポジションにおける指導のポイント：足関節は最大底屈しがちであり，その結果母趾球を中心に前後に動揺し，足関節を回転の中心として使うことができない。足は足関節を中心に自動的に回転し，動き全体を通して一定の底屈角度を維持する必要がある（膝が完全に伸びた時に可能な最大量）。このためのキューとしては，クライアントの両足の踵の底面に手を置き，動作の間中押す圧力を一定に保つよう口頭で指示することである。

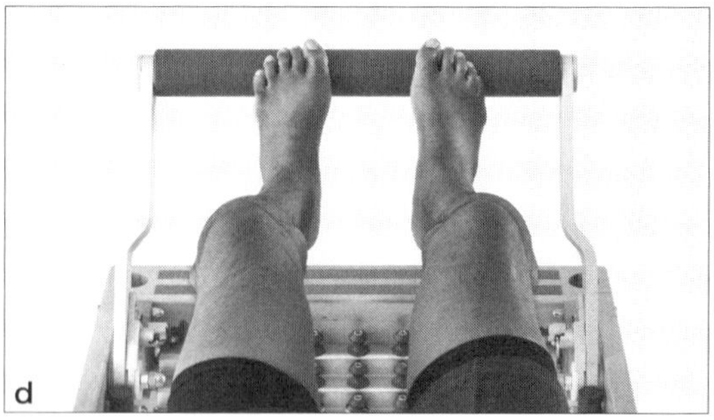
d

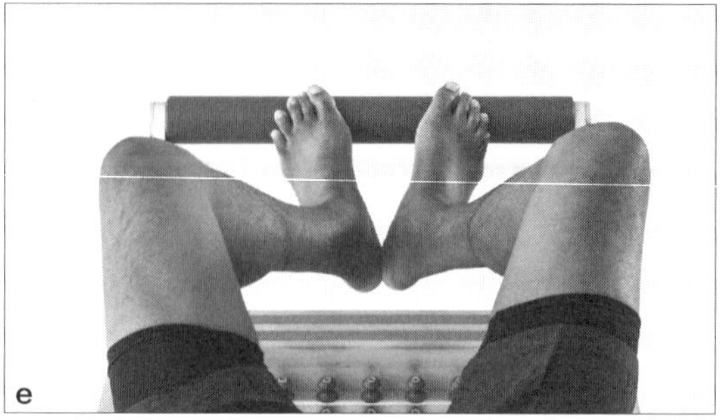
e

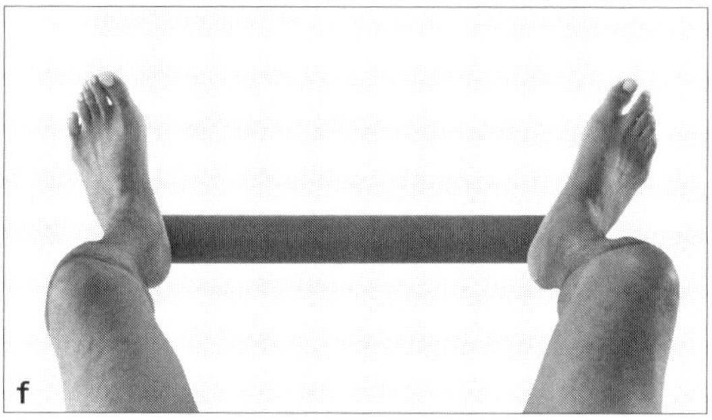
f

V ポジショントウズ V-Position Toes

パラレルトウズのポジションから，足の幅を変えずに，踵だけをつける（写真 e)。股関節の外旋角度は 30° 未満で，足で小さな V を形成する。これは軍隊のスタンスに似た古典的なピラティスポジションである。

このポジションにおける指導のポイント：脚の間に大きなボールを挟んでいるようにイメージし，脚を伸展すると同時に左右の脚を押しつけ合う。脚を押し合っている間，踵は静止させ保つ。

オープン V ヒールズ Open V Heels

踵をフットバーの外側に置き，広い V ポジションをとり，股関節を外旋させ，膝の向きを第 2, 3 趾の間に合わせる（写真 f)。このポジションは古典的なピラティスのレパートリーにはないが，多くの人の快適なゾーンから外れた股関節外転・外旋の姿勢で股関節に負荷をかけるため，利点がある。股関節の最適な機能を維持するために，この可動域を保つことは不可欠である。この幅広いポジションは，ダンサーやアスリートが必要とされる機能的筋力を発達させるうえで特に適している。

このポジションにおける指導のポイント：脚を伸展すると同時に左右の脚を締めつけ，股関節の内転筋群を引き込むようにイメージする。膝を屈曲する時は，斜めに走るエネルギーの線に沿って体の側面に達するようイメージする。床の上に立っているかのように，足をやや背屈させ静止させておく。

オープンVトウズ Open V Toes

つま先をフットバーの外側に置き，広いVポジションをとり，股関節を外旋し，膝の向きを第2，3趾の間に合わせる（写真g）。これは，股関節，膝関節，足関節，足のコントロールを多く必要とするため，フットワークで最も複雑なポジションである。股関節を最も大きく伸ばす必要があり，ハムストリングや大腿四頭筋に特有の引っ張り角度が得られる。

このポジションにおける指導のポイント：パラレルトウズと同様に，足関節を最大底屈しがちである。足は足関節を中心に自動的に回転し，動き全体を通して一定の底屈角度を維持する必要がある（膝が完全に伸びた時に可能な最大量）。パラレルトウズと同様のタクタイルキューを与えるとよい。

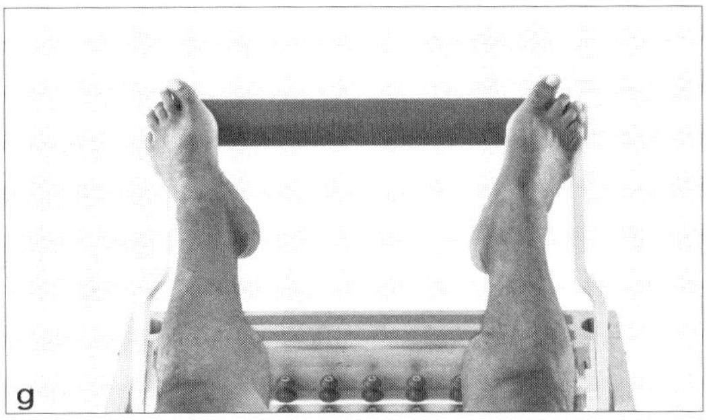
g

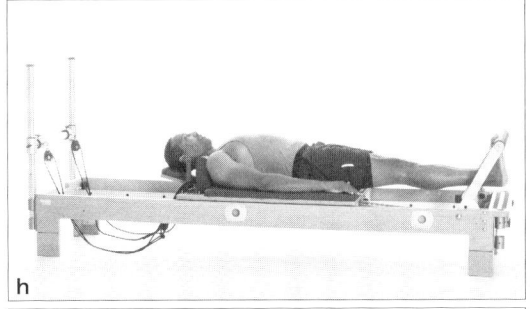
h

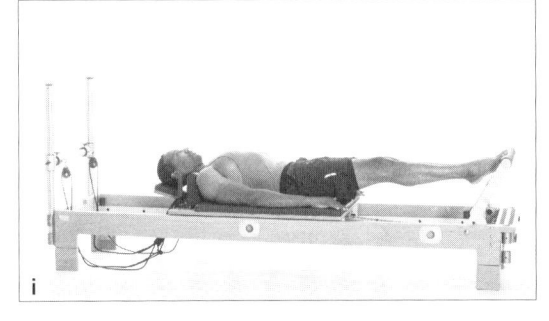
i

カーフレイズ Calf Raises

つま先をおよそ股関節の幅でフットバーの上に置き，脚を伸展し平行にする。過度の回外や回内が起きないよう，距骨下関節を中間位に置く。息を吸いながら踵をゆっくり下げ，足を背屈していく（写真h）。息を吐きながら，フットバーを体から遠ざけるように押し，足を最大限底屈していく（写真i）。これは足の機能，可動域，筋力を高めるために非常に優れたエクササイズであり，足のアライメントに対する気づきと矯正に焦点を当てることができる。

このポジションにおける指導のポイント：足関節の全可動域を用いる。できるだけ背が高くなるように足を底屈し，そこから踵を落とすのではなく，ゆっくりと下げていく（遠心性収縮を最大にするため）。

プランス Prances

カーフレイズと同じ位置で始める（写真i）。片足を背屈し，同時にもう片方の足を底屈し，それを交互に行う。カーフレイズの効果に加えて，ふくらはぎのストレッチを大きくできる。その効果は，クライアントの踵を引っ張る補助により高めることができる（写真j）。

このポジションにおける指導のポイント：高さと伸びを実感するために，足を入れ替える時に，必ず最大底屈位となるようにする。運動中は骨盤を安定させておく。

シングルレッグヒール Single-Leg Heel

パラレルヒールズと同じように始めるが(p.89，写真 c)，片脚をテーブルトップポジションにもっていく(写真 k)。これによって，それぞれの脚が他方の脚に頼らずに独立して働くことができるようになる。アライメントの問題点と弱点を簡単に見つけることができる。両脚で行うバージョンでは，より強い脚が優位に働く傾向があるので，片脚のバージョンは受傷後や術後に非常に有用である。一般的に，片脚ずつ運動することは，コアの筋群が骨盤を安定させておくことに対する負荷を増大させる。

このポジションにおける指導のポイント：テーブルトップの脚と動いている脚の踵は，完全に静止させておく。安定しバランスのとれた状態を保つために，両足のバージョンと同じように両足がバーの上にあり，均等に押しているようにイメージする。

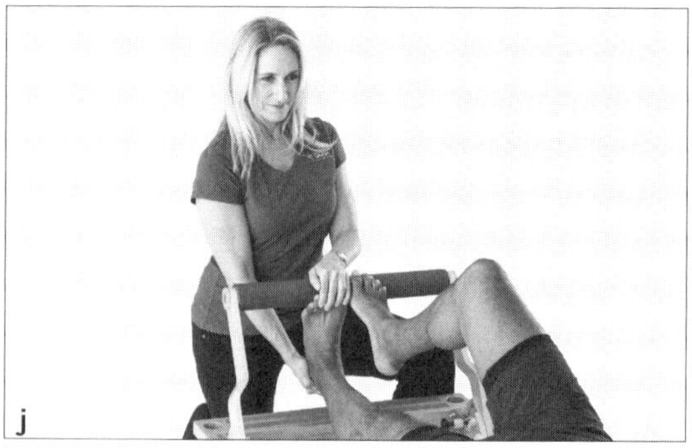
j

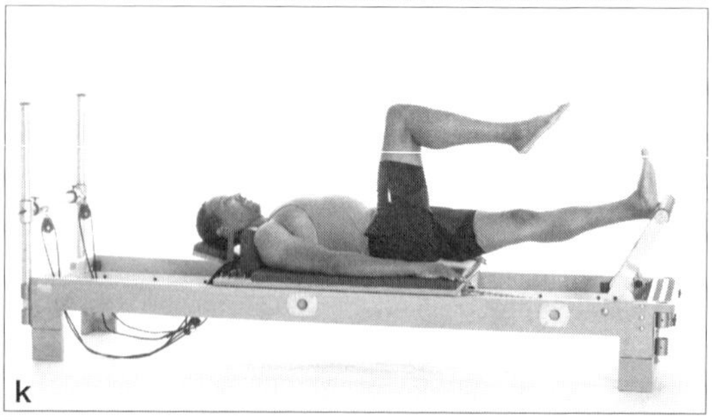
k

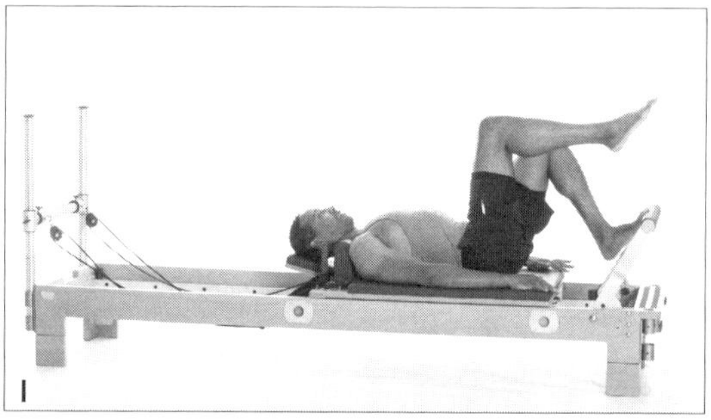
l

シングルレッグトウ Single-Leg Toe

パラレルトウズと同じように始めるが(p.90，写真 d)，片脚をテーブルトップポジションにもっていく（写真 l)。これはフットワークの中で，負荷の面で最も難しいポジションである。

このポジションにおける指導のポイント：テーブルトップの脚と動いている脚の踵は完全に静止させておく。クライアントの踵に手を置き，一定の圧力をかけるタクタイルキュー（パラレルトウズと同様の）は，非常に効果的である。安定しバランスのとれた状態を保つために，両足のバージョンと同じように両足がバーの上にあり，均等に押しているようにイメージする。

プリヘンシル Prehensile

足の母趾球をおよそ股関節の幅でフットバーの上に置き，脚を平行にする。前足部とつま先でバーを巻き込み，踵を押し下げる。息を吐き，バーの下でさらに踵を押し，脚を伸ばす（写真 m)。息を吸い，バーの下で踵を押し続けながら，膝を曲げ，キャリッジをストッパーに戻す。これは，過回内するクライアントのアーチを支える筋を動員し，足内在筋をストレッチするのによい。

このポジションにおける指導のポイント：つま先はつけずに広げておく。鳥が足を枝の周りに巻きつけているようにイメージする。ふくらはぎのストレッチを最大にするため，動作の間はフットバーの下で踵をしっかり伸ばしておく。

m

バリエーション

肩が丸くなっているクライアントや頸部が緊張しているクライアントは，殿部の下に棒を置き, 掌を上に向けて両手で持つ（写真 n）。こうすることで，肩の外旋が促されるだけでなく，僧帽筋下部線維と広背筋が動員される。

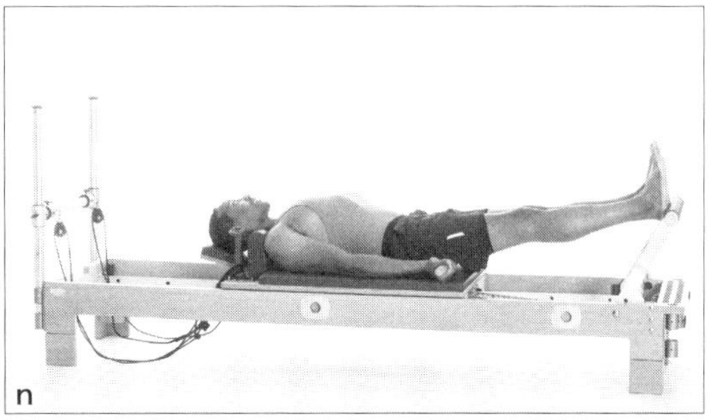
n

プログレッション

1. コアの安定性に対する難易度を上げるため，このシリーズはハーフフォームローラー（写真 o）やフルフォームローラーの上で行うこともできる。
2. 大腿四頭筋の強化を強調するために，以下のポンピングシリーズを追加する。パラレルヒールズ，パラレルトウズ，V ポジショントウズ，オープン V ヒールズ，オープン V トウズ，シングルレッグヒール，シングルレッグトウのいずれかのポジションで，10 回の繰り返しの後，中間域を保持し，小さく速いポンピング動作を約 10 回繰り返す。最後のポンピングの後，脚が完全に伸びるまで押し，その後キャリッジをストッパーに戻す。

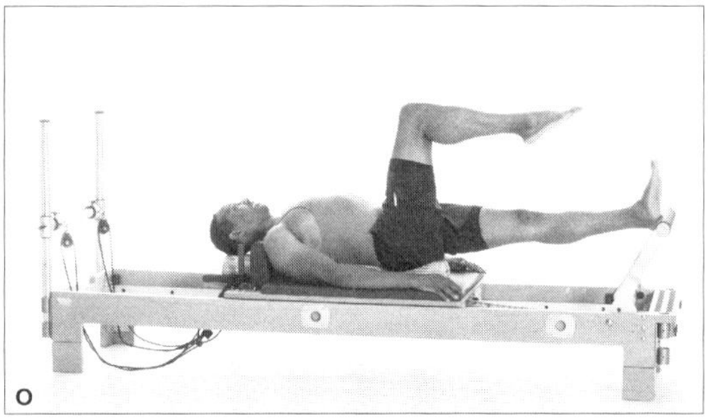

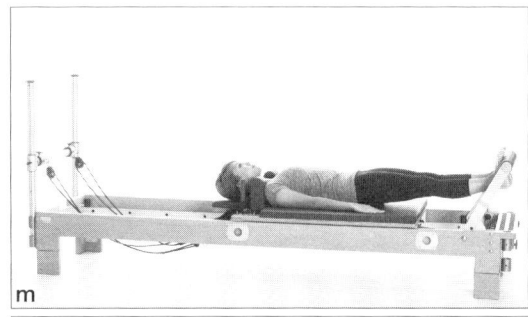
o

指導のポイント

1. 坐骨から動き始める。これは，強すぎる大腿四頭筋に対抗するよう，ハムストリングを強調するためである。
2. 踵と坐骨をつなぐゴムバンドがあるとイメージする。脚をまっすぐ伸ばすと，バンドが伸び，踵と坐骨の間に強い引っ張り力が生じる。脚を曲げる時には，脚をまっすぐに保つように動きに抵抗する。この抵抗は筋活動を増加させ，遠心性収縮を最大にする。
3. 大腿四頭筋とハムストリングの同時収縮に意識を集中させながら，脚を完全に伸ばす。
4. このシリーズを通して，骨盤の中間位（あるいは特定の条件に対して適切な骨盤のポジション）を維持する。
5. 足関節を動きの回転中心として利用する。

ボトムリフト BOTTOM LIFT

主に関与する筋

腹筋群，ハムストリング，大殿筋，背筋群

目　的

脊椎と骨盤帯のモビライゼーション，脊椎の分節的運動，ハムストリングのコントロール，股関節伸筋の強化，骨盤と腰椎の安定化，コアの筋群の動員と同時収縮

適　応

これは基本的にペルビックカール（p.57）と同じエクササイズであるが，キャリッジの動きが不安定性を加えるので，リフォーマーで行う方がずっと難易度が高い。キャリッジを動かさずに股関節を持ち上げるためには，腰部・骨盤帯の安定性と股関節伸筋のコントロールがかなり必要となる。バーに母趾球を置くと，足や足関節のコントロールもより多く必要となり，足関節捻挫後に足関節の安定性を得るために優れている。バーの高さにより，ペルビックカールに比べてより大きな股関節伸展が可能となる。

注意点・禁忌

禁忌は，急性の腰椎椎間板病変または骨粗鬆症（腰椎の過屈曲による），頚椎椎間板病変，頚性頭痛，または急性頚部痛（エクササイズ中の頚椎屈曲と頚椎圧迫の量による）がある。肩インピンジメント症候群や胸郭出口症候群のクライアントは注意し，必要に応じてショルダーレストに追加のパッドをあてる。

抵　抗

中等度

方　法

ヘッドレストを下げ，キャリッジの上に背臥位になる。膝を曲げ，母趾球をフットバーの上におよそ股関節の幅で置き，両脚を平行にする（写真 a）。息を吐き，腹筋を引き込み，脊椎を 1 つずつ分節的に持ち上げていく（写真 b）。息を吸い，最高点で止まり，息を吐きながら脊椎を分節的にキャリッジへ下ろしていく。この時，キャリッジの移動は最小限にとどめるようにする。

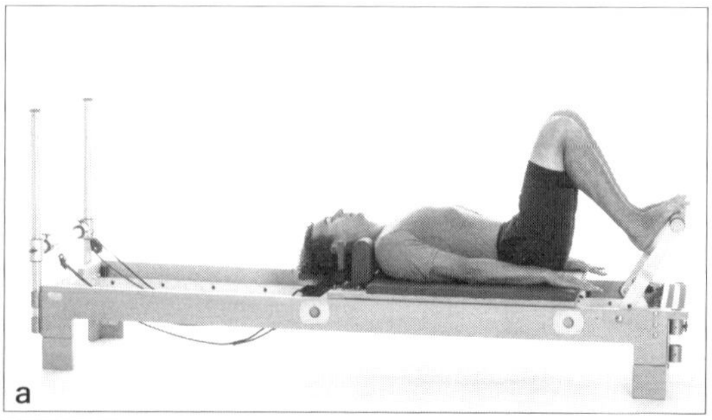
a

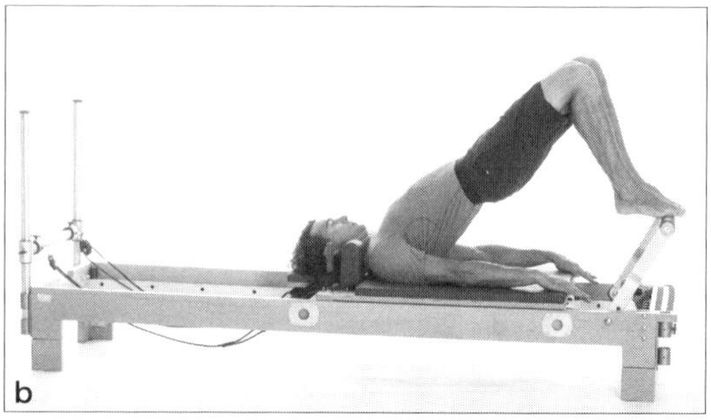
b

バリエーション

1. 腰椎椎間板病変や骨粗鬆症がある場合は，腰椎の深屈曲を避け，脊柱と骨盤を中間位に保ったまま持ち上げる。
2. 難易度を下げるには，踵をフットバーの上に置くか，より強い抵抗を使用する（抵抗が大きいほどサポートが大きくなり，不安定さが少なくなる）。
3. 膝の間にボールかブロックを挟むことで，内転筋群をさらに活性化させる。

プログレッション

1. ボトムリフトウィズエクステンション（p.95）
2. 片足をバーの上，もう片方の脚をテーブルトップポジションに置き，片脚でエクササイズを行う（p.96，写真 c）。

指導のポイント

1. エクササイズの間ずっと，踵を動かさないように保ちながら，左右の足を平行に並べておく。
2. 両脚を平行に保ち，内転筋群を動員する。両膝の間にボールを挟むことが助けになる。
3. キャリッジの動きを最小限に抑え，できるだけストッパーの近くに保つようにする。そのためには，押し出すのではなく，持ち上げるというように考える。
4. 脊椎をマットから持ち上げる時に，恥骨を頭に向かって引っ張る（骨盤を後方に傾ける）ことにより，腰椎の屈曲を最大にする。尾骨が持ち上がったら，バナナの皮をむくように，脊椎を 1 つずつキャリッジから剥がしていく。
5. スリンキー（p.58 参照）が階段を下りていくようにイメージし，脊椎を 1 つずつ慎重に下ろしていく。これは分節的運動と脊柱の可動性を最大にすることに役立つ。

ボトムリフトウィズエクステンション BOTTOM LIFT WITH EXTENSION

主に関与する筋

腹筋群，ハムストリング，大殿筋，背筋群

目　的

脊椎と骨盤帯のモビライゼーション，脊椎の分節的運動，ハムストリングの強化とコントロール，股関節伸筋の強化，骨盤と腰椎の安定化，コアの筋群の動員と同時収縮

適　応

ボトムリフトと同じであるが，脚の伸展を追加するため，ハムストリングにかかる負荷がより大きくなり，腰部・骨盤帯の安定化がさらに必要となる。

注意点・禁忌

ボトムリフト（p.94）と同じ。

抵　抗

中等度

方　法

ボトムリフトと同じように準備し，脊椎を分節的に持ち上げる（p.94，写真 b)。最高点で止まった後，息を吐きながら脚を押して伸展し（写真 a)，それから息を吸い，膝を曲げてキャリッジをストッパーに戻す。この時，股関節は持ち上げたまま水平に保っておく（写真 b)。5 ～ 10 回繰り返した後，息を吐きながら脊椎を分節的に下ろしていき，開始位置へ戻る。

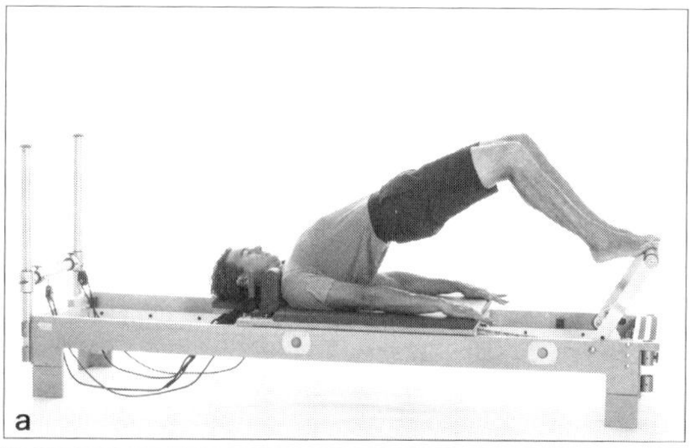
a

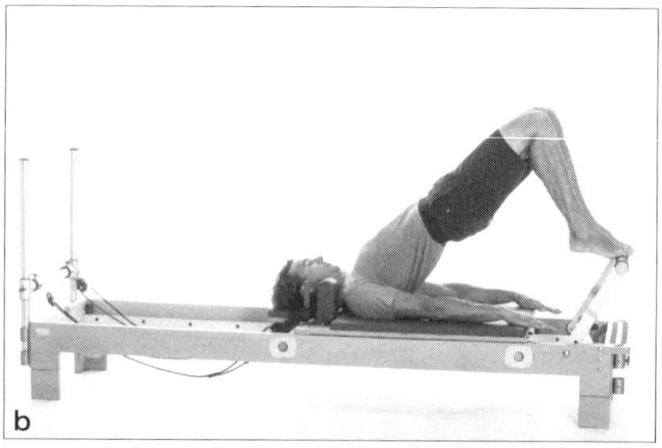
b

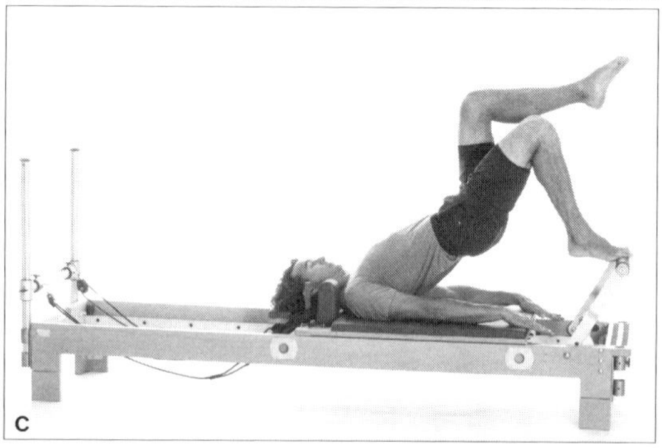
c

バリエーション

1. 腰椎椎間板病変や骨粗鬆症がある場合は，腰椎の深屈曲を避け，脊柱と骨盤を中間位に保ったまま持ち上げる。
2. 難易度を下げるには，踵をフットバーの上に置くか，抵抗を強くして安定性を高める。
3. 膝の間にボールかブロックを挟むことで，内転筋群を動員することができる。

プログレッション

片脚をテーブルトップポジションにし，エクササイズを行う（写真 c)。

指導のポイント

1. 膝をロックしないようにする。腰を傷める可能性があるので，脚を完全に伸ばしてはいけない。
2. キャリッジをストッパーに戻す時は，肩から股関節を通って膝まで強い力のつながりを保っておく。
3. キャリッジがストッパーに近づくと骨盤が下がる傾向があるため，エクササイズの間はずっと股関節を伸展し，骨盤を同じ高さに持ち上げていることに集中する。
4. 踵を静止させ，両脚を平行に保ち，内転筋群を働かせておく。

アームズスーパインシリーズ ARMS SUPINE SERIES

スーパインアームエクステンション SUPINE ARM EXTENSION

主に関与する筋

広背筋

目　的

このエクササイズは，肩の伸筋を強化し，体幹と肩甲骨を安定化し，肩甲上腕リズムを向上させる。テーブルトップポジションで脚を保持するという簡単な動作は，腹筋と股関節屈筋の筋力と持久力を強化する。

適　応

アームズスーパインシリーズは，腕を強化し調子を整えることに加えて，コアのスタビライザー（安定化筋）に負荷をかけ，肩を動かす筋と肩のスタビライザー（特に広背筋と前鋸筋）の協調性の向上に重点を置く。このシリーズは，安全かつ快適で体重がかからないポジションで，体幹を安定させながら，腕と肩を強化できるため，特に有益である。さらに，このシリーズ全体が肩関節屈曲 90° 未満で行われるため，腕を肩の高さより高く持ち上げることが禁忌であることが多い，インピンジメント症候群などの痛みのあるクライアントによい。また，肩甲上腕関節の自動運動を向上させるのにも有効である。

注意点・禁忌

なし

抵　抗

軽い～中等度

方　法

背臥位になり，骨盤を中間位にし，脚をテーブルトップポジションに置く。腕はキャリッジに対して垂直にし，フットバーの方へ掌を向け，ストラップかハンドルを握り，肩を安定させる（写真 a）。息を吐き，コアから動き始め，腕をまっすぐ体の側面に向かって引き下ろす（写真 b）。息を吸い，開始位置まで戻る。

バリエーション

1. 筋力や持久力の不足から，テーブルトップポジションをとることが難しかったり，維持できないクライアントは，以下のいずれかの方法で行うか，それを組み合わせて行う。

a. 両膝を胸に引き寄せる。
b. 足首を交差させ，症状のある脚を反対側の脚で支える。
c. 内転筋群と骨盤底筋群の活動を高めるために膝の間にボールを挟み，それによって股関節屈筋群の過活動を抑制し，腰部への負担を軽減させる。

2. 癒着性関節包炎などにより肩の可動域制限のあるクライアントは，痛みのない範囲で運動を行う。
3. 目的が肩の自動的可動域を増加させることである場合（腱板修復術後など），肩とショルダーレストの間にスペースができるように体をフットバーの方へ動かし（あるいは，可能であればショルダーレストをリフォーマーから取り外す），肩関節の動きを妨げないようにする。

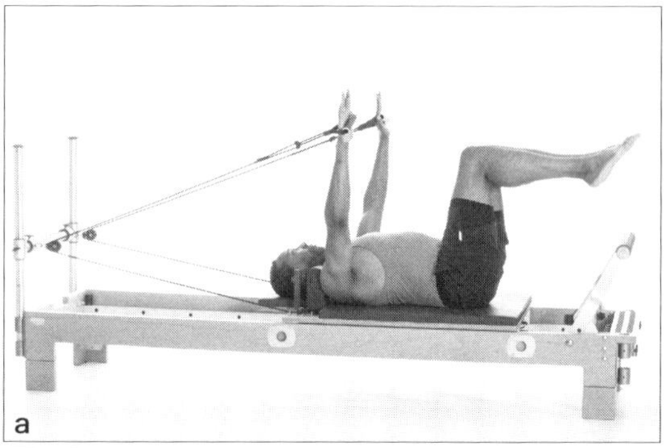
a

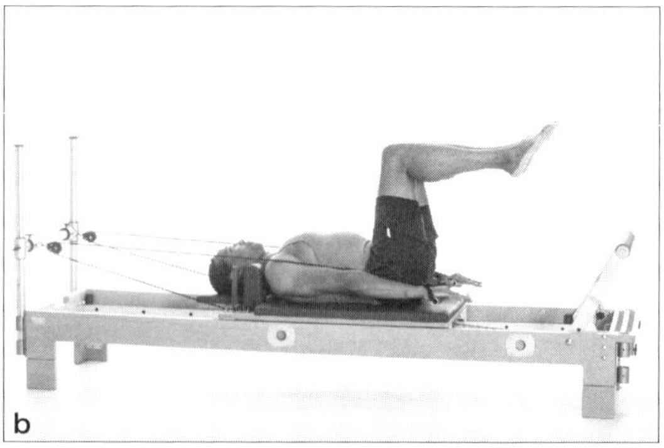
b

指導のポイント

1. 腹筋群を動員し，肩甲骨を尻ポケットにしまうように引き下ろすことで，コアのつながりと肩甲骨の安定化を維持する。
2. 動作中，ストラップの張力を一定に保つ。
3. 求心性収縮と遠心性収縮の両方の相で，滑らかで均一な動きを維持する。
4. 肘に無理な力を入れず（ロックせず），腕をまっすぐにする。
5. 大きなひれで水をかき，体を推進させるように腕を使う。
6. 腕を肩の高さかそれより下に保つ（目的が可動域を増やすことである場合以外）。

スーパインアームアダクション SUPINE ARM ADDUCTION

主に関与する筋

広背筋

目　的

スーパインアームエクステンション（p.97）と同じ。

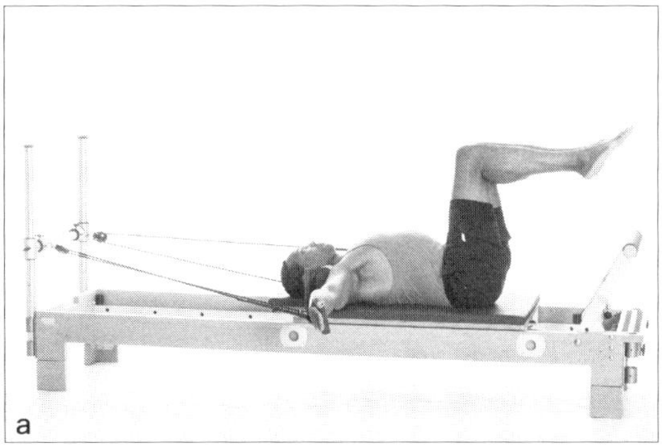

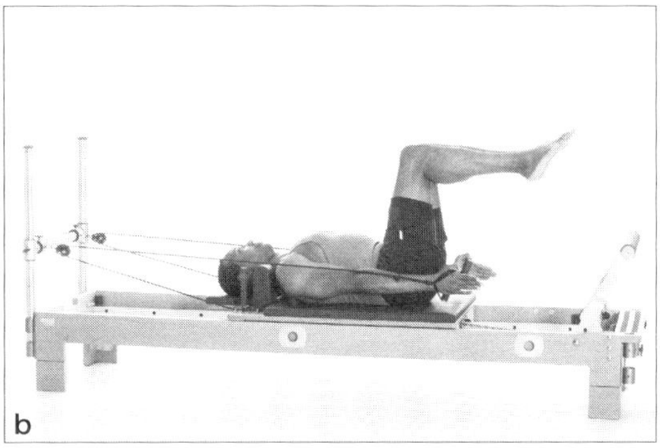

適　応

スーパインアームエクステンション（p.97）と同じ。

注意点・禁忌

なし

抵　抗

軽い〜中等度

方　法

背臥位になり，骨盤を中間位にし，脚をテーブルトップポジションに置く。腕は横に伸ばしてTポジション（肩関節90°外転位）にし，ストラップかハンドルを握り，肩を安定させる（写真a）。息を吐きながら，腕を体の方へ内転する（写真b）。息を吸いながら，開始位置へ戻る。

バリエーション

スーパインアームエクステンション（p.97）と同じ。

指導のポイント

スーパインアームエクステンション（p.97）と同じ。

スーパインアームサークルズ SUPINE ARM CIRCLES

主に関与する筋

広背筋

目　的

スーパインアームエクステンション（p.97）と同じ目的の他，肩関節の可動性改善。

適　応

スーパインアームエクステンション（p.97）と同じ。肩の可動域制限があるクライアントに最適である（関節炎，癒着性関節包炎，腱板修復術後など）。

注意点・禁忌

なし

抵　抗

軽い〜中等度

方　法

このエクササイズは，アームエクステンションとアームアダクションの組み合わせである。背臥位になり，骨盤を中間位にし，脚をテーブルトップポジションに置き，腕は体の側面にまっすぐに置く。掌をキャリッジの方へ向け，ストラップかハンドルを握り，肩を安定させる（写真a）。息を吸い，腕を肩の高さまで上げ（写真b），それからＴポジションに開く（写真c）。息を吐き，腕を内転して体の側面へ戻し，掌をキャリッジの方へ回転させ，開始位置へ戻る（これをアップサークルと呼ぶ）。アップサークルを５〜10回繰り返してから，回す方向を逆にしてダウンサークルを行う。

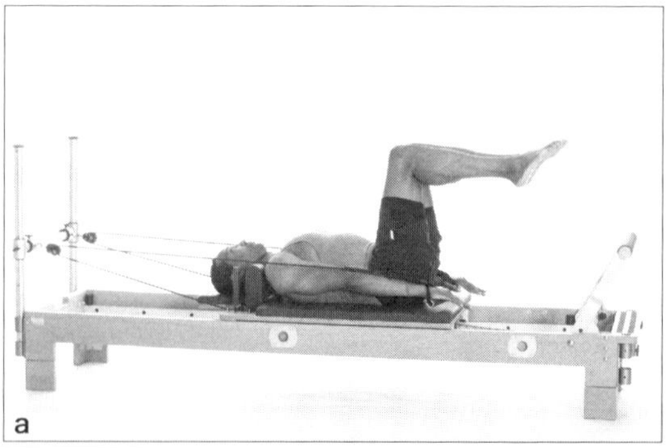
a

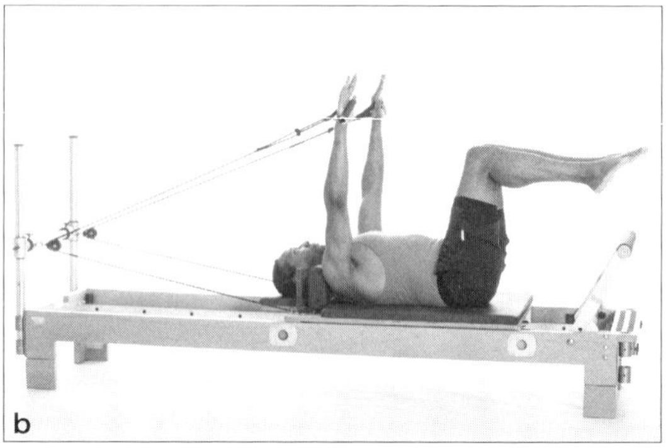
b

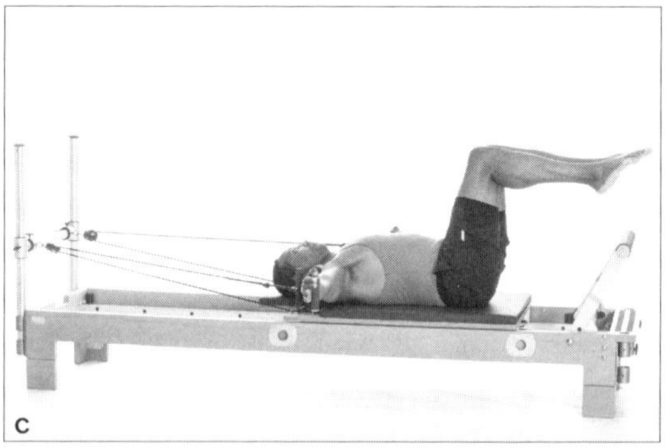
c

バリエーション

スーパインアームエクステンション（p.97）と同じ。

指導のポイント

1. スーパインアームエクステンション（p.97）と同じ。
2. 天井に楕円形を連続的に描くように，動きを滑らかに保ちながら，動作範囲の最も遠い点を明確にする。
3. 可動域の制限がない限り，肩甲上腕関節の最大可動域を得るために，できるだけ大きな円を描く。

トライセプス TRICEPS

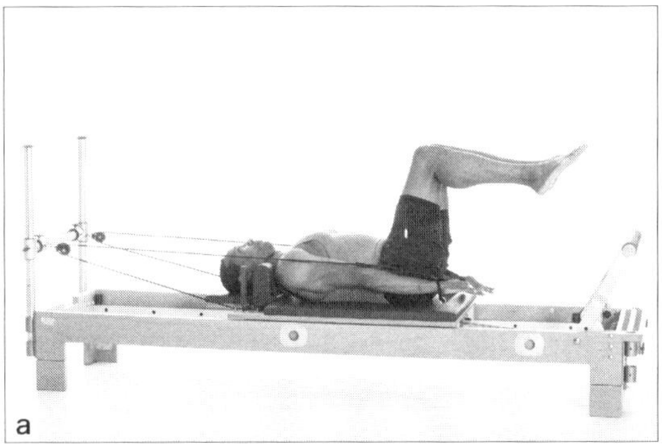

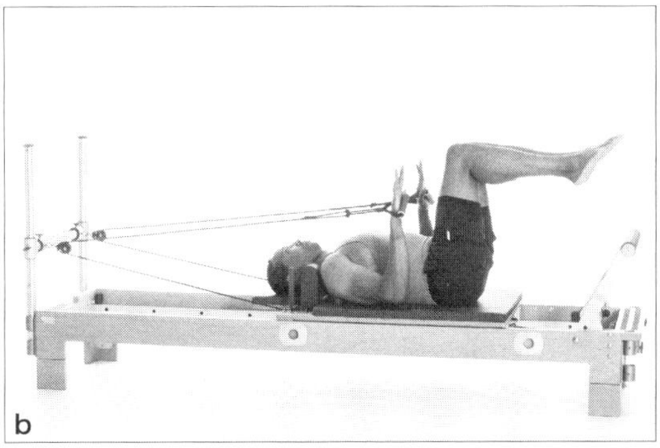

主に関与する筋
上腕三頭筋

目　的
肘関節伸筋の強化，体幹筋の発達，肩甲骨の安定化

適　応
スーパインアームエクステンション（p.97）と同じ。

注意点・禁忌
なし

抵　抗
軽い～中等度

方　法
背臥位になり，骨盤を中間位にし，脚をテーブルトップポジション，腕はまっすぐにして体の側面に置く。掌をキャリッジの方へ向け，ストラップかハンドルを握り，肩を安定させる（写真 a）。息を吸い，肘を屈曲する（写真 b），息を吐きながら肘を伸展する。

バリエーション
スーパインアームエクステンション（p.97）と同じ。

指導のポイント
1. 動作の間ずっと，腕を体の側面にしっかりつけることにより，肩を安定させ，正しいアライメントを保つ。
2. 上腕を静止させておく。
3. 手首を中間位に保つ。
4. 肘をキャリッジに押し込むのではなく，腕を床と平行にして肩のラインに合わせて保つ。
5. 前腕だけで水をかいて水の中を進んでいくことをイメージする。
6. 体幹と脚は安定させておく。

ハンドレッド・プレップ HUNDRED PREP

主に関与する筋

腹筋群

目　的

腹筋の強化，肩関節伸筋の強化，腰部・骨盤帯の安定化

適　応

このエクササイズは，古典的で最も有名なピラティスエクササイズの１つである，ハンドレッドの準備である。本質的には，抵抗を伴うチェストリフトである。

注意点・禁忌

椎間板病変，骨粗鬆症，頚部痛や頚椎の病変，急性の仙腸関節の機能不全あるいは疼痛，急性腰痛

抵　抗

軽い～中等度

方　法

リフォーマーの上で背臥位になり，脚をテーブルトップポジションに置き，腕をキャリッジに対して垂直にし，両手でストラップかハンドルを軽く引っ張った状態にする。理想的には，脊柱は中間位にあるべきだが，骨盤をわずかに後傾させてもよい（写真a)。息を吸い，コアをセットし，息を吐き，腕を下ろしながら頭，胸，上部体幹を持ち上げる（写真b)。息を吸い，開始位置へ戻る。

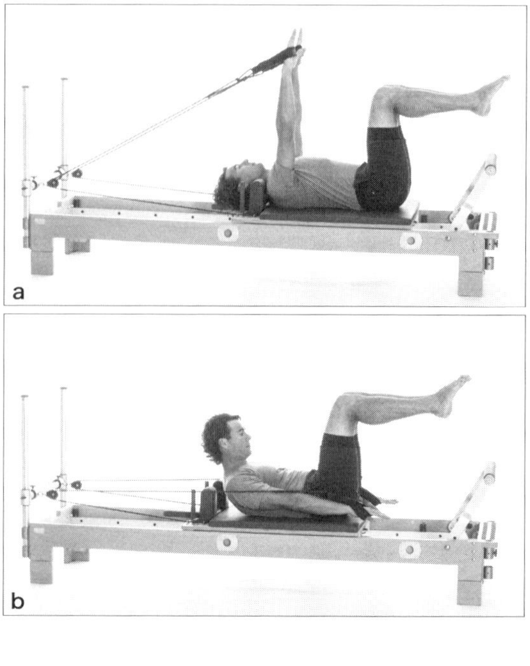

バリエーション

股関節屈筋群の過活動を抑制するために，膝の間に小さなボールやマジックサークルを挟む。

プログレッション

1. ハンドレッド・プレップウィズエクステ

ンション（Hundred Prep with Extension）：頭，胸，体幹を持ち上げる時に，同時に脚を伸ばし，下げる時にテーブルトップポジションに戻す。これは体幹への負荷を増大させ，それによって骨盤-腰椎の安定性を維持することをより困難にする。
2. ハンドレッド（p.103）

指導のポイント

1. 頭を脊柱の延長線上に揃えながら，体幹上部と頭を1つのまとまりとして動かす。
2. 腰椎の過前弯を避け，骨盤を中間位もしくはわずかな後傾に保つ。
3. 頚部と肩をリラックスする。
4. 両手を足の方へ伸ばし，肩甲骨を下制する。
5. 腹部が膨らんだり，ドーム状になってはいけない。
6. プログレッションのハンドレッド・プレップウィズエクステンションは，脚を長くし，つま先を伸ばす。難易度は，伸ばした脚の高さにより調整できる（高いほど簡単である）。

ハンドレッド HUNDRED

主に関与する筋

腹筋群

目　的

腹筋の強化，腹筋群と肩関節伸筋群の統合，腰部・骨盤帯の安定化，循環と深い呼吸の促進

適　応

これは，パーカッシブな呼吸と等張性の腕の動きの中で，コア筋群の等尺性の同時収縮を引き出す，非常に難易度の高いエクササイズである。脚の長いテコによって，腹筋群の働きが多く必要とされるだけでなく，腰椎と股関節屈筋群に大きな負荷がかかる。ポンピングは循環と協調性を促す。いくつかの症状に対して禁忌であるだけでなく，腰部疾患がある人や腰部が弱い人の多くにとっては，このエクササイズは非常に難しく，逆効果となる。

注意点・禁忌

椎間板病変，骨粗鬆症，頚部痛や頚椎の病変，急性の仙腸関節の機能不全あるいは疼痛，急性腰痛

方　法

リフォーマーの上で背臥位になり，脚をテーブルトップポジションに置き，腕をキャリッジに対して垂直にし，両手でストラップかハンドルを持ち，軽い張りを保つ。理想的には脊柱は中間位に

あるべきだが，骨盤をわずかに後傾させてもよい（写真a）。息を吐き，脚を伸ばし，腕をマットと平行になるように体の側面に下ろしながら，頭と胸を持ち上げる（写真b）。このポジションを保ったまま，息を5回吐きながら腕を上下に小刻みに動かし，その後息を5回吸いながら同じように腕を動かす。このポンピングと呼吸の連続を10回繰り返してから，両脚をテーブルトップポジションに戻し，上体を下ろして開始位置へ戻る。脚の位置や高さはハムストリングの柔軟性と腹部の筋力とコントロールによって異なる。脚がまっすぐで低くなると難易度が上がる。

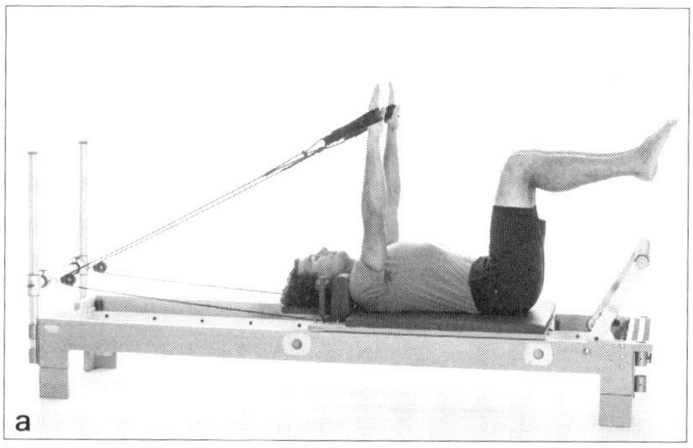
a

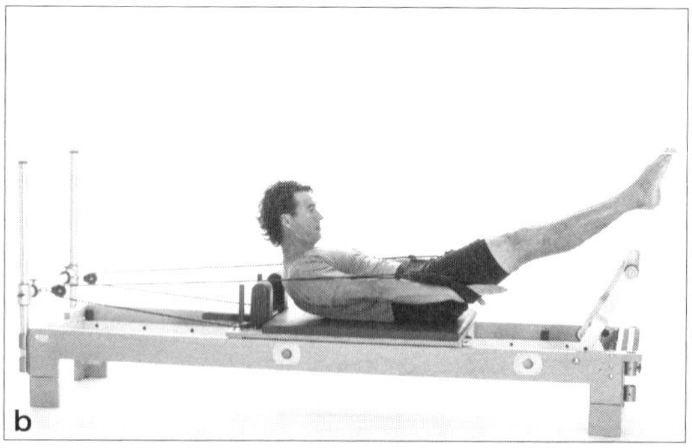
b

バリエーション

1. 難易度を下げ，腰部への負担を減らすには，脚を股関節屈曲90°まで持ち上げたり，ハンドレッド・プレップ（p.102）のようにテーブルトップポジションに置いておくこともできる。
2. 内転筋群を活性化させ，股関節屈筋群を抑制するために，膝の間にボールを挟んで行う。

指導のポイント

1. 深く長く呼吸する。
2. ポンピングは，滑らかに，小さく，力まずに行う。湖に浮かんだいかだの上で，なるべく波紋を起こさないように水面を叩くようにイメージする。
3. 腰椎の過前弯，頚部の緊張，腹部を膨らませること，股関節屈筋群の緊張を避ける。
4. エクササイズ中は，脚を同じ高さに維持する。
5. 頭を脊柱の延長線上に並べ，視線は前方へ向ける。

コーディネーション COORDINATION

主に関与する筋

腹筋群

目　的

腹筋の強化，腰部・骨盤帯の安定化，呼吸と動きの協調性の改善

適　応

このエクササイズは，腹筋群に等尺性と等張性両方の負荷を与えるだけでなく，協調性への大きな挑戦となる。コアを使い，骨盤を静止させながら，脚の分離の神経筋再教育を行う。

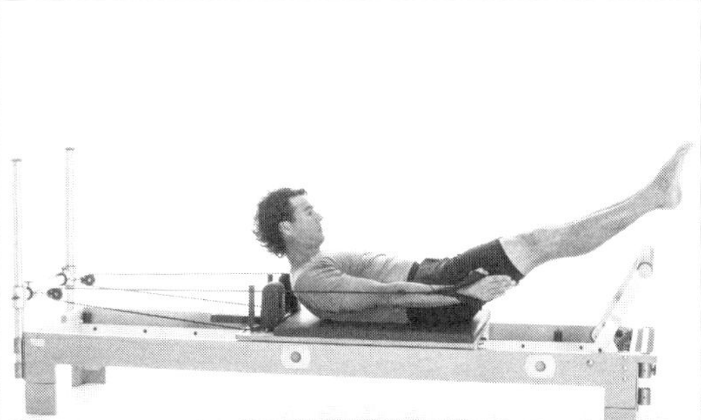
a

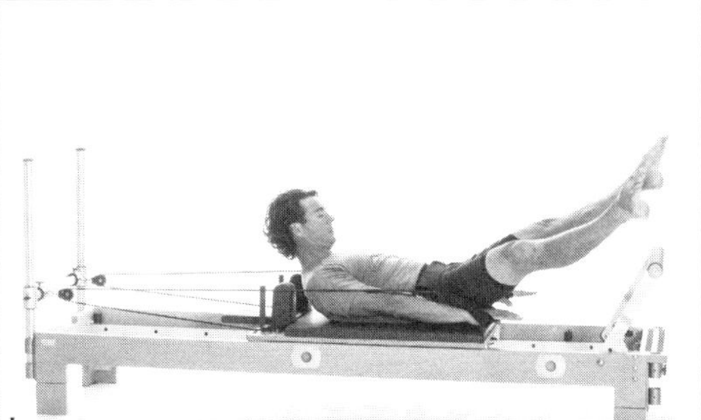
b

注意点・禁忌

椎間板病変，骨粗鬆症，頚部痛や頚椎の病変，急性の仙腸関節の機能不全や疼痛，急性腰痛

抵　抗

軽い〜中等度

方　法

ハンドレッド・プレップのように，脚をテーブルトップポジションに置き，肩を90°屈曲して始める（p.102，写真a）。息を吐き，腕を体に沿って下に伸ばし，脚を伸ばしながら，頭と胸を持ち上げる（写真a）。脚を素早く開閉しながら息を吐き続ける（写真b）。息を吸い，脚を曲げてテーブルトップポジションに戻し，体幹，頭を下ろして，開始肢位へ戻る。

バリエーション

椎間板病変，骨粗鬆症，頚部痛や頚椎の病変のあるクライアントは，頭や体幹を持ち上げずにエクササイズを行ってもよい。

指導のポイント

1. 体幹を下げる前に両膝を引く。
2. 頭を脊柱の延長線上に並べ，視線は前方へ向ける。
3. 両脚を開く幅をフットバーより広げない。
4. 脚の開閉は鋭くダイナミックに行うが，体の上げ下げは滑らかに行う。

シングルアームコーディネーション SINGLE-ARM COORDINATION

BASI Mentor Program において Rael Isacowitz により指導されたオリジナルエクササイズのバリエーション（Isacowitz 2018）。

主に関与する筋

腹筋群

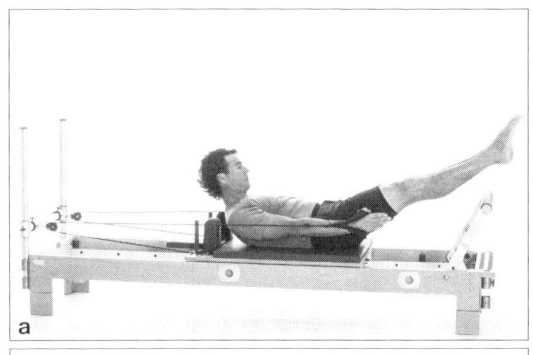

目　的

腹斜筋の強化，主に横断面における腰部・骨盤帯の安定化，協調性の改善，クロスパターニング【訳注：cross-patterning：右手と左足，左手と右足というように，手足を対角線上にスムーズに動かす脳神経系の運動学習のこと】のための神経筋トレーニング

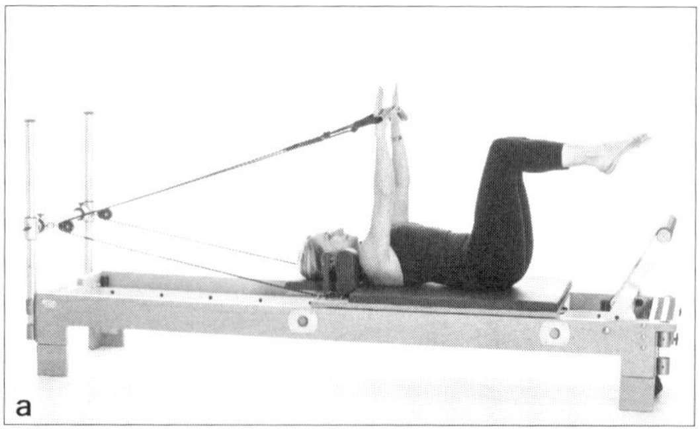
a

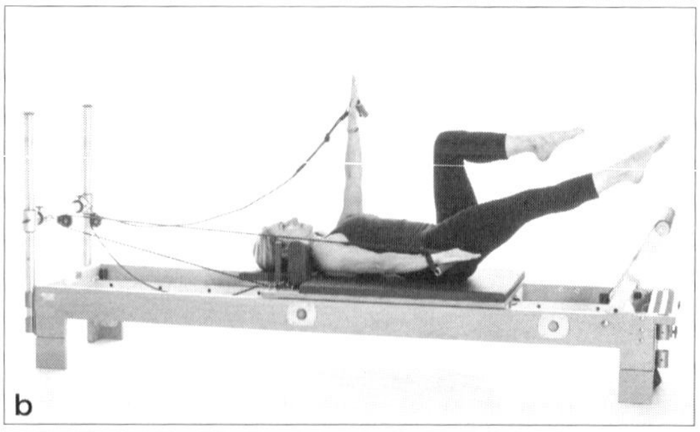
b

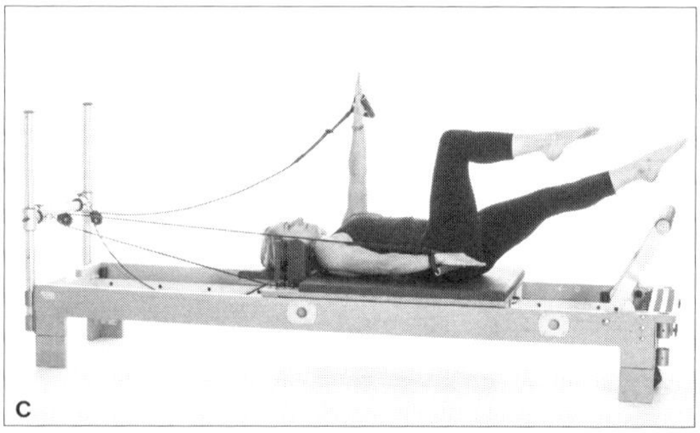
c

適　応

このエクササイズは，腹斜筋の筋力とコントロールに焦点を当てる。体の片側を動かしながら，もう片方の側を静止させるので，協調性の点で非常に難しい。エクササイズの間，体幹と頭は中間位で支えられているため，頸部の問題，椎間板病変，骨粗鬆症などのあるクライアントがコアの筋力や腰部・骨盤帯のコントロールを鍛えるために優れている。

注意点・禁忌

急性の仙腸関節の機能不全あるいは疼痛，急性腰痛

抵　抗

軽い〜中等度

方　法

キャリッジの上に背臥位になり，脚をテーブルトップポジション，腕をキャリッジに対して垂直にする（写真 a)。息を吸いコアをセットし，息を吐きながら，右腕を体に沿って伸ばし，右脚をフットバーの方向に 45° の角度で伸ばす。この時，左腕と左脚は完全に静止させておく（写真 b)。息を吸い，開始位置に戻り，反対側でも繰り返す。

バリエーション

協調性に挑戦しクロスパターニングを行うには，同じ側ではなく反対側の腕と脚を伸ばす（写真 c)。このバージョンは腹斜筋に対しては難易度が下がるが，精神的にはより負荷が大きい。

プログレッション

頚部の問題，椎間板病変，骨粗鬆症がない場合は，頭と胸をキャリッジから持ち上げてエクササイズを行う。

指導のポイント

1. 動かさない腕はしっかりと静止させ，キャリッジに対して垂直に保っておく。
2. 骨盤を中間位に保つ。
3. 体が動かしている腕や脚の方へシフトしたり回旋したりしないように注意する。
4. 各繰り返しで脚と腕を完全に伸ばすようにする。

アブオープニング AB OPENINGS

BASI Mentor Program において Rael Isacowitz により指導されたオリジナルエクササイズのバリエーション（Isacowitz 2018）。

主に関与する筋

腹筋群

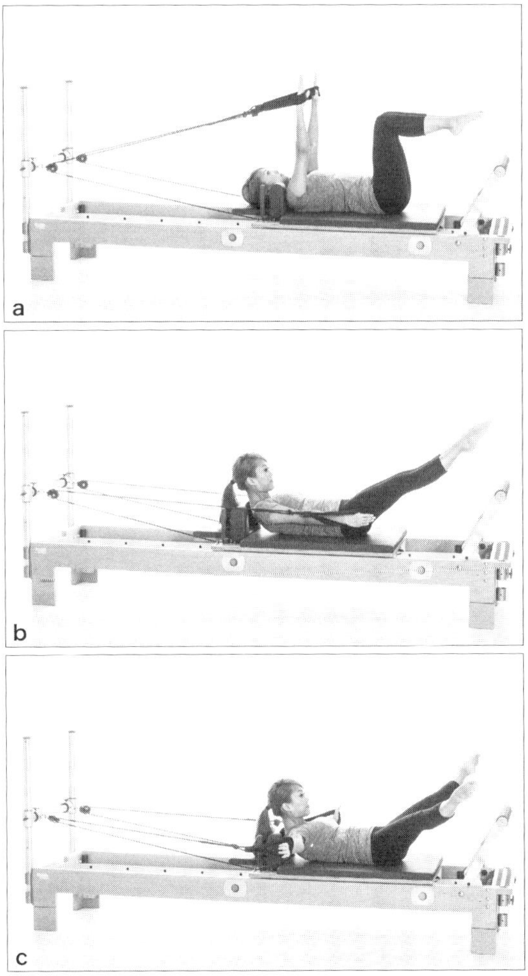

目　的

腹筋の強化，腰部・骨盤帯の安定化，股関節外転筋および内転筋の強化，協調性の改善

適　応

このエクササイズは，下半身の動きの中でコアの筋群の同時収縮を生じさせる。脚の長いテコによって，腹筋群の働きが多く必要とされるだけでなく，腰椎と股関節屈筋群に大きな負荷がかかる。脚の開閉によって，股関節の筋力，コントロール，可動性だけでなく協調性も鍛えることができる。

注意点・禁忌

椎間板病変，骨粗鬆症，頚部痛や頚椎の病変，急性の仙腸関節の機能不全あるいは疼痛，急性腰痛

抵　抗

軽い

方　法

キャリッジの上に背臥位になり，ストラップかハンドルを握り，脊柱を中間位に，脚をテーブルトップポジションに置く(写真a)。コアをセットし，息を吐きながら，頭と体幹を持ち上げ，脚をフットバーの上に斜めに伸ばし（股関節約60°屈曲位)，掌を体の方に向けて，体の側面で腕を伸ばす（写真b)。息を吸い，ジャンピングジャックのように脚と腕を開き（写真c)，息を吐き，脚と腕を正中へ戻す。開閉動作を10～15回繰り返し，開始位置へ戻る。

バリエーション

腰椎椎間板病変や骨粗鬆症があり体幹を屈曲させてはいけないクライアントや，頚部の痛みや症状があるクライアントは，頭と体幹を持ち上げずにエクササイズを行う。

プログレッション

腹筋に対する負荷を増やすには，脚の位置をフットバーのすぐ上まで下げる。

指導のポイント

1. 脚はフットバーの幅より広げない。
2. 頚部の筋をリラックスさせる。
3. 脚と腕をしっかり伸ばす。

ヒップワークシリーズ：レッグスインストラップス
HIP WORK SERIES : LEGS IN STRAPS

ヒップワークシリーズは，骨盤の安定性と股関節の可動性を改善する必要がある人のほとんどに有益な，しかし非常に難易度が高いエクササイズのシリーズである。足をフットバーに接触させるのではなくストラップに入れて行うため，開放運動連鎖（OKC）のエクササイズとなり，フットワークのエクササイズより腰部・骨盤帯の安定性が必要となる。骨盤の安定性を維持しながら股関節の滑らかで連続的な動きを行うので，股関節分離の概念を教えるのによい方法でもある。股関節周囲筋のバランス不良は，腰椎，骨盤，股関節，さらには膝の疾患の原因となることも多い。このシリーズはこういったバランス不良に対処する。主に働く筋は股関節伸筋群・外転筋群・内転筋群である(硬すぎることが多い股関節屈筋ではなく)。このシリーズは，仙腸関節機能不全のクライアントに非常に有益であることがわかっている。

このシリーズを始める時，終わる時には危険が伴うため，注意が必要である。このシリーズを始める前に，正しい位置から観察し，クライアントがストラップとキャリッジを確実にコントロールできているか確かめる必要がある。クライアントが各足をストラップに入れるのを補助する時には，片脚でリフォーマーのフレームのすぐ外に立ちキャリッジを安定させることを勧める（写真)。クライアントには，コアの筋群を使ってキャリッジの動きをコントロールする必要があることを，言

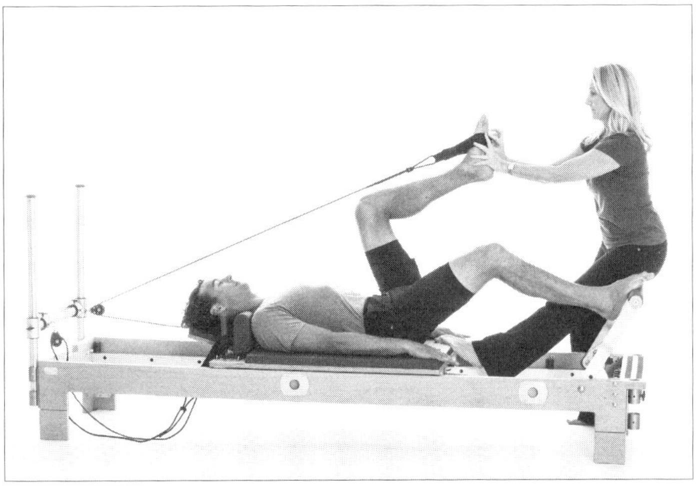

葉で伝えなければならない。そうしなければ，キャリッジはストッパーまで下がり，クライアントは後方へ宙返りすることになる。

ヒップエクステンション HIP EXTENSION

主に関与する筋

股関節伸筋群

目　的

腰部・骨盤帯の安定化，股関節の可動性，股関節伸筋の強化，股関節の分離運動

適　応

これは，股関節の動き（股関節の分離運動）で骨盤の安定性を強化するので，ヒップワークシリーズを始めるのによい方法である。股関節の可動域の中のどこで脊柱の中間位が失われるか，それをコントロールするためにどの筋を使えばよいかをクライアントに示すのに効果的である。開始位置によって，ハムストリングから脚の動作が始まり，また同時にハムストリングに自動的なストレッチが加えられる。クライアントの能力や制限に応じて動作範囲を増減することができるので，どのような人にも適応可能である。

注意点・禁忌

なし

抵　抗

目的が安定性の改善がであれば，軽い～中等度を使用し，股関節伸筋群の強化であれば，重くする。

方　法

キャリッジの上に背臥位になり，骨盤を中間位にして，ストラップに足を通し，掌を下に向けて腕を体側に置く。脚を伸ばし，可能であれば股関節を最大 90° 屈曲する（ハムストリングが硬くて無理であれば，角度を小さくする）（写真 a）。息を吐きながら，骨盤が前傾し始めるところまで脚を下げ（写真 b），コア深層の筋群を使ってそれに抵抗する。息を吸い，開始位置へ戻る。

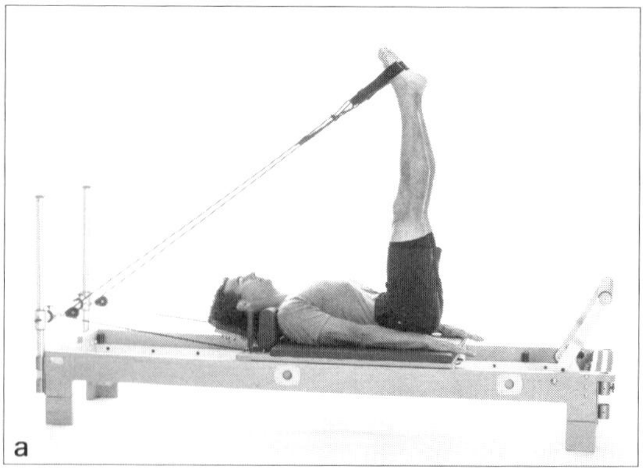
a

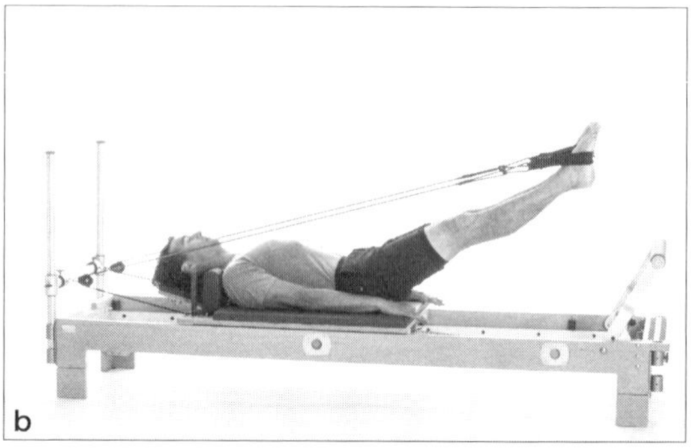
b

バリエーション

難易度を上げ，内転筋の働きを引き出すために，大腿上部か足首の間にボールを挟む。

プログレッション

このシリーズのエクササイズはすべて，安定性の難易度を上げるため，ハーフフォームローラーの上で行うことができる。

指導のポイント

1. 両脚を遠くに伸ばす。
2. エクササイズ中，尾骨をキャリッジに密着させておく。
3. 腰背部をアーチ状にすることなく可能な範囲で，脚をできるだけ下まで下げる。
4. 頚部と肩はリラックスさせておく。

フロッグ FROG

主に関与する筋

股関節内転筋群

目　的

腰部・骨盤帯の安定化，股関節の可動性，内転筋の強化とコントロール，膝関節伸筋のコントロール

適　応

股関節や膝関節の硬さや関節炎，仙腸関節の病変があるクライアント，腰部・骨盤帯の安定化が必要なクライアントによい。

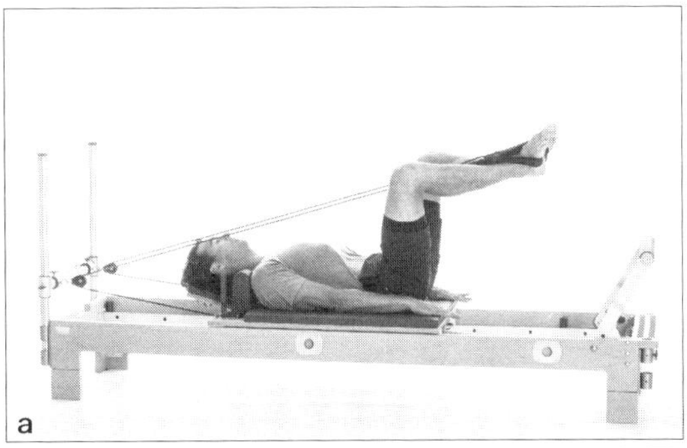
a

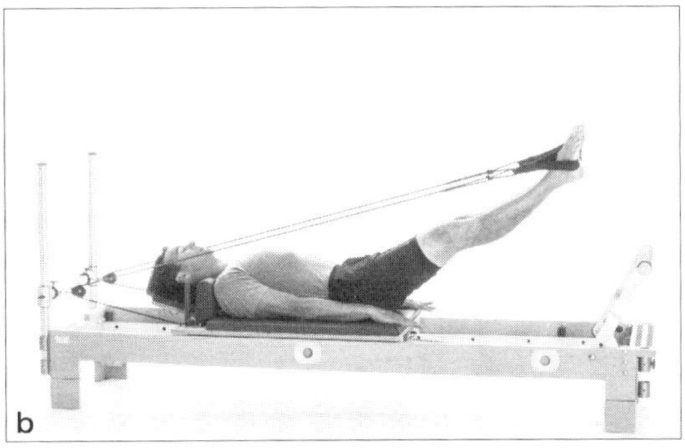
b

注意点・禁忌

フロッグポジションでは，股関節屈曲 90°以上になる傾向があるため，人工股関節全置換術後のクライアントは注意が必要である。

抵　抗

安定性の改善が目的であれば，軽い～中等度を使用する。目的が内転筋の強化であれば，重くする。

方　法

キャリッジの上に背臥位になり，骨盤を中間位にして，ストラップに足を通し，股関節を 90° 屈曲，外旋し，膝を屈曲して開き，踵をつける（写真 a)。息を吐きながら，両脚を約 45° の角度で斜めに伸ばしていく(写真 b)。息を吸い，膝を曲げ，開始位置へ戻る。

バリエーション

難易度を上げるために，ヒップエクステンション（p.109）のように足首の間にボールを挟む。

プログレッション

ヒップエクステンション（p.109）と同じ。

指導のポイント

1. 膝を伸展する時に，脚の間に風船を挟んでいるかのように，脚を押しつけ合うことに集中する。
2. エクササイズ中，特に膝を伸ばしている時は，左右の踵をつけておく。
3. エクササイズ中，骨盤を安定させておく。
4. 膝を胸に近づけすぎると，尾骨が持ち上がる可能性があるので避ける，これは人工股関節全置換術後は禁忌であるため，特に注意する。

ダウンサークルズアンドアップサークルズ DOWN CIRCLES AND UP CIRCLES

主に関与する筋

股関節内転筋群・伸筋群

目　的

　腰部・骨盤帯の安定化，股関節の可動性，股関節内転筋・外転筋・伸筋の強化とコントロール，股関節の分離，内転筋とハムストリングの伸長

適　応

　ヒップエクステンション（p.109），フロッグ（p.110）と同じである。加えて，内転筋が等尺性，求心性，遠心性に働くため，内転筋のコントロールと筋力を改善するためによい。股関節の分離運動を促し，股関節の可動域を広げるエクササイズとして，私のお気に入りの１つである。

注意点・禁忌

　なし

抵　抗

　安定性の改善が目的であれば，軽い〜中等度を使用する。目的が内転筋の強化であれば，重くする。

方　法

　キャリッジの上に背臥位になり，骨盤を中間位にして，ストラップに足を通し，脚を伸ばし，股関節を90°屈曲する（骨盤を後傾せずに可能であれば）。股関節を外旋し，足を軽く底屈する（写真a）。

ダウンサークル

　息を吐きながら，脚を正中線に沿ってまっすぐ押し下げる（写真b）。息を吸いながら，脚を開いて円を描き，開始位置へ戻る（写真c）。

アップサークル

　ダウンサークルと同じように開始するが，方向を逆にし，脚を開いて円を描きながら下ろしていく。正中線を通って開始位置へ戻る。

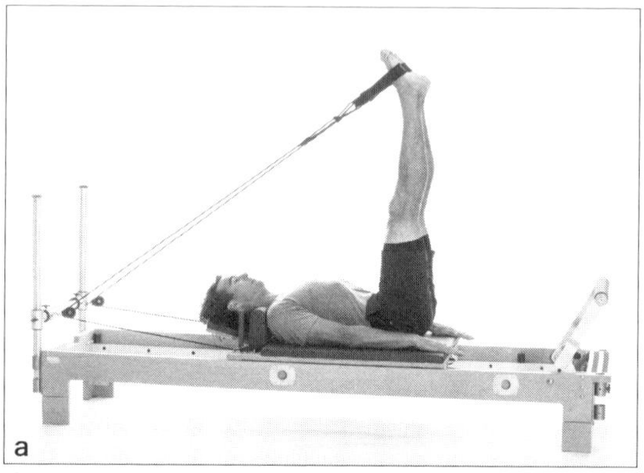
a

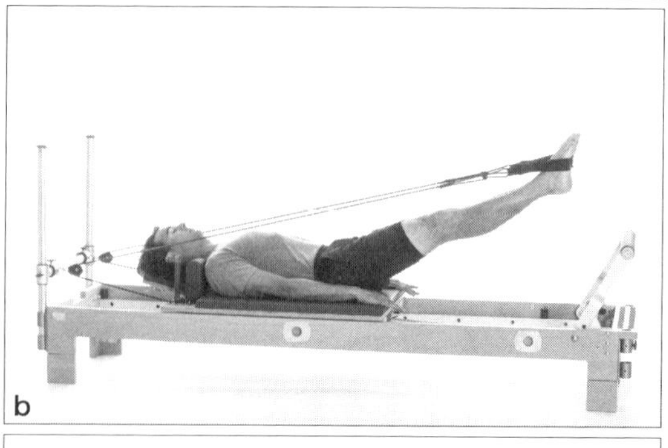
b

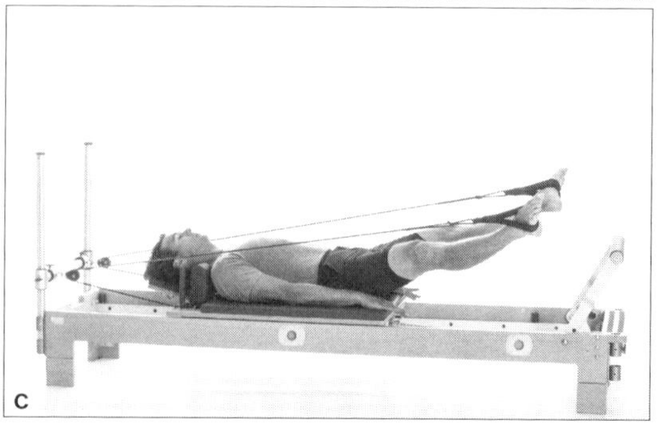
c

プログレッション

ヒップエクステンション（p.109）と同じ。

指導のポイント

1. 天井に足で円を描くようにイメージする。
2. 正中線に沿って上下に動かす時は，両脚をしっかりとつけておく。
3. 脚を正中線に沿って下げる時は，内転筋群とハムストリングを働かせる。
4. 脚を開いたり閉じたりする時は，内転筋群を最大に収縮させる。

オープニングス OPENINGS

主に関与する筋

股関節内転筋群

目　的

腰部・骨盤帯の安定化，股関節の可動性，股関節内転筋の強化とコントロール，股関節の分離，内転筋とハムストリングの伸張

適　応

フロッグ（p.110），ダウンサークルズアンドアップサークルズ（p.111）と同じである。追加される利点は，股関節の全可動域で筋力とコントロールが向上することであり，これはダンサーや，フィギュアスケート，体操，ホッケーの選手，野球のキャッチャーに非常に重要である。また，股関節が硬い，あるいは股関節の関節炎のあるクライアントや，主に矢状面でトレーニングするアスリートによい。

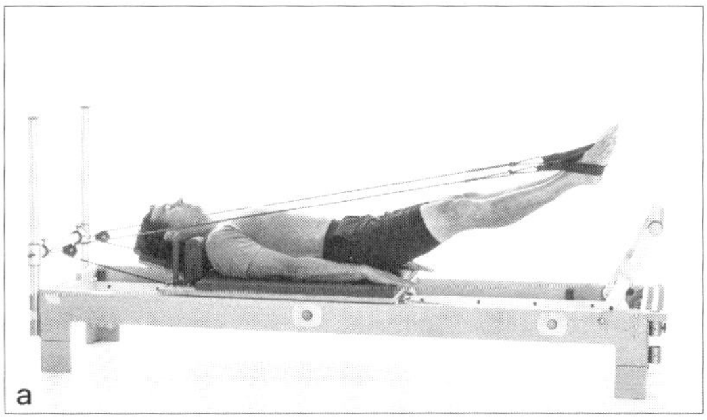
a

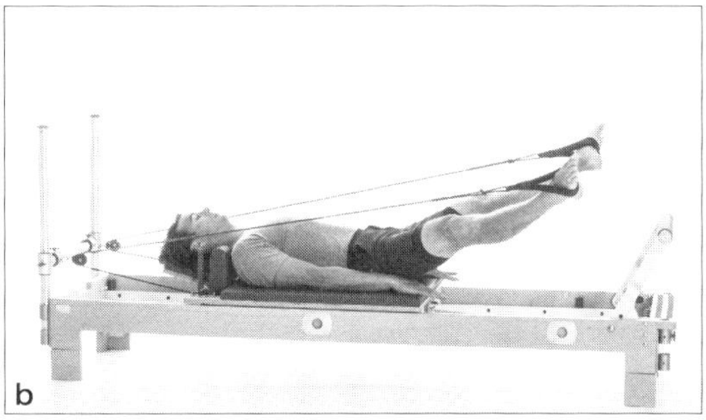
b

注意点・禁忌

なし

抵　抗

安定性の改善が目的であれば，軽い〜中等度を使用する。目的が内転筋の強化であれば，重くする。

方　法

キャリッジの上に背臥位になり，骨盤を中間位にして，ストラップに足を通す。脚を斜め上に向かって伸展し，股関節を外旋する（写真 a)。息を吸い，脚を開いて股関節を外転し（写真 b)，それから息を吐き，脚を引き込んで股関節を内転し，開始位置へ戻る。

プログレッション

ヒップエクステンション（p.109）と同じ。

指導のポイント

1. 水の中（泥の中でもよい）で踵を引きずることをイメージし，内部抵抗をつくる。
2. 内転筋群に比べハムストリングの方が働きやすい傾向があり，その結果，脚を引き込むにつれて, 脚が床に向かって落ちる。脚を開いたり閉じたりする時は, 床と平行に動くように努力する。
3. 骨盤を安定させ，中間位に保つ。

アダクターストレッチ ADDUCTOR STRETCH

主に関与する筋

股関節内転筋群

目　的

内転筋群の柔軟性と股関節の可動性の改善

適　応

硬い内転筋群，股関節の可動域制限

注意点・禁忌

なし

抵　抗

ヒップワークシリーズと同じである。

方　法

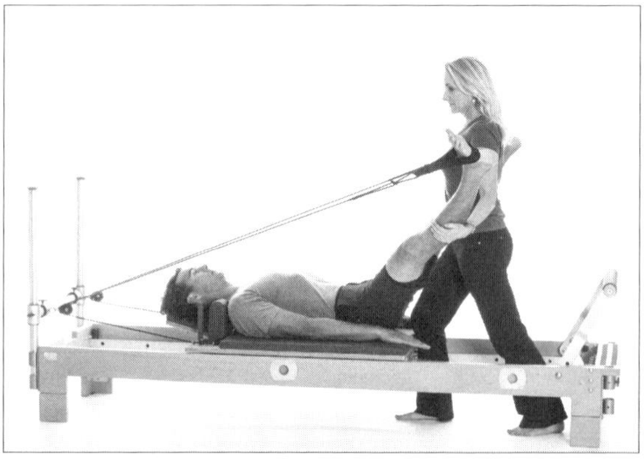

クライアントがヒップワークシリーズを終えたら，セラピストはフレームの中に立ち, 片脚でキャリッジの動きをブロックし,

両手でクライアントの脚を支える（写真）。クライアントはキャリッジ，ストラップ，セラピストに支えられながら，数回深呼吸し，体からすべての緊張を解放する。

バリエーション

クライアントが自分自身で大腿の下から脚を支えることもできる。

指導のポイント

1. 骨盤を中間位に保つ。
2. 他動的ストレッチとなるように，クライアントの脚は脱力してセラピストの手に支えられている状態にする。
3. ストレッチを終わらせるには，まずクライアントの脚を他動的に正中に戻し，次にフレームから出て，次のストレッチを開始する。

ハムストリングストレッチ HAMSTRINGS STRETCH

主に関与する筋

ハムストリング

目　的

ハムストリングの柔軟性の向上

適　応

セラピストにやさしいポジションで，徒手でハムストリングをストレッチするのに最適な方法である。脊柱が支えられ屈曲することがないので，腰痛があり，それが椎間板性のものであっても，安全である。徒手の補助なしで行うこともできる。

注意点・禁忌

急性坐骨神経痛

抵　抗

ヒップワークシリーズと同じである。

方　法

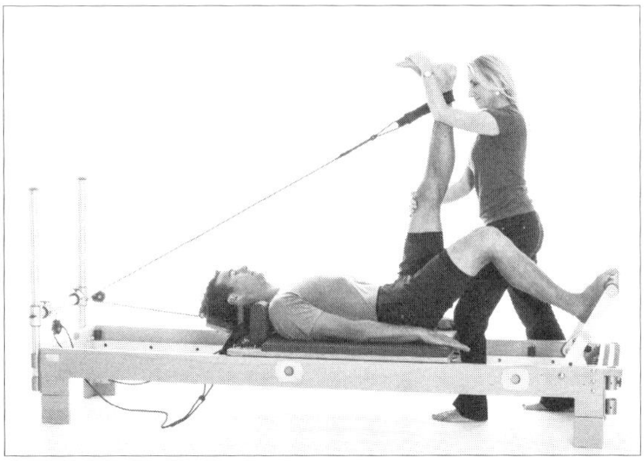

クライアントがヒップワークシリーズを終えたら，セラピストは片脚をフレームの中に入れて立ち，キャリッジの動きをブ

ロックする。クライアントの片足からストラップを外し，その足をフットバーの上に乗せさせる。その後，クライアントはまだストラップに入っている脚を伸ばす（写真）。ストレッチを大きくするためには，支持脚を押して膝を伸展し，それによってロープが反対側の脚をさらに引き，股関節をさらに屈曲させるようにする。このポジションでは，安全を確保しながらも，膝関節の伸展と足関節の背屈を促すことができる。このポジションで数回深呼吸をする。左右を替えるには，まずセラピストがクライアントの足をストラップから外し，その足をフットバーに置いてから，同様に行う。

バリエーション

外側ハムストリングをストレッチするには，足をわずかに内転し，脚を正中線に向かってゆっくりと引っ張る（これは坐骨神経痛を悪化させる可能性があるので注意する）。内側ハムストリングを伸ばすには，足を外転して，脚をゆっくりと外側へ引く。

指導のポイント

1. ストレッチしている脚の殿部はキャリッジの上に置いたままにし，持ち上がらないようにする。
2. 脚をリラックスさせ，ロープに支えてもらうようにする。
3. ストレッチしていない側の足が常にフットバーの上にあることを確認する。

シーテッドバイセプス SEATED BICEPS

主に関与する筋

上腕二頭筋

目　的

上腕二頭筋の強化，肩甲骨の安定化，体幹の安定化

適　応

機能的なポジションで上腕二頭筋の長頭と短頭を強化するよい方法である。体を直立させておくために体幹筋を使い，肩甲骨を正しいポジションに保つために肩甲骨の安定化筋の働きを促す。頚部がリラックスしているので，頚椎の症状のあるクライアントのためによいエクササイズである。

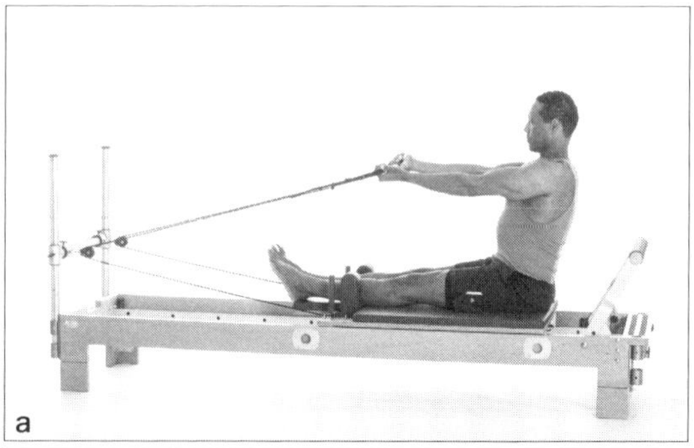
a

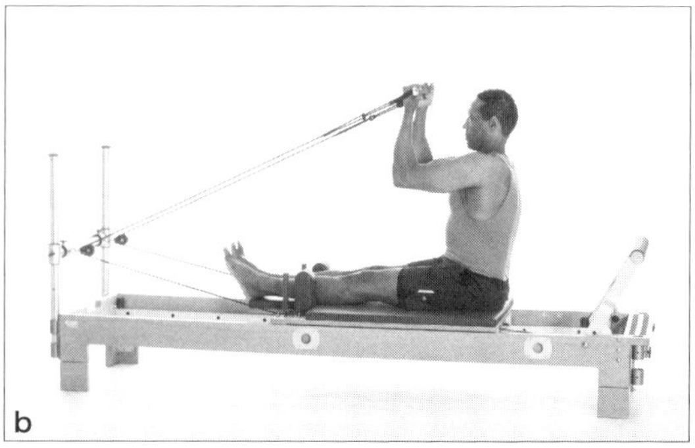
b

注意点・禁忌

なし

抵　抗

軽い〜中等度

方　法

リフォーマーのフットバーに近い端にフットバーに背を向けて長座位をとる。両手でストラップかハンドルを持ち，脚を伸ばしてショルダーレストの間に置く。掌を上に向け，腕をまっすぐにして肩の高さまで持ち上げる。肩甲骨を後下方へ引き下げてセットする（写真 a）。息を吐き，直立位を保ち，上腕を同じ高さに保ちながら，可能な範囲で肘を曲げる（写真 b）。息を吸い，開始位置へ戻る。

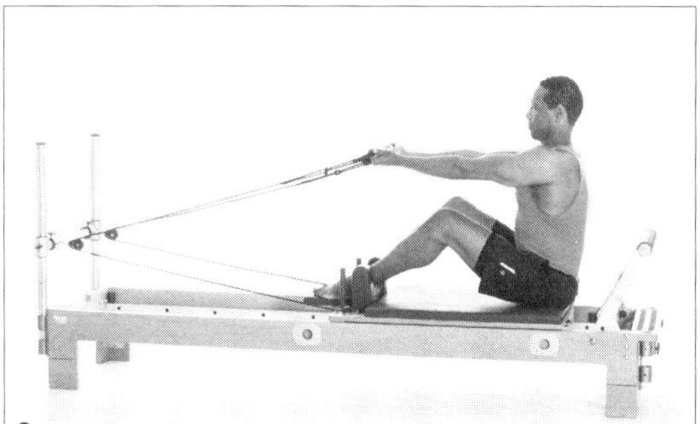
c

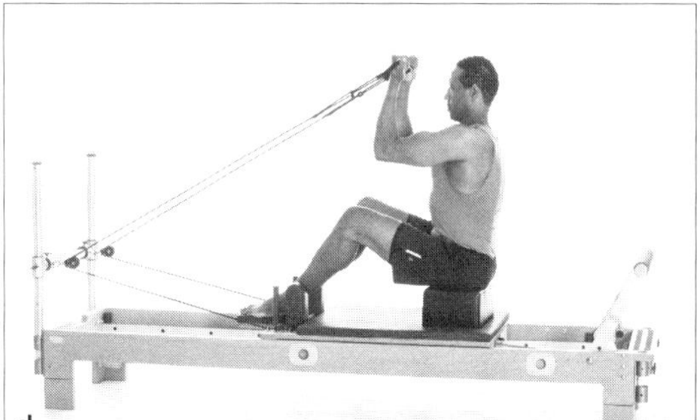
d

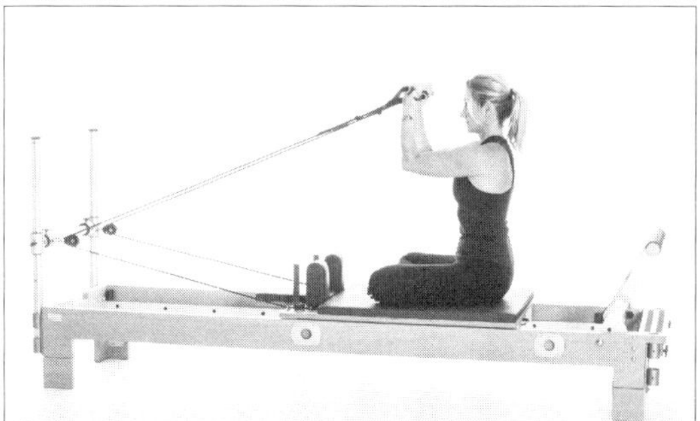
e

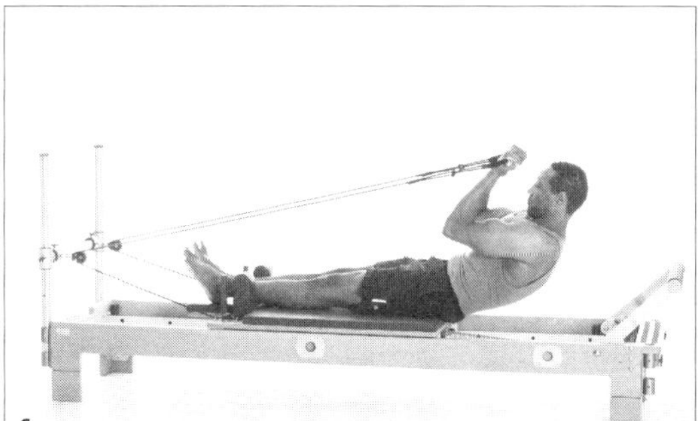
f

バリエーション

1. 長座位で座ることができない場合は，膝を曲げたり（写真 c），スモールボックスの上に座ったり（写真 d），あぐらをかいて（写真 e），行うことができる。
2. 腹筋の働きをさらに促すため，腰椎を深い C カーブにして，後傾して行うこともできる。腹筋を引き込むことから始め，後ろへ倒れて骨盤を後傾させていく。維持するのが最も難しいポジションを保ち，バイセプスカールを行う（写真 f）。

プログレッション

体幹の安定性をさらに高めるには，修正版ロウズのプログレッション（p.127，写真 c）のように，両膝立ちで行う。ストラップが緊張するまで体を後ろへ傾け，骨盤を後傾させ腹筋を活動させる。

指導のポイント

1. エクササイズの間，上腕を肩の高さに保つために，上腕を台の上に乗せているとイメージする。

2. 繰り返しのたびに，腕を完全にまっすぐにする。
3. 座位のバージョンでは，体幹を直立に保ち，体をできるだけ高くする。体を後ろへ傾けない。

ロンボイド 1 RHOMBOIDS 1

BASI Comprehensive Program において Rael Isacowitz により指導されたオリジナルエクササイズのバリエーション（Isacowitz 2018）。

主に関与する筋

菱形筋，三角筋後部線維

目　的

肩関節外転筋の強化，肩甲骨内転筋の強化，肩甲骨の安定化，体幹の安定化

適　応

肩の筋力と機能のために非常によいエクササイズである。肩や頚椎の症状があるクライアントが，概して痛みのないポジションで機能的に肩甲骨の安定性に負荷を与えることができる。肩を前に突き出す姿勢や巻き肩はよくみられる問題であり，これを打ち消すために，このエクササイズの肩甲骨内転の分離は優れた方法である。

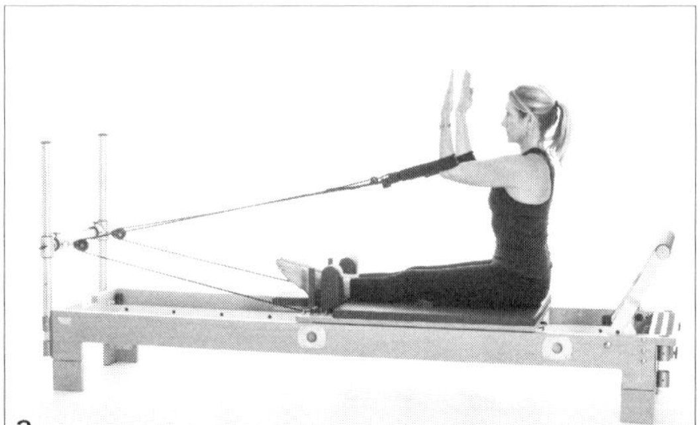
a

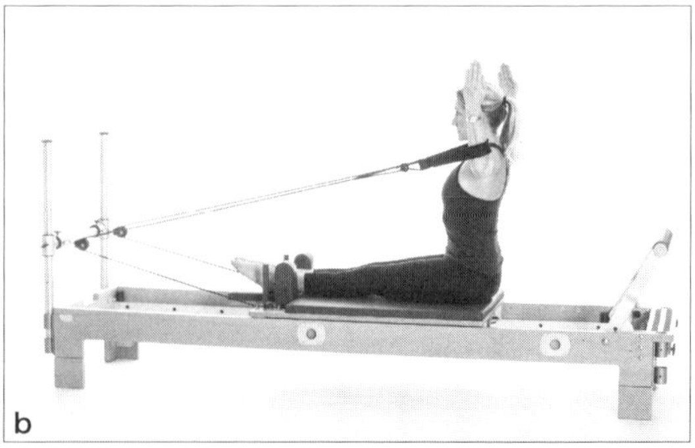
b

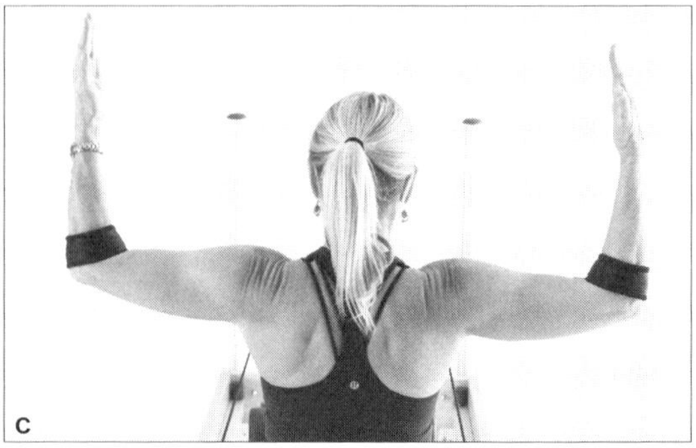
c

注意点・禁忌

腱板修復術後早期

抵　抗

軽い

方　法

リフォーマーのフットバーに近い端にフットバーに背を向けて座り，脚を伸ばし，足をショルダーレストの間に置く。ストラップに腕を通し，肘のすぐ下の前腕に位置させる。肘を 90° に曲げ，掌を頭の方へ向けた状態で，腕を肩の高さに合わせる（写真 a）。息を吐き，肩の高さで 90° の角度を保ちながら，腕を外

へ開き，肩を水平外転する（写真b）。息を吸い，腕の位置を保つ。息を吐き，肩甲骨を内転する（写真c）。息を吸い，肩甲骨の内転を解放する。それから息を吐き，開始位置へ戻る。

バリエーション

1. 長座位をとれない場合は，膝を曲げたり（p.117，シーテッドバイセプス，写真c参照），スモールボックスの上に座ったり（p.117，写真d参照），あぐらで行うことができる（p.117，写真e参照）。
2. 肩甲骨の安定性とコントロールが十分でないクライアントは，肩甲骨内転の分離運動を省略してもよい。

プログレッション

体幹の安定性にさらに負荷をかけるために，両膝立ちのポジションでエクササイズを行う。

指導のポイント

1. エクササイズの間，上腕を床と平行に保ち，掌を頭に向ける。
2. エクササイズの間，腕のゴールポストポジション（肩90°，肘90°屈曲）を保つ。
3. 肩をわずかに外旋させる。
4. 肩甲骨を内転させる時に，肋骨を前方へ突き出さない。
5. 肩が挙上しないように，僧帽筋上部線維をリラックスさせておく。

ロンボイド2 RHOMBOIDS 2

BASI Comprehensive Program においてRael Isacowitzにより指導されたオリジナルエクササイズのバリエーション（Isacowitz 2018）。

主に関与する筋

菱形筋，三角筋後部線維

目　的

肩甲骨の安定化，肩関節外転筋の強化，肩甲骨内転筋の強化，姿勢の改善，体幹の安定化

適　応

ロンボイド1（p.118）と同じ。

注意点・禁忌

腱板修復術後早期

抵　抗

軽い

方　法

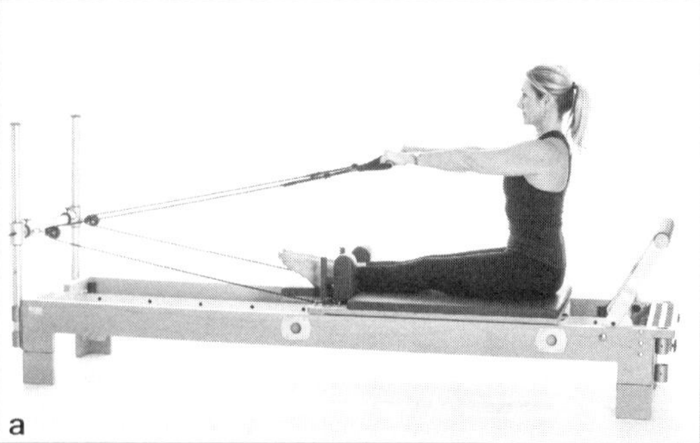
a

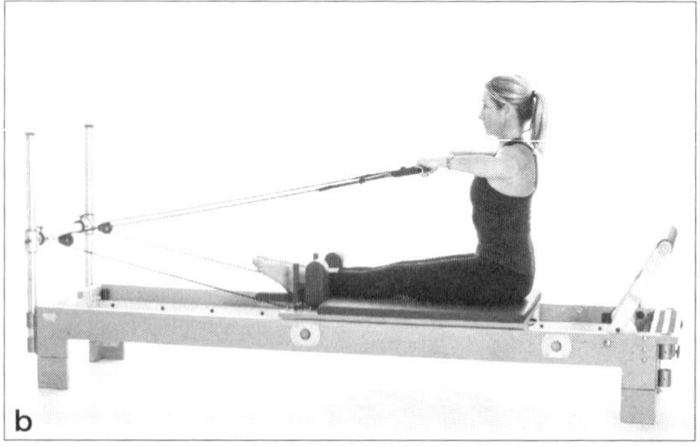
b

キャリッジのフットバーに近い端に，フットバーに背を向けて座り，脚はショルダーレストの間を通す（足首は交差してもよい）。掌を下に向けてハンドルを持ち，腕を肩の高さまで持ち上げる。コアの筋群を準備し，脊椎を伸ばし，肩甲骨を下に引く（写真 a）。息を吐きながら，腕を後ろへ引き，肩の高さを保ったまま肘を 90° に曲げる（写真 b）。それから息を吸い，その姿勢を保つ。息を吐き，腕を動かさずに肩甲骨を引き寄せ，息を吸い，肩甲骨を解放する。そして，息を吐きながら開始位置へ戻る。

バリエーション

長座位をとれない場合は，膝を曲げたり（p.117，シーテッドバイセプス，写真 c 参照），スモールボックスの上に座ったり（p.117，写真 d 参照），あぐらで行うことができる（p.117，写真 e 参照）。

プログレッション

1. 体幹の安定性をさらに高めるために，膝立ちのポジションでエクササイズを行う。
2. ゴールポストローテーターカフ（p.120）

指導のポイント

1. エクササイズの間，肘を必ず肩の高さに保つようにする。
2. 手首を中間位に保つ。
3. 肩甲骨を内転させる時に，肋骨を前方へ突き出さない。
4. 肩が挙上しないように，僧帽筋上部線維と肩甲挙筋をリラックスさせておく。

ゴールポストローテーターカフ GOALPOST ROTATOR CUFF

BASI Powerhouse of the Upper Girdle Workshop において Rael Isacowitz により指導されたオリジナルエクササイズのバリエーション（Isacowitz 2013）。

主に関与する筋

菱形筋，三角筋後部線維，腱板後部

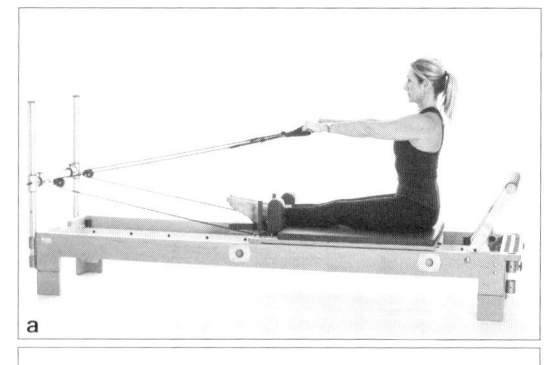

目　的

肩甲骨の安定化，肩関節外転筋の強化，肩甲骨内転筋の強化，腱板の強化とコントロール，姿勢の改善，体幹の安定化

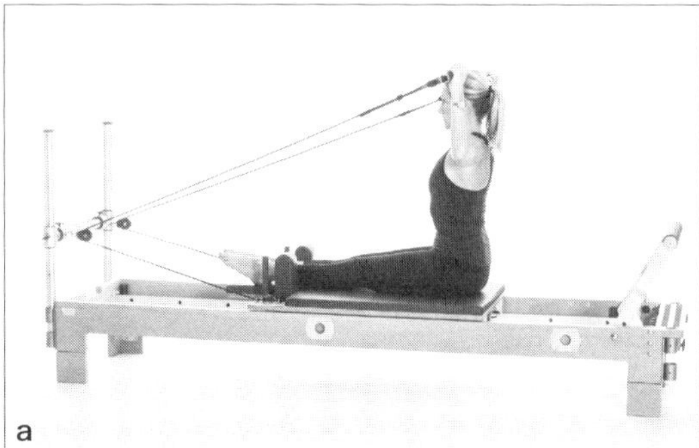
a

b

適　応

ロンボイド１，ロンボイド２と同じ利点に加えて，腱板を強化できる，非常に難易度の高い肩のエクササイズである。傷つきやすい腱板のコントロールを必要とする水泳選手だけでなく，投球やスイングが必要な種目（テニス，バレーボールなど）の選手によい。

注意点・禁忌

腱板断裂，腱板修復術後早期，痛みを伴う腱障害

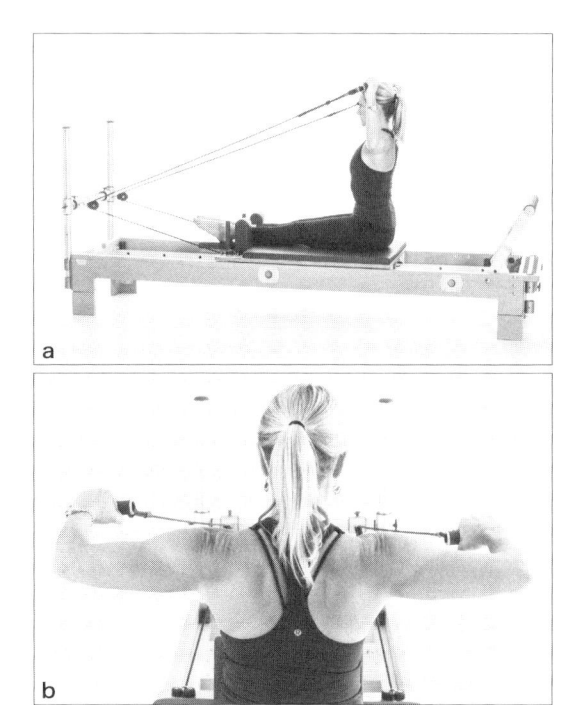

抵　抗

軽い

方　法

このエクササイズはロンボイド２のプログレッションなので，ロンボイド２と同じように準備し開始する（p.120，写真 a）。腕を引き，肩甲骨を内転させたロンボイド２の位置から，息を吐き肩を外旋し，腕をゴールポストポジションに持っていく（写真 a）。息を吸い，肩を内旋し，前のポジションに戻した後，息を吐き肩甲骨の内転を解放する（写真 b）。最後に息を吸い，腕を前方に持っていき，開始位置へ戻る。

バリエーション

長座位をとれない場合は，膝を曲げたり，スモールボックスの上に座ったり，あぐらで，あるいはロングボックスの上に座って行うことができる（p.127，修正版ロウズ，写真 a 参照）。

プログレッション

体幹の安定性をさらに高めるために，膝立ち位で行う。

指導のポイント

ロンボイド２（p.119）のポイントに加えて，肩が内旋・外旋する時，肩甲骨は内転位に保つ。

エクササイズの各反復は，以下の 6 つの段階を明確に行うようにする。

1. 肩の水平外転と肘の屈曲
2. 肩甲骨の内転
3. 肩の外旋
4. 肩の内旋
5. 肩甲骨の外転
6. 肩の水平内転と肘の伸展

バイラテラルエクスターナルローテーション BILATERAL EXTERNAL ROTATION

BASI Powerhouse of the Upper Girdle Workshop において Rael Isacowitz により指導されたオリジナルエクササイズのバリエーション(Isacowitz 2013)。

主に関与する筋

腱板後部，僧帽筋中部線維，菱形筋

目　的

腱板の強化とコントロール，肩甲骨内転筋の強化，肩甲骨の安定化，姿勢の改善，肩関節外旋の可動性

適　応

これは，背中や肩を前方に丸めるのではなく，胸を開くように促すので，姿勢の改善はもちろん，肩の筋力や機能，肩甲骨の安定性を高めるのによい方法である。簡単なので，高齢あるいは虚弱なクライアントにも適している。快適で痛みのない腕のポジションで行うので，癒着性関節包炎（肩関節周囲炎）やインピンジメント症候群のクライアントによい。

注意点・禁忌

腱板修復術後早期

抵　抗

軽い

方　法

フットバーに背を向けて，キャリッジのフットバー側の端に座り，脚はショルダーレストの間に置く（足首は交差させてもよい）。ロープを交差させて，掌を向かい合わせにしてハンドルを持ち，肘を 90° に曲げて体幹に引きつける。コアの筋群を準備し，脊柱を長くし，背中や肩を前方に丸

めるのではなく，鎖骨を広げて肩甲骨を後退させる（写真 a)。息を吐きながら，肘を体から動かしたり手首を傾けたりすることなく，前腕をできるだけ外側に外旋させる。息を吸い，開始位置へ戻る。

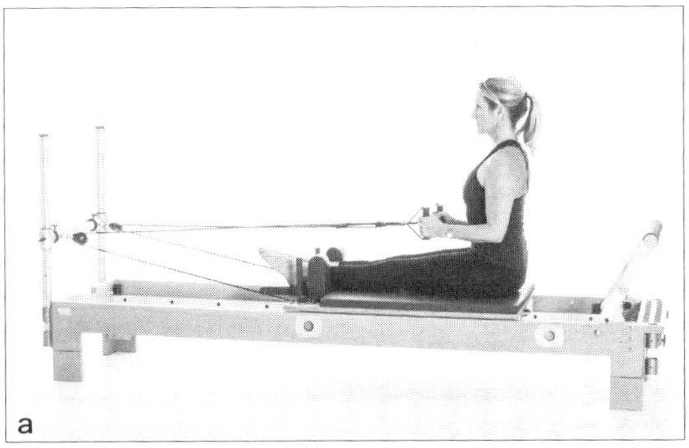
a

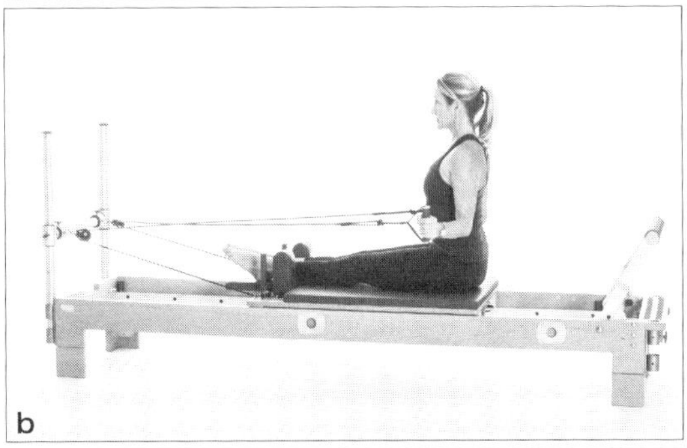
b

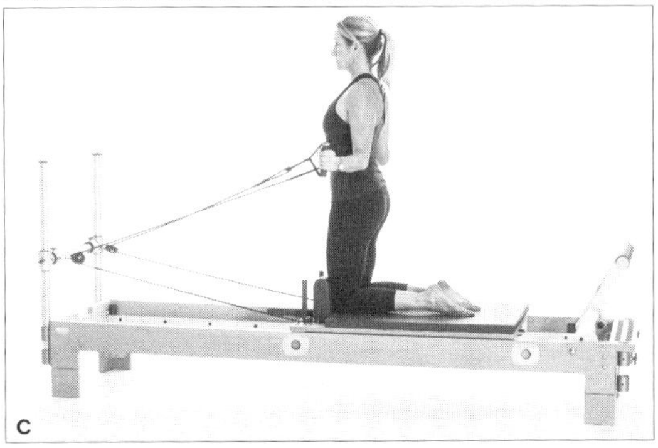
c

バリエーション

長座位をとれない場合は，膝を曲げたり（p.117, シーテッドバイセプス, 写真 c 参照），スモールボックスの上に座ったり（p.117, 写真 d 参照），あぐらで（p.117, 写真 e 参照），あるいはロングボックスの上に座って行うことができる。

プログレッション

体幹の安定性をさらに高めるために，膝立ち位で行う（写真 c)。

指導のポイント

1. 肘を腰へしっかりつけておく。
2. エクササイズ中は前腕を床と平行に動かし，手首を中間位に保つ。
3. 下向きおよび内側に引っ張る時に肩甲骨の下角に触れると，僧帽筋中部・下部線維を活性化させるのに役立つ。
4. 肩甲骨を内転させる時，肋骨を前方へ押し出さないようにする。
5. 肩が挙上しないように，僧帽筋上部線維をリラックスさせておく。

チェストエクスパンションワイド CHEST EXPANSION WIDE

Rael Isacowitz により指導されたオリジナルエクササイズのバリエーション（Isacowitz 2018)。

主に関与する筋

三角筋後部線維，僧帽筋中部線維，菱形筋

目　的

肩関節水平外転筋の強化，肩甲骨内転筋の強化，肩甲骨の安定化，姿勢の改善

適　応

これは主に姿勢のエクササイズであり，胸を開き，巻き肩を矯正するためのものである。何時間もパソコンの前に座っている人によい。

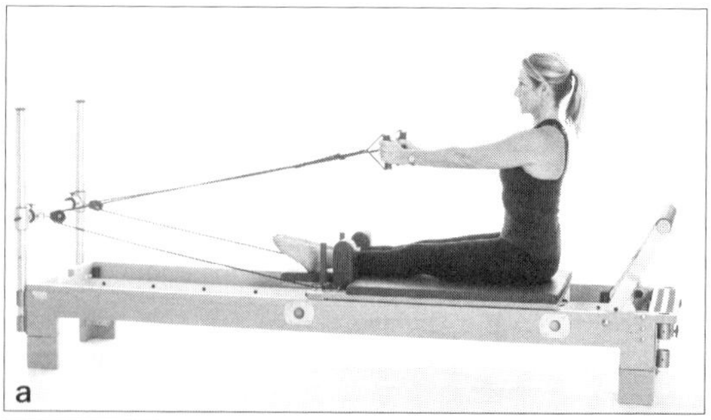

a

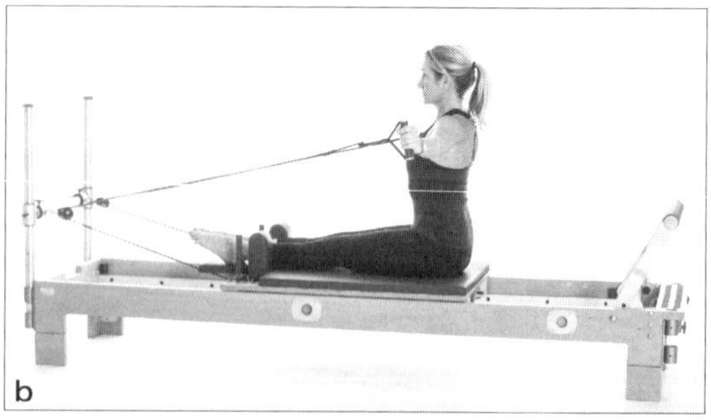

b

注意点・禁忌

なし

抵　抗

軽い

方　法

フットバーに背を向けて，キャリッジのフットバー側の端に座り，脚はショルダーレストの間に置く（足首は交差させてもよい）。ロープを交差させ，掌を向かい合わせにしてハンドルを持ち，腕を肩の高さまで持ち上げる（写真 a）。コアの筋群を準備し，脊柱を長くし，鎖骨を広げて肩甲骨を後退させる。息を吐きながら腕を外へ開き（写真 b），それから息を吸い，開始位置へ戻る。

バリエーション

長座位をとれない場合は，膝を曲げたり，スモールボックスの上に座ったり，あぐらで，あるいはロングボックスの上に座って行うことができる（p.127，修正版ロウズ，写真 a 参照）。

プログレッション

体幹の安定性をさらに高めるために，膝立ち位で行う。このポジションでは抵抗の角度が僧帽筋上部線維の活動を高めるので，肩甲骨の下制筋に対する負荷も高くなる。

指導のポイント

1. エクササイズ中は，前腕を床と平行に動かし，手首を中間位に保つ。
2. 肩甲骨の下角に触れて，下向きおよび内側へ引っ張るキューを与えることは，僧帽筋中部・下部線維を活性化させるのに役立つ。
3. 肩甲骨を内転させる時に，肋骨を前方へ押し出さない。
4. 肩が挙上しないように，僧帽筋上部線維をリラックスさせておく。
5. 腕は完全に伸ばすが，肘は柔らかく保つ。肘を過伸展したり，過度に曲げたりしない。
6. 肩をわずかに外旋する。

7. 膝立ち位では，直立姿勢を維持し，腹部の筋の動員と股関節屈筋群のストレッチを促すために骨盤をわずかに後傾させる。

ハグアツリー HUG A TREE

主に関与する筋

大胸筋，小胸筋

目　的

肩関節水平内転筋の強化とコントロール，肩甲骨の安定化，姿勢の改善

適　応

胸筋を使うと肩が丸まることが多いため，このエクササイズで指示されているように，水平内転を行う時にこれを避けることは非常に重要である。

注意点・禁忌

なし

抵　抗

軽い～中等度

方　法

フットバーに向かってキャリッジにまっすぐ座り，殿部をショルダーレストに向け，脚をまっすぐ前方へ伸ばす。ハンドルかストラップを握り，肩をわずかに外旋させ，肘は伸展するがロックせず，掌を前方に向けて，腕をＴポジションにする（写真a）。息を吐きながら，両腕を肩の高さに保ったまま近づけ（写真b），息を吸いながら腕を開き，肩甲骨を動かさずに開始位置へ戻る。

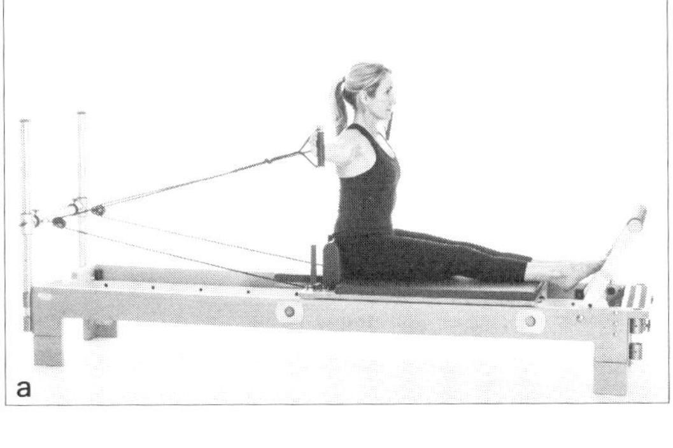
a

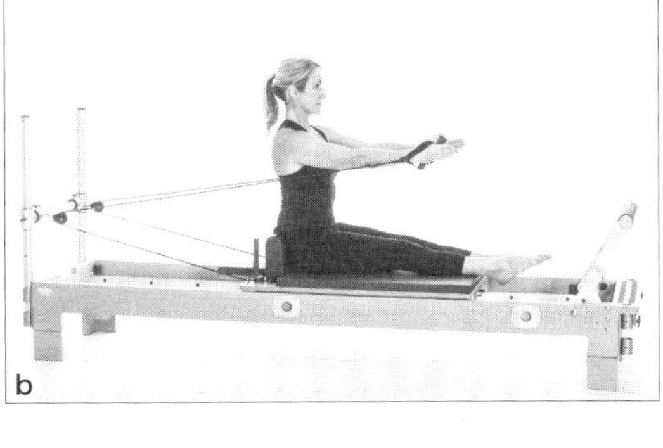
b

バリエーション
長座位をとれない場合は，膝を曲げたり，スモールパッドの上に座って骨盤を持ち上げたり，あぐらで，あるいはロングボックスの上に座って行うことができる。

プログレッション
体幹の安定性をさらに高めるために，膝立ち位で行う。

指導のポイント
1. 小指で動きを導くことで，肩の外旋を強調する。
2. 腕を床と平行に動かす。
3. 肩が挙上しないように，僧帽筋上部線維をリラックスさせておく。
4. 胸椎と肩が丸まるのを防ぐために，背筋（中部・上部）に注意を向ける。
5. 肘を過伸展させずに，腕を横に長く伸ばす。
6. 膝立ちのポジションでは，直立姿勢を維持し，腹部の筋の動員と股関節屈筋群のストレッチを促すために骨盤をわずかに後傾させる。

修正版ロウズ MODIFIED ROWS

主に関与する筋
広背筋，僧帽筋中部線維，菱形筋

目　的
背筋（上部・中部）の強化，姿勢の改善，肩甲骨の安定化

適　応
これは高齢のクライアントに最適なエクササイズである。姿勢は快適で安全であり，動きは有益でありながら行うのが簡単だからである。なおかつ，背筋上部の強化，肩甲骨の安定化筋の神経筋再教育，あるいは後弯姿勢の改善を必要とする人には非常に有効である。腕のポジションは，癒着性関節包炎（五十肩）やインピンジメント症候群も含めて，ほとんどの肩の障害に適している。

注意点・禁忌
なし

抵　抗
中等度～重い

方　法

フットバーに背を向けてロングボックスの上に座り，ヘッドレストに足を置き，左右の膝をつける。ロープを交差させ，掌を向かい合わせにしてハンドルを持ち，腕を伸ばす（写真 a）。背筋を伸ばして座り，腹部を働かせ，肩甲骨を尻ポケットへしまうように引く。それから息を吐きながら，肘が体幹より後ろへ来るまで腕を後方へ引く。両手はウエストの高さに保つ（写真 b）。息を吸いながら開始位置へ戻る。

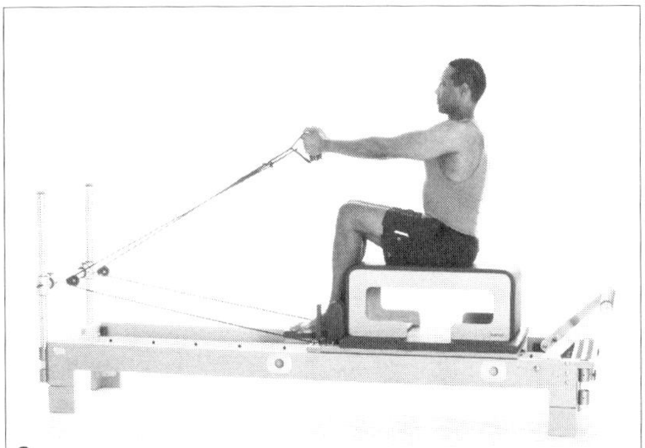
a

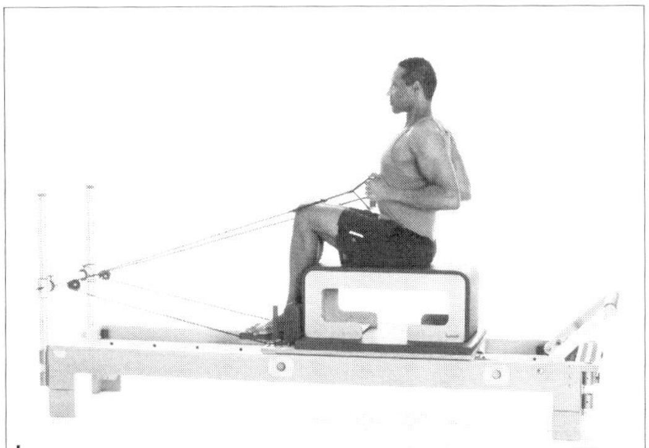
b

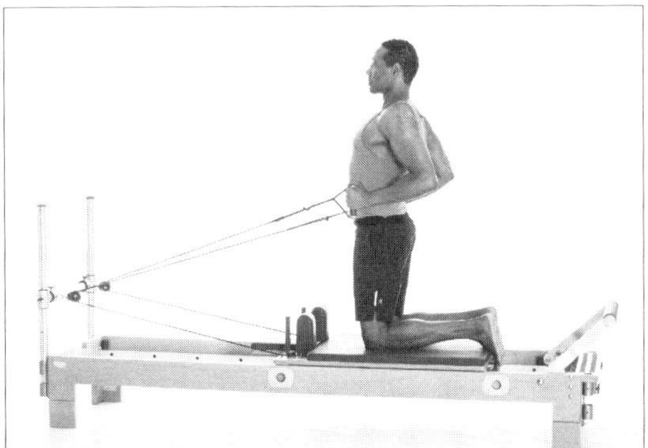
c

プログレッション

足をキャリッジの端に引っ掛け，膝立ちのポジションでエクササイズを行う（写真 c）。重いスプリングを使用すると，体幹が前下方のフレームの中へ転倒しそうになるため，注意が必要である。このバージョンは，体幹を安定させるためにコアコントロールとバランスをかなり必要とする。

指導のポイント

1. 腕を前後に揺らすのではなく，腕を意識的に体幹の後方まで引き，前方に戻す時はロープの引っ張りに抵抗する。
2. エクササイズ中，腕を体幹に近づけておく。
3. 肩甲骨の下角に触れて下向きおよび内側へ引っ張るキューを与えることは，第４章（p.43）の僧帽筋下部線維の活性化で説明されているように，僧帽筋中部・下部線維を活性化させるのに役立つ。
4. 肩甲骨を内転させる時，肋骨を前方へ押し出さないようにする。
5. 頸部をリラックスさせ，肩を耳から離す。
6. 直立姿勢を確実にするために，腹筋と背筋群を使用する。頭頂を伸ばし，背をできるだけ高くする。
7. 膝立ちのポジションでは，直立姿勢を維持し，腹部の筋の動員と股関節屈筋群のストレッチを促すために骨盤をわずかに後傾させる。

チェストエクスパンション CHEST EXPANSION

主に関与する筋

広背筋

目　的

肩関節伸筋の強化，体幹の安定化，コアのコントロール，姿勢の改善

適　応

姿勢を改善するエクササイズの 1 つである。頚部はリラックスさせながら，肩を開き，肩甲骨の安定化筋を活性化するよう促す。体幹の直立姿勢とコアのコントロールにも負荷を与える。

注意点・禁忌

膝立ちは，膝の痛みがある人やコアのコントロールが欠如している人には難しい。

抵　抗

軽い

方　法

ショルダーレストに膝を当て，フットバーに背を向けてリフォーマーの上に膝立ちになり，掌を体の側面に向けてロープを持つ。腕は体幹のやや前に置く（写真 a）。息を吸い，コアをセットし，肩甲骨を後下方に引き，鎖骨を広げる。息を吐きながら，体幹の直立した姿勢を崩さない範囲で，腕をできるだけ後方に引く（写真 b）。息を吸い，開始位置へ戻る。

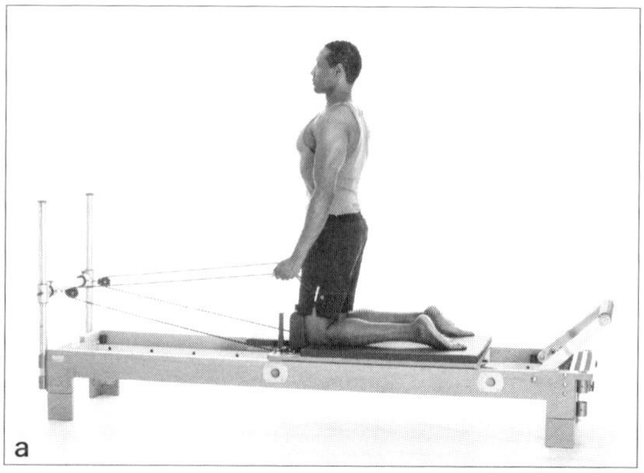
a

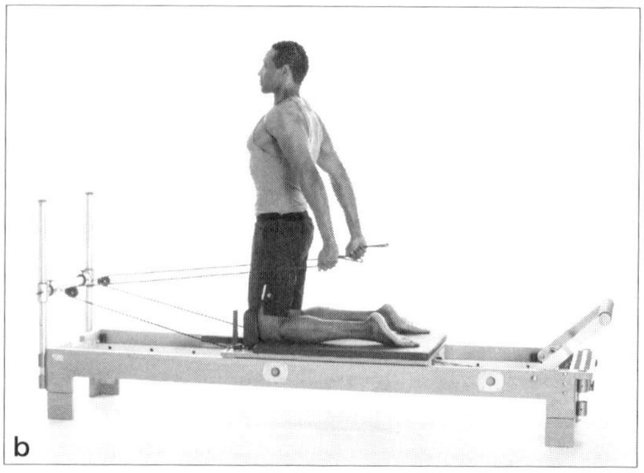
b

バリエーション

1. 膝立ちがとれなかったり，このエクササイズを安全に行うのに十分なコアの安定性がない場合は，ロングボックスの上に座ったり（p.127，写真 a，b），長座位で行う。
2. 頚椎の可動性を改善し，頭の体幹からの分離運動を教えるために，頭の回旋を追

加する。ロープを後方へ引いたら，そのポジションを保ちながら，頭をゆっくりと左，右，そして中心へ戻るように回旋させる。そしてロープを開始位置へ戻す。これは，上半身のエクササイズを行う時に僧帽筋上部線維と肩甲挙筋が緊張する傾向がある人に，非常に効果的である。腕を動かしている間の頭の回旋は，上背部の筋活動と頚部のリラックスが同時に可能である能力を示す。

指導のポイント

1. 膝立ちのポジションでは，直立姿勢を維持し，腹部の筋の動員と股関節屈筋群のストレッチを促すために骨盤をわずかに後傾させる。
2. 腕を長く伸ばして使う。
3. 腕を前後に揺らすのではなく，腕を意識的に体幹の後方へ引き，前方に戻す時はロープの引っ張りに抵抗する。

ショルダーインターナルローテーション SHOULDER INTERNAL ROTATION

主に関与する筋

肩甲下筋

目　的

腱板の強化とコントロール，肩甲骨の安定化

適　応

このエクササイズは，腱板の炎症や損傷，修復術後，癒着性関節包炎，インピンジメント症候群，関節唇損傷などによる肩の弱化によい。肩関節回旋の可動域の改善や維持にも適している。

注意点・禁忌

なし

抵　抗

軽い

方　法

キャリッジの上のロングボックスに横向きに座り，ロープに近い側の腕でハンドルを握り，肘を 90° に曲げて体幹に引きつけ，手首を中間位に保つ。肘と体幹の間に小さく丸めたタオルかボールを挟む（写真 a）。腹筋を働かせ，脊柱を長くし，反対側の尻ポケットに向かって肩甲骨を引く。息を吐きながら，肩を内旋し（写真 b），息を吸いながら，開始位置へ戻る。

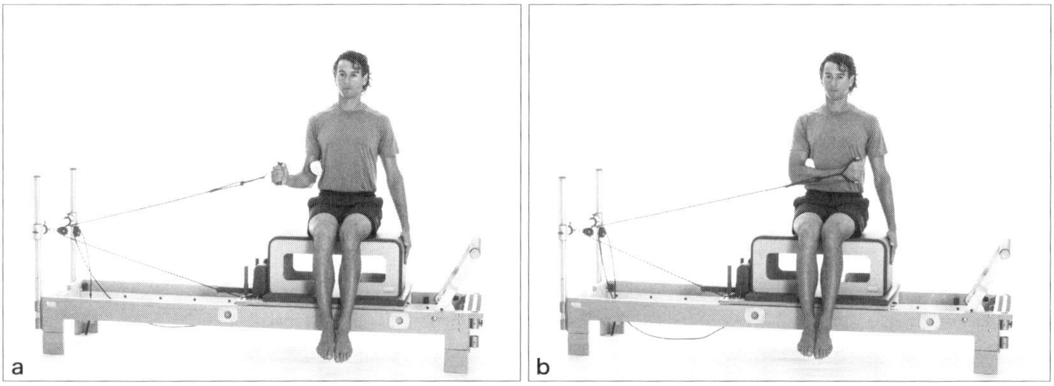

プログレッション

体幹の安定性にさらに負荷をかけるために，膝立ちのポジションでエクササイズを行う。

指導のポイント

1. 肩甲骨を引き下げることで，肩甲骨の安定化筋を働かせ続ける。
2. 手首を中間位に保つ。

ショルダーエクスターナルローテーション SHOULDER EXTERNAL ROTATION

主に関与する筋

棘上筋，棘下筋，小円筋

目　的

腱板の強化とコントロール，肩関節回旋の可動性改善，肩甲骨の安定化

適　応

ショルダーインターナルローテーション（p.129）と同じ。

注意点・禁忌

腱板修復術後早期

抵　抗

非常に軽い。抵抗を減らすために，キャリッジギアバーをフットバーからさらに遠ざける必要がある可能性がある。

方　法

キャリッジの上のロングボックスに横向きに座り，フットバーに近い側の腕でハンドルを握り，肘を 90° に曲げて体幹に引きつけ，手首を中間位に保つ。肘と体幹の間に小さく丸めたタオルかボールを挟む（写真 a）。腹部を引き込み，脊柱を長くし，反対側の尻ポケットに向かって肩甲骨を引く。息を吐きながら，肩を外旋し（写真 b），息を吸いながら，開始位置へ戻る。

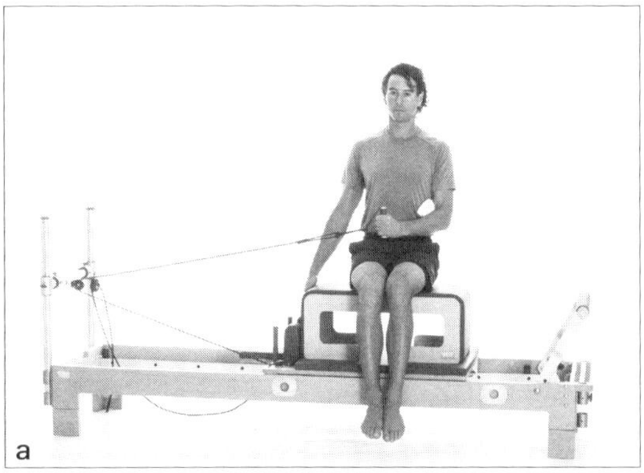
a

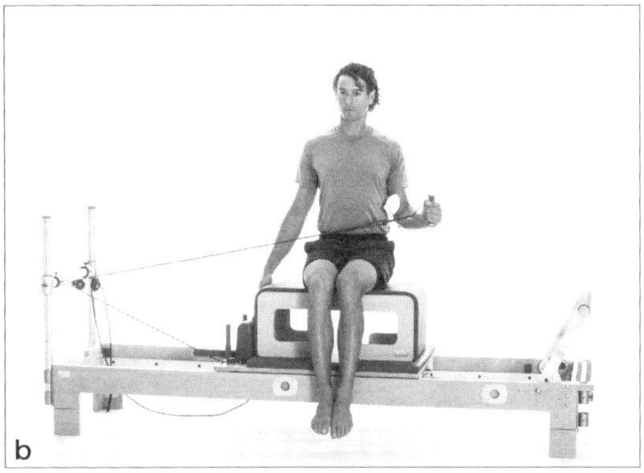
b

プログレッション

体幹の安定性にさらに負荷をかけるために，膝立ちのポジションでエクササイズを行う。

指導のポイント

ショルダーインターナルローテーション（p.129）と同じ。

ショルダーダイアゴナルプル（修正版クロスアームプル）
SHOULDER DIAGONAL PULL（MODIFIED CROSS ARM PULL）

主に関与する筋

回旋筋腱板，肩関節屈筋群，肩関節外転筋群

目　的

肩の機能的筋力とコントロールの強化，肩甲骨の安定化，腱板の強化，肩関節の可動性の改善

適　応

このエクササイズは，筋と関節の固有受容器の効果的なやりとりを必要とし，その結果可動性と安定性のバランスがとれ，機能的な動きがもたらされる。これは，BASI の包括的プログラムで教えられているクロスアームプル（cross arm pull）の修正版である。このエクササイズの動きは，肩の PNF D2 パターン【訳注：屈曲パターン（屈曲・外転・外旋：写真 b）と伸展パターン（伸展・内転・内旋）がある】として知られているものに従う。PNF（proprioceptive neuromuscular facilitation：固有受容性神経筋促通法）は，協調的な運動における神経筋システムの効率を改善

するためにリハビリテーションで広く使用されている概念である。PNF は，対角線上や螺旋状の動きのパターンを組み込んでおり，体の正中線を横切ることがよくある。上肢パターンは，筋力低下，調整不良，関節制限によって引き起こされる機能障害を治療するために使用される。腕のパターンは体幹のエクササイズにも使用される（Adler，Beckers，Buck 1993）。このエクササイズの抵抗は，本当の PNF テクニックのように徒手によるものではないが，D2 パターンにおいてリフォーマーにより提供されるスプリング抵抗は，機能的なパターンで肩甲骨と体幹の安定化筋群に負荷を与え，同時に腕のより遠位の筋を強化し協調性に負荷を与える。

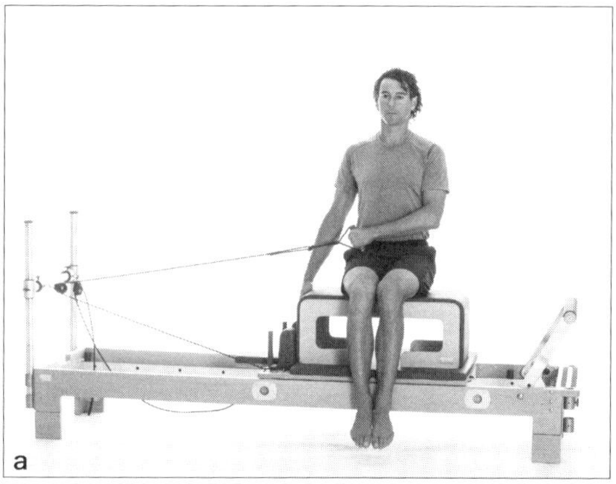
a

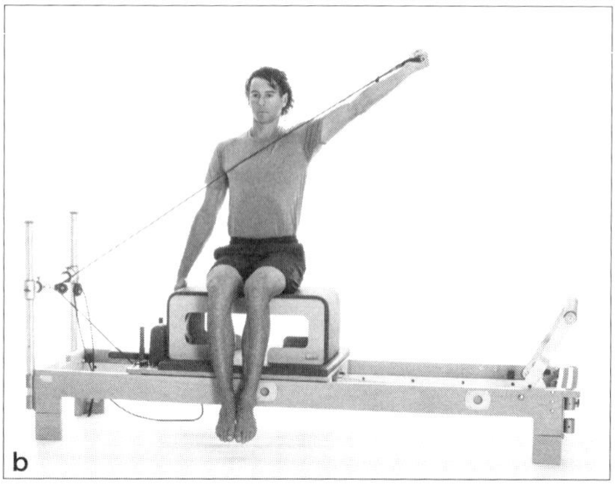
b

注意点・禁忌

急性のインピンジメント症候群，腱板修復術後早期，オーバーヘッド動作による痛み

抵　抗

非常に軽い

方　法

ロングボックスの上に横向きに座り，ロープから遠い方の手でハンドルを握り，体の前を横切って反対側の股関節の前に位置させる。肩を内旋し，掌を体の方に向ける（写真 a）。息を吐き，体の前を横切るように腕を斜め上に徐々に持ち上げながら肩を外旋し，前腕を回外していく（写真 b）。息を吸い，徐々に肩を内旋しながら，同じ道を通って腕を下げ，開始位置へ戻る。

プログレッション

体幹の安定性に負荷をかけ，運動を成し遂げるのに必要な全体的な PNF の難易度を上げるには，膝立ちで行う。

指導のポイント

1. 体の前を横切る動きは，滑らかに斜めのパターンで行う。
2. 肩が完全に挙上する時，肩は最大外旋し，母指が後方を向くはずである。

アームズオーバーヘッド ARMS OVERHEAD

主に関与する筋

三角筋

目　的

肩関節外転筋の強化，肩甲骨の安定化，肩甲上腕リズムの改善

適　応

肩甲上腕リズムの適切な機能を再訓練するので，肩の外傷・障害から回復しスポーツ復帰を目指している人にとってすばらしいエクササイズである。片腕はスプリングの抵抗に抗して引っ張り，もう片方の腕には抵抗がかからないため，肩甲骨と体幹の安定性を維持することが非常に難しい。

注意点・禁忌

肩のインピンジメント症候群，腱板の炎症または損傷，関節唇損傷，オーバーヘッド動作による痛み

抵　抗

非常に軽い

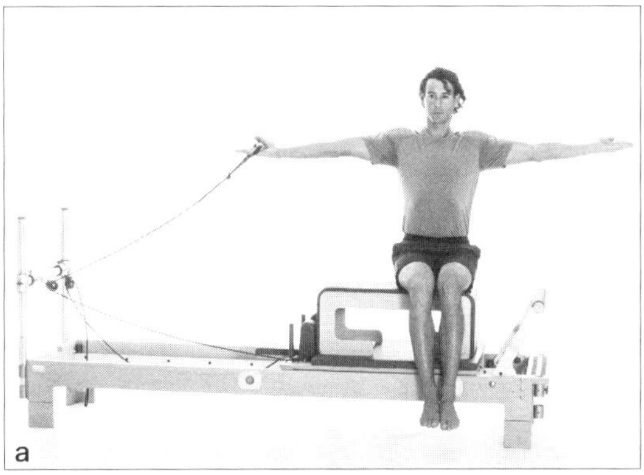

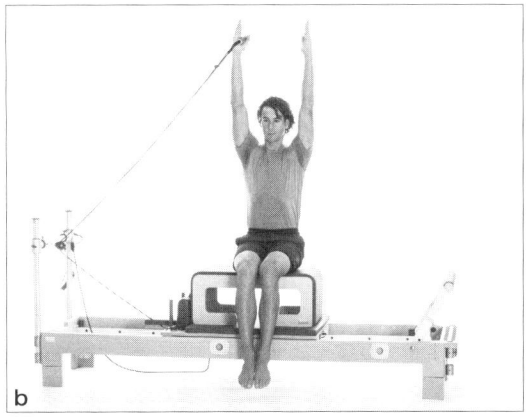

方　法

ロングボックスのフットバーに近いところに横向きに座り，ロープに近い手でハンドルを１つ握り，掌を上に向けて腕をＴポジションに置く（写真 a）。息を吐きながら，両腕を頭上に持ち上げ（写真 b），息を吸い，腕を開始位置まで下げる。

プログレッション

体幹の安定性に負荷を与え，エクササイズをより機能的かつ難しくするために，脚を肩幅に離して膝立ちをとり，外側の脚をキャリッジの前端に置いて行う。

指導のポイント

1. エクササイズの間，肩甲骨の下制を維持

することによって，僧帽筋上部線維の過活動を抑える。

2. 両腕の上下運動は対称的で，等しい抵抗に抗して動いているように見えるべきである。
3. 体幹を直立させ中央に保ち，側屈を避ける。

ニーリングアームサークルズ KNEELING ARM CIRCLES

主に関与する筋

三角筋

目　的

肩関節屈筋の強化，肩甲骨と体幹の安定化

適　応

このエクササイズはオーバーヘッドポジションをとるので，肩の筋力と肩甲骨の安定性が必要であり，非常に難しい。肩の挙上可動域の増加や維持によい。水泳，バレーボール，テニス，水球などのオーバーヘッドスポーツの選手の肩のリハビリテーションに，特に有用である。コアのコントロールや体幹の安定性も鍛えることができる。アスリート以外の一般の人でも，肩甲骨を安定させたまま頭上に手を上げる必要があるので，このエクササイズは非常に有用である。

注意点・禁忌

肩のインピンジメント症候群，腱板の炎症または損傷，腱板修復術後早期から中期，オーバーヘッド動作による痛み

抵　抗

軽い

方　法

フットバーの方を向いてキャリッジの上に膝立ちになり，足をショルダーレストに押し当てる。ストラップかハンドルを握り，掌を前に向けて腕を体の側面に置く（写真 a)。以下の手順でアップサークルまたはダウンサークルを行う。

アップサークル

息を吐き，腕を挙上し，肩を屈曲する（写真 b)。腕を最大挙上したら（写真 c)，掌を回旋して前へ向け，息を吸い，T ポジションまで下げる（写真 d)。それから開始位置へ戻る。

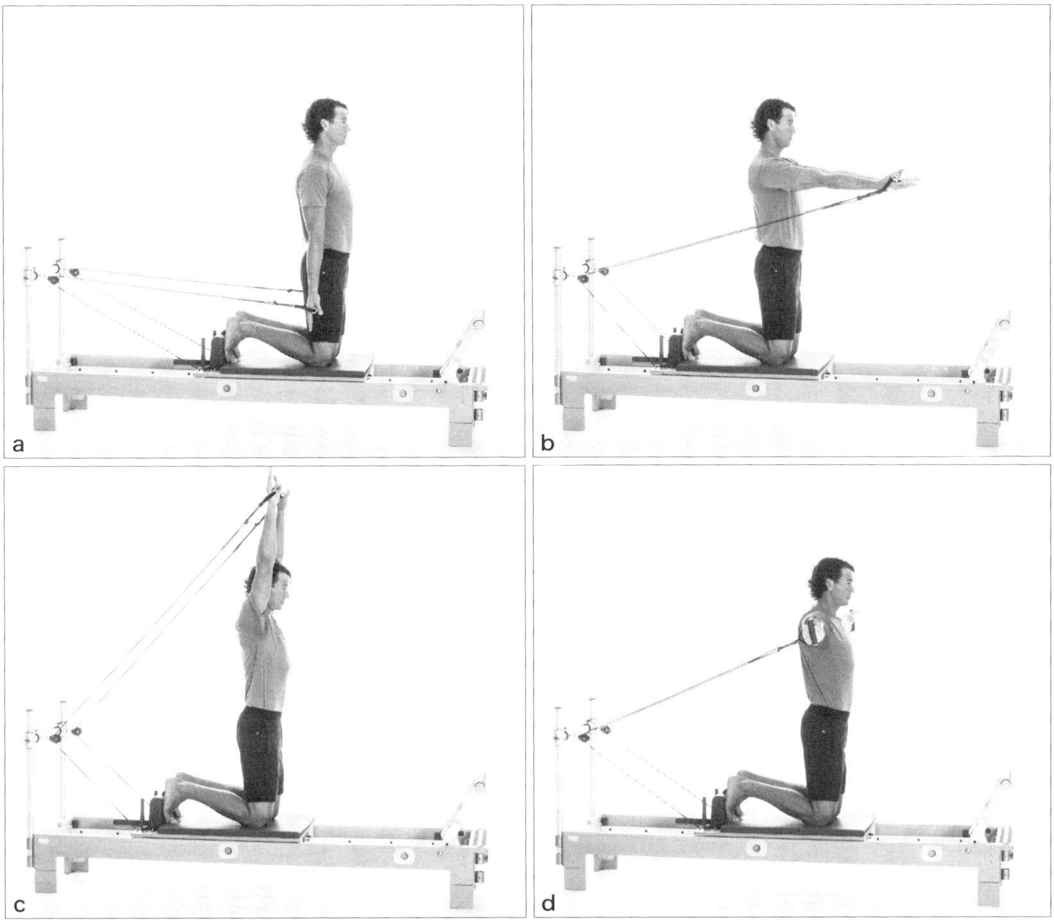

ダウンサークル

アップサークルの動作を逆の順序で行う。同じポジションから開始し，息を吐き，T ポジションまで腕を挙上し，さらに頭上まで上げていく。最大の高さで掌を後方へ回旋し，息を吸い，掌を上に向けた状態で開始位置まで下げる。

バリエーション

体幹が安定していない虚弱なクライアントの場合や，肩の可動域だけに焦点を絞る場合には，ロングボックスにまたがり，安定したポジションで行う。

指導のポイント

1. スーパインアームサークルズ（p.99）と同じように滑らかに動く。
2. 手を体幹の後方に持っていかない。
3. コアを働かせ続け，体幹の直立を維持する。
4. 腕を挙上している時に，肩が上がらないように，肩甲骨を下制しておく。

ニーリングバイセプス KNEELING BICEPS

BASI Comprehensive Program において Rael Isacowitz により指導されたオリジナルエクササイズのバリエーション（Isacowitz 2018）。

主に関与する筋

上腕二頭筋

目　的

肘関節屈筋の強化，肩甲骨内転筋の強化，肩関節屈筋の伸張，肩甲骨と体幹の安定化，姿勢の改善

適　応

このエクササイズは，肩を前方に丸め胸筋を使う傾向に対抗するポジションで，上腕二頭筋を働かせる。腕を背部の後ろに位置させ，胸を開き，肩甲骨の内転筋群を働かせる。このポジションと抵抗の方向も肩甲骨と体幹の安定性に負荷を与える。

注意点・禁忌

なし

抵　抗

中等度

方　法

足をショルダーレストに押し当て，フットバーの方を向いて，キャリッジの上に膝立ちになる。腕を後方へ伸ばし，ハンドルかストラップを持つ。鎖骨が持ち上がるように，肘を後方へ引く（写真 a）。息を吐きながら肘を曲げ（写真 b），息を吸いながら開始位置へ戻る。

バリエーション

体幹の安定性が不十分なクライアントの場合，ロングボックスの上にまたがったポジションで行うことができる。

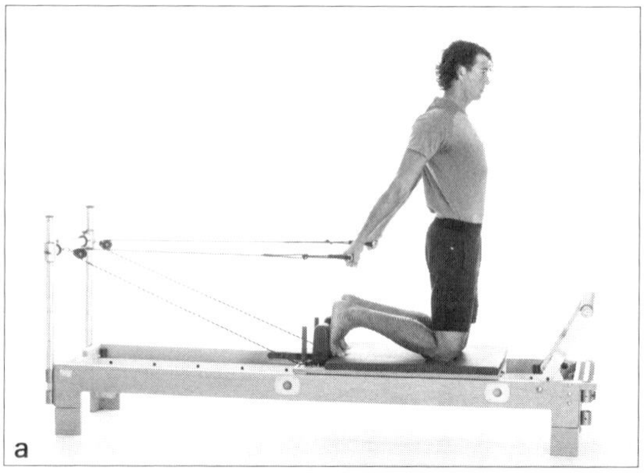

a

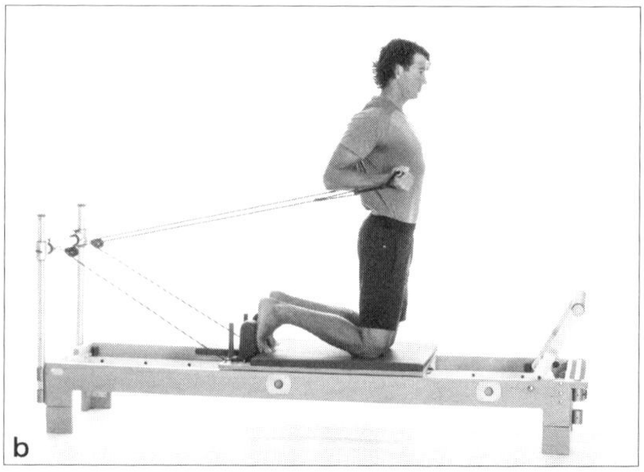

b

指導のポイント

1. 肘と上腕を静止させ，平行に保つ。
2. 鎖骨を広げ，肩が丸まらないように，肩甲骨内転筋群を働かせ続ける。
3. 肋骨を前方へ突き出さないようにする。

クアドルペッドアブス（修正版ニーストレッチ）
QUADRUPED ABS (MODIFIED KNEE STRETCH)

主に関与する筋

腹筋群

目　的

腰部・骨盤帯の安定化，肩甲骨の安定化，股関節・膝関節伸筋の強化とコントロール

適　応

このエクササイズは，BASI ピラティスでは全身統合（full-body integration）に分類されている。このカテゴリーのエクササイズは，単一の部位を使うのではなく，全身を統合することによって行われる。全身統合のエクササイズは，CKC であるため，非常に機能的で，障害のリハビリテーションには不可欠である。従来，このエクササイズは「ニーストレッチ（knee stretch)」と呼ばれ，ラウンドバックとフラットバックの両方のバージョンがある。実用的目的と文章にする目的から，このバージョンと「クアドルペッドアブス」「修正版ニーストレッチ」という名前を選んだ。病態により簡単に修正することができ，腹直筋を遠心性に働かせるので，腰痛のあるクライアントすべてに適したエクササイズである。肩甲骨の安定化と股関節の分離運動にも適している。

注意点・禁忌

腰椎椎間板病変，骨粗鬆症がある場合はラウンドバックポジションを避け，脊椎すべり症，狭窄症がある場合はフラットバックポジションを避ける。膝の痛みが起こる場合は，膝下にパッドを置いて軽減する。

抵　抗

非常に軽い

方　法

フットバーを下にして，リフォーマー上で四つ這いのポジションをとる。手はリフォーマーのベース上に置き，膝は股関節の真下に置く。体とキャリッジを数センチメートル後ろにずらして，肩が両手の真上に来る位置ではなく，約 120° 屈曲する位置にする。これでスプリングに予備張力がか

かる（写真 a)。息を吸い，コアをセットし，肩と体幹を安定させながら，股関節を伸展してキャリッジを後方へ押す（写真 b)。それから，息を吐き，開始位置へ戻る。

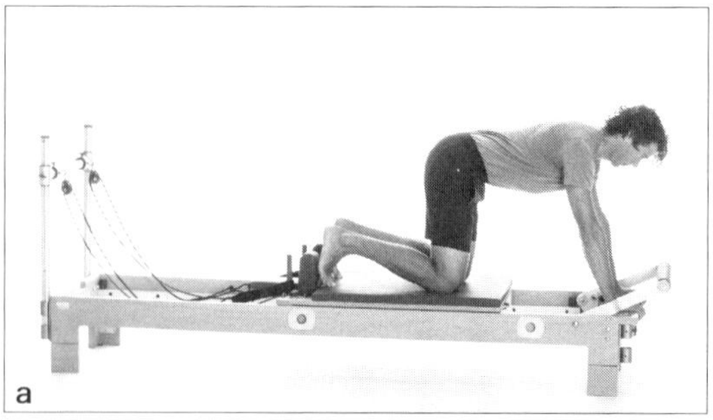

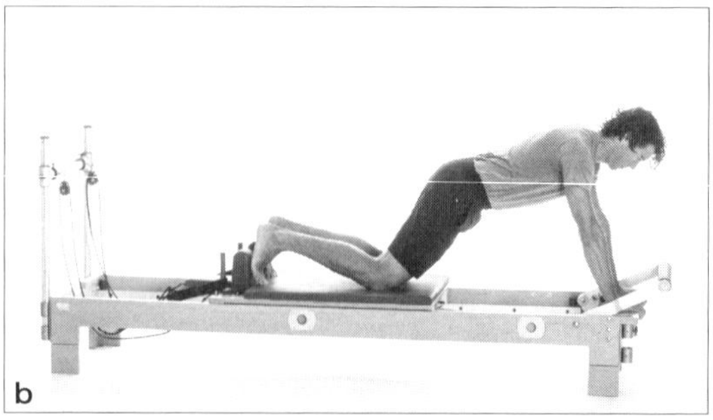

バリエーション

椎間板病変，骨粗鬆症がある場合には，腰椎を中間位かわずかに伸展した状態にする（フラットバックポジション)。狭窄症，脊椎すべり症がある場合，腰椎はエクササイズ中屈曲したままにする（ラウンドバックポジション)。

プログレッション

抵抗なしで実施する。

指導のポイント

1. 腕ではなく，腹部でキャリッジを引っ張ると考える。
2. 肩甲骨を後下方へ引き下げて，尻ポケットに入れる。
3. 他の部位を動かさず，股関節だけをヒンジ（蝶番）として動かす。

リバースクアドルペッドアブス REVERSE QUADRUPED ABS

BASI Comprehensive Program において Rael Isacowitz により指導されたオリジナルエクササイズのバリエーション（Isacowitz 2018)。

主に関与する筋

腹筋群，股関節屈筋群

目　的

腰部・骨盤帯の安定化，肩甲骨の安定化，股関節屈筋の強化とコントロール

適　応

クアドルペッドアブス（p.137）と同じであるが，このバージョンは特に腹部の求心性収縮を促す。

注意点・禁忌

クアドルペッドアブス（p.137）のものに加えて，股関節屈筋の損傷

抵　抗

軽い

方　法

フットバーに背を向け，リフォーマーの上で四つ這いのポジションをとる。膝をショルダーレストに押し当て，手を肩の少し前のレールに乗せて，スプリングにわずかな張力をかける。腰部を丸め，深いCカーブをつくり，コアをセットする（写真a）。息を吐き，膝を手の方へ引き込み，Cカーブをさらに深くする(写真b)。息を吸い，体幹の屈曲を保ったまま，キャリッジを開始位置に戻す。

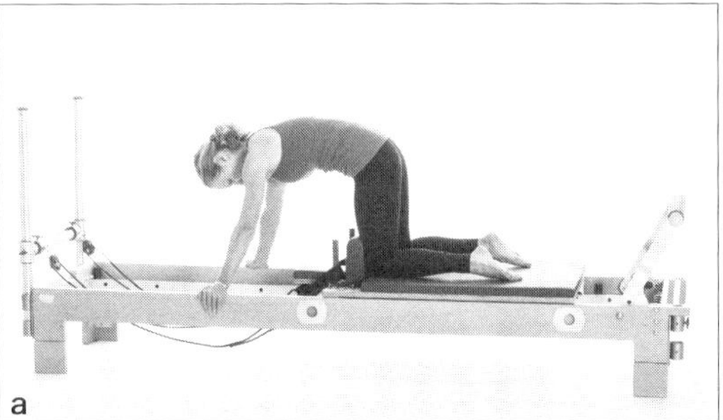
a

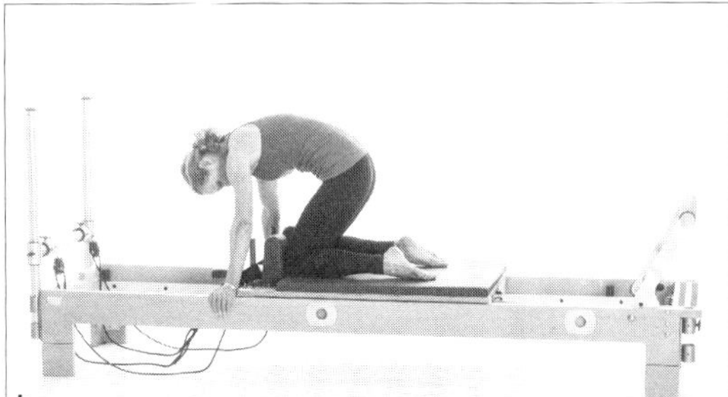
b

バリエーション

椎間板病変，骨粗鬆症がある場合，エクササイズ中は脊椎をラウンドバックポジションではなく，中間位（フラットバック）に保つ必要がある。しかし，これは腹部を機械的に不利にし，股関節屈筋により大きな負荷を与え，そのためおそらく腰部により多くのストレスを引き起こす。

指導のポイント

1. 腕や股関節屈筋群ではなく，腹部を使ってキャリッジを引き込む。
2. 肩甲骨を後下方へ引き下げておく。
3. エクササイズを通して深いCカーブを維持する（適切な場合）。

クアドルペッドトライセプスキックバック QUADRUPED TRICEPS KICKBACK

主に関与する筋

上腕三頭筋

目　的

上腕三頭筋の強化と筋トーンの改善，肩甲骨の安定化，コアの安定化

適　応

上腕三頭筋の強化に加えて，体幹と肩甲骨の安定性を向上させる。肩甲骨を適切なポジションにするために，支持側の前鋸筋，僧帽筋下部線維，広背筋を活動させなければならない。

注意点・禁忌

このポジションで膝の痛みが起こる場合は，膝下にパッドを置くことで軽減する。

抵　抗

軽い～中等度

方　法

フットバーに背を向け，キャリッジの上で四つ這いのポジションをとり，膝を股関節の真下に置き，脊柱を中間位にする。片手をヘッドレストの上に置き，肩がその真上にくるようにする。肩甲骨を骨盤に向かって引きながら，ヘッドレストを押し下げ，肩甲骨の安定化筋をセットする。反対側の手を体の方に向けてハンドルを持ち，上腕を体幹と同じ高さになるように上げる。肘を曲げ，脇を締めて腕を胸郭に添わせる（写真 a)。息を吐き，上腕を静止させたまま，肘を完全に伸展する（写真 b)。それから息を吸い，開始位置へ戻る。

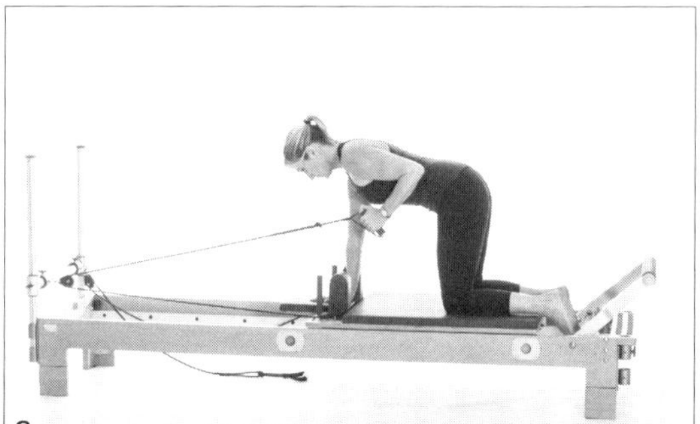
a

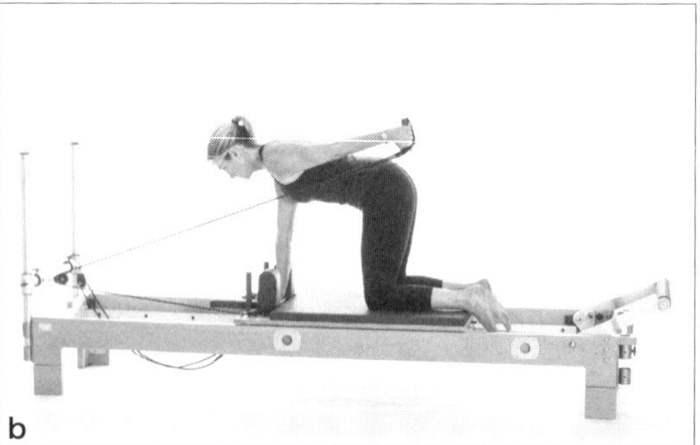
b

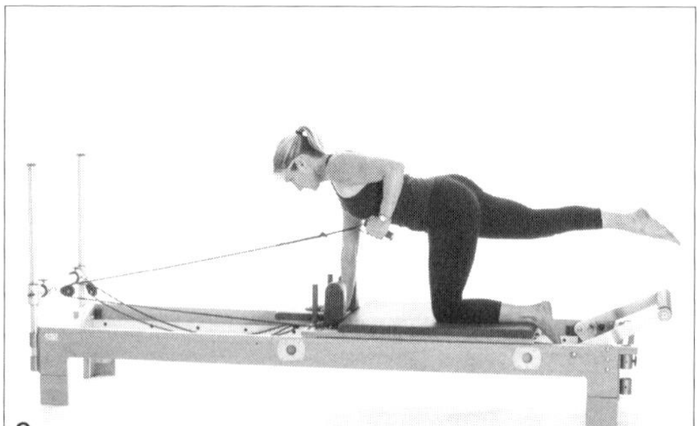
c

プログレッション

体幹の安定性にさらに負荷をかけるには，ハンドルを持っている腕と反対側の脚を伸ばした状態でエクササイズを行う（写真 c)。

指導のポイント

1. 支持側の翼状肩甲を避けるために，掌を押し下げることで，前鋸筋，僧帽筋下部線維，広背筋の働きを高める。
2. コアの筋群を動員しながらも，頚部の筋はリラックスさせておく。
3. 動いている腕の側の肩が前方に倒れないように，後ろへ引き上げておく。
4. プログレッションでは，骨盤のポジションを変えず，股関節の高さで脚を伸ばし，できるだけ脚を長くする。

アップストレッチ 1 UP STRETCH 1

主に関与する筋

腹筋群，背筋群

目　的

肩関節と体幹の安定化，コアの強化，ハムストリング・ふくらはぎ・肩関節の柔軟性の改善

適　応

このCKCのエクササイズは，腹筋群，背筋群，肩の筋の同時収縮を必要とし，肩の安定性と可動性を向上させる。他の全身統合エクササイズと同様に，使用する抵抗を少なくすると，コアの筋力と安定性が必要とされ，難易度が増す。肩への負担を最小限に抑えるために，体は肩関節中心に回転する必要があり，コントロールが必要とされる。肩甲骨の挙上と前方突出を避けるため，内転と下制を行う。

注意点・禁忌

弱いコアやコアコントロールの不足，肩のインピンジメント症候群，腱板修復術・関節唇修復術後早期，腰椎椎間板病変（ハムストリングの柔軟性や股関節の可動性がないため，アップストレッチポジションで腰椎屈曲を避けることができない場合）

抵　抗

軽い〜中等度

方　法

キャリッジの上に立ち，フットバーに両手を肩幅に置き，腕をまっすぐ伸ばし，ショルダーレストに踵の上半分を置く。頭を両腕の間に置き，骨盤を天井に向かって持ち上げ，背中を平らにする（写真a）。息を吸い，股関節をヒンジとして使い，キャリッジをわずかに後方に押す（写真b）。体幹と肩で安定させる。息を吐きながら，腹部を引き込み，キャリッジをストッパーに向かって引き戻し，開始位置へ戻る。

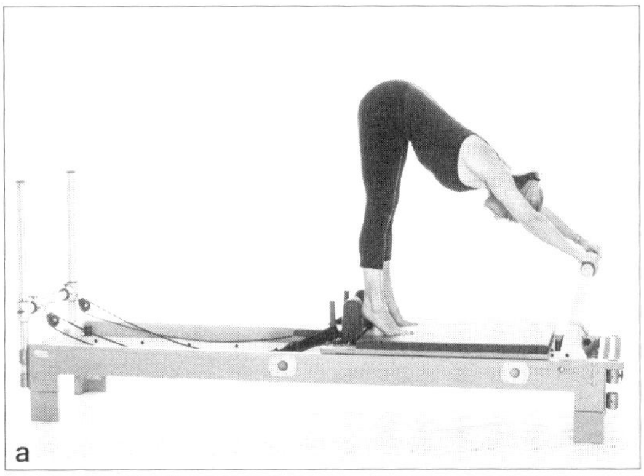
a

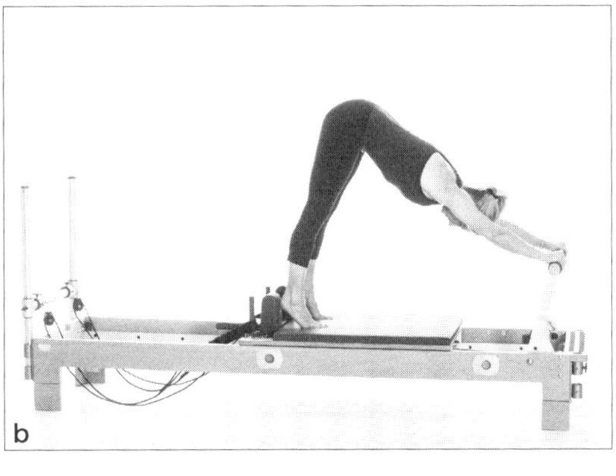
b

バリエーション

踵の上半分をショルダーレストの上ではなく，キャリッジの上に平らに置く。このバージョンは，「エレファント（elephant）」といい，ハムストリングとふくらはぎの伸張性を高め，安定性を向上させる。

プログレッション

アップストレッチ 2（p.142），ロングストレッチ（p.143）

指導のポイント

1. 頭を脊柱の延長線上に位置させる。
2. 尾骨を上へ引っ張り続ける。
3. 体をピラミッドの形に保ち，胸を大腿部に向かって引き，背中をまっすぐに保つ。
4. 体幹を可能な限り中間位で安定させる。
5. 脚を股関節から振り子のように前後に振る。
6. 動作の内側へ向かう相（開始位置へ戻る部分）を強調する。
7. 肩を股関節に向かって引き下げることで肩甲骨の挙上を避ける。

アップストレッチ 2　UP STRETCH 2

主に関与する筋

腹筋群，背筋群

目　的

肩関節と体幹の安定化，コアの強化，ハムストリング・ふくらはぎ・肩関節の柔軟性の改善

適　応

アップストレッチ 1（p.141）と同じ。

抵　抗

軽い

方　法

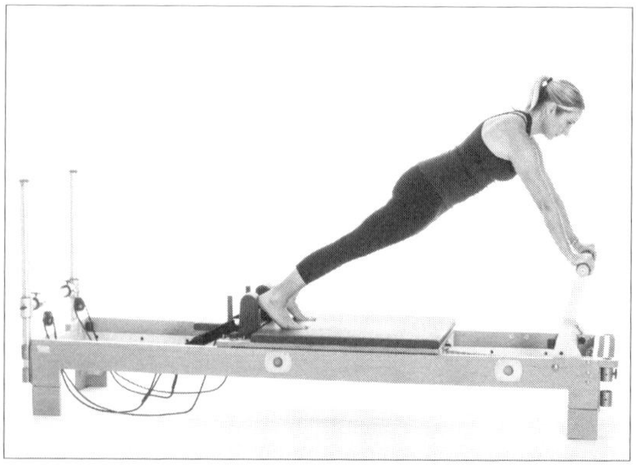

開始位置はアップストレッチ 1 と同じである（p.141，写真 a）。息を吸い，腕を静止させたまま，脚でキャリッジを後方へ押し，肩と股関節を中心に回転して，体をプランクポ

ジションまで下げていく（写真）。息を吐き，再び肩と股関節を中心に回転して，骨盤を天井に向かって持ち上げ，キャリッジをストッパーまで引き戻す。

プログレッション

ロングストレッチ（p.143），アップストレッチ３（p.144）

指導のポイント

アップストレッチ１（p.141）と同じである。

ロングストレッチ LONG STRETCH

主に関与する筋

腹筋群，肩甲骨の安定化筋

目　的

肩関節と体幹の安定化，コアの強化，肩関節屈筋の強化

適　応

アップストレッチ１（p.141）と同じであるが，さらに腹部の筋力，コアコントロール，安定性が必要とされる。

注意点・禁忌

コアの弱化やコントロールの不足，肩のインピンジメント症候群，腱板修復術・関節唇修復術後早期

抵　抗

軽い

方　法

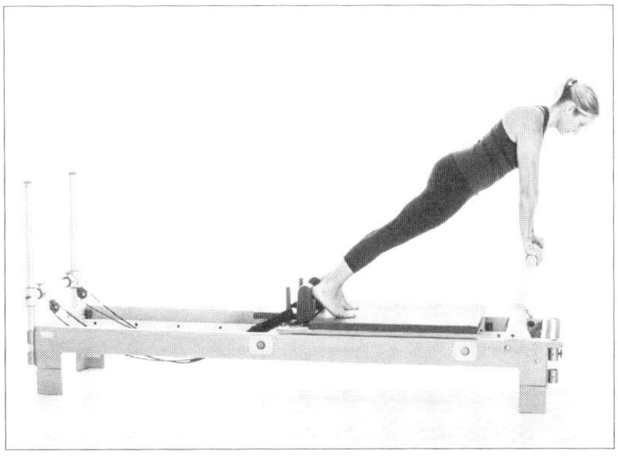

アップストレッチ１のポジションから始める（p.141，写真 a)。アップストレッチ２（p.142，写真）のように，肩と股関節を中心に回転して，体をプランクポジションまで下げる。息を吸い，キャリッジがストッパーに達するまで，体をフットバーに向かって前方へ滑らせる（写真）。息を吐き，キャリッジ

を開始位置まで後方へ押し戻す。プランクポジションを保持しながら，キャリッジを前後に５～10回滑らせる。

プログレッション

アップストレッチ３（p.144）

指導のポイント

1. 骨盤をわずかに後傾させ，腹部の活性化を確実に行い，過前弯を避ける。
2. 頭を脊柱の延長線上に位置させる。
3. 鎖骨を広げ，肩甲骨は下に引き下げる。

アップストレッチ３ UP STRETCH 3

主に関与する筋

腹筋群，背筋群，肩甲骨の安定化筋

目　的

肩関節と体幹の安定化，コアの強化，肩関節の屈筋の強化，ハムストリング・ふくらはぎ・肩関節の柔軟性の改善

適　応

このエクササイズは，アップストレッチ２とロングストレッチの組み合わせであり，プログレッションである。

注意点・禁忌

コアの弱化，コアコントロールの不足，肩のインピンジメント症候群，腱板修復術・関節唇修復術後早期，腰椎椎間板病変（ハムストリングの柔軟性や股関節の可動性がないため，アップストレッチの姿勢で腰椎屈曲を避けることができない場合）

抵　抗

軽い

方　法

アップストレッチ１のポジションから開始する（p.141，写真a）。息を吸い，体をアップストレッチ２のポジションまで下げる（p.142，写真）。キャリッジがストッパーに達するまで前方に滑らせる（p.143，写真）。息を吐き，骨盤を持ち上げて開始位置へ戻る（p.141，写真a）。

指導のポイント

1. アップストレッチ１（p.141）とロングストレッチ（p.143）のポイントと同じ。
2. 腹部を深く引き込み，ロングストレッチのポジションからアップストレッチのポジションへ移行を開始する。
3. ロングストレッチからアップストレッチのポジションへ移行する時に，キャリッジをストッパーにしっかりと押しつける。

ダウンストレッチ DOWN STRETCH

主に関与する筋

腹筋群，上背部の筋

目　的

体幹と肩甲骨の安定化，肩関節の伸筋と背筋上部のコントロール，姿勢の改善

適　応

肩甲骨と骨盤のコントロールに加え，体幹の安定性がかなり必要とされる。これらが十分にない場合，腰椎は過前弯となり，過度の圧力がかかる。使用する抵抗を少なくすると，コアの筋力や安定性に対する負荷が上がり，難易度が高まる。胸の後弯が強い，あるいは肩が丸い人の姿勢を正すためによいエクササイズである。

注意点・禁忌

脊椎すべり症，狭窄症，コアの弱化やコントロールの不足

抵　抗

軽い

方　法

キャリッジの上に膝立ちになり，ショルダーレストに両足を押し当て，フットバーに両手を肩幅に置き，腕をまっすぐにする。全身を弓形にし，骨盤をやや後傾させる。鎖骨を広げ，胸を最大伸展させる（写真 a）。息を吐き，体を弓形に保ちながら，肩を軸として回転し，キャリッジを後方へ押す（写真 b）。

a

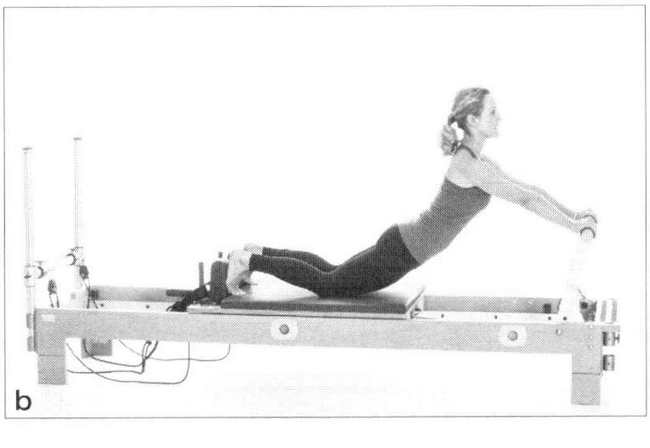

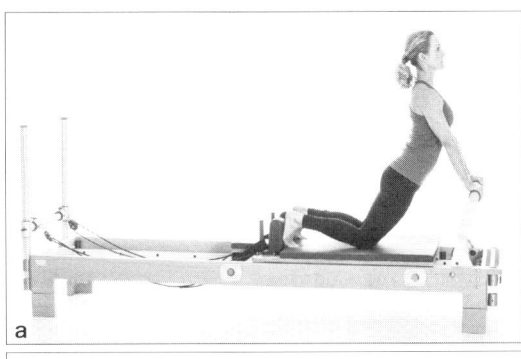
b

息を吸い，フットバーを押し下げて体を持ち上げ，開始位置へ戻る。キャリッジがストッパーに触れるまで戻し，腰椎が過前弯しないようにしながら，胸を再度最大伸展させる。

指導のポイント

1. 腰椎を保護するために，エクササイズ中は腹筋を動員し，骨盤をやや後傾させる。
2. 動作の間，背部，股関節，肩の伸筋群を働かせ続け，体を弓形に保つように努力する。
3. 体が船の船首像で，胸骨が体を波の上まで持ち上げているとイメージする。

ショルダープッシュ SHOULDER PUSH

BASI Master I，Master II Program において Rael Isacowitz により指導されたオリジナルエクササイズのバリエーション（Isacowitz 2018）。

主に関与する筋

腹筋群，肩甲骨の安定化筋群

目　的

体幹と肩甲骨の安定化，コアコントロール，肩関節の強化とコントロール

適　応

手首に負担をかけたり，インピンジメント症候群や癒着性関節包炎（五十肩）などで禁忌となるポジションをとる必要がない，肩の CKC エクササイズである。アップストレッチ（p.141 ～145）より安定したポジションで，肩甲骨とコアの安定性やコントロールを鍛える。肘つきのプランクは，筋電図による研究で，腰椎に外的負荷をかけることなく筋を同時収縮することが示されており，運動能力の向上と障害予防のための安定化と持久力トレーニングに有益である（Ekstrom, Donatelli, Carp 2007）。不安定な面でこのポジションを維持することは，コアの安定化筋を鍛える効果がさらに高くなる。

注意点・禁忌

腰椎椎間板病変（ハムストリングの柔軟性や股関節の可動性がなく，エクササイズ中の腰椎屈曲を避けることができない場合），腱板修復術後早期

抵　抗

軽い

方　法

フットバーを一番下の位置に置く。ショルダーレストの方を向き，キャリッジ上に膝をつく。掌を向かい合わせにしてショルダーレストを持ち，押し下げるようにして，キャリッジの中央に肘を

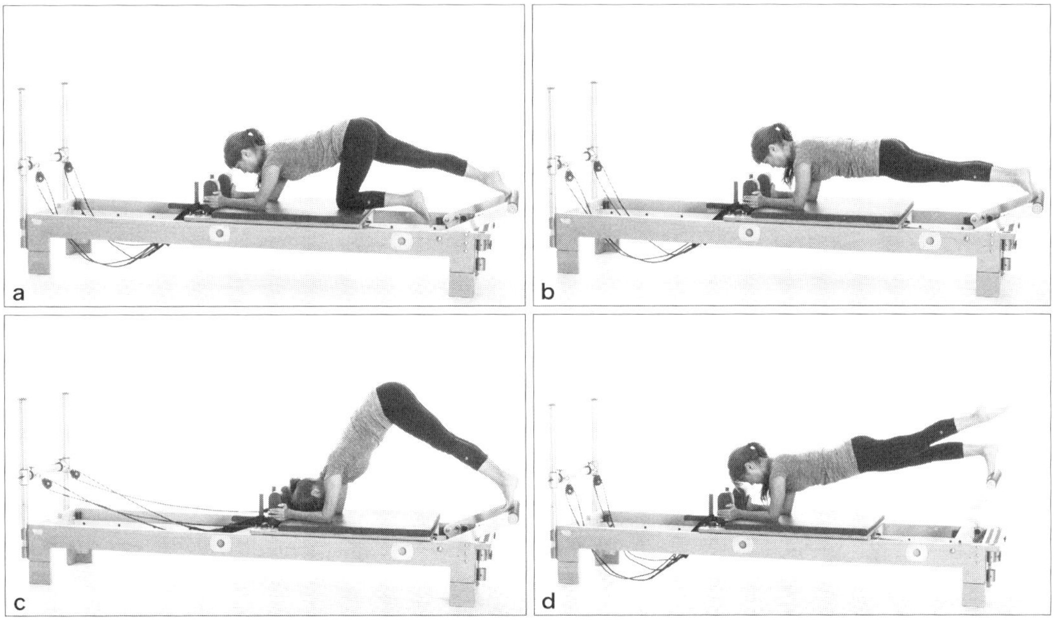

置く。フットバーに片足を置き，キャリッジを押し出す（写真 a)。反対側の足を慎重に持ち上げてフットバーの上に置き，肘つきのプランクポジションをとる（写真 b)。肩甲骨を引き下げ，コアの筋群を働かせる。息を吐きながら，胸を太ももの方に近づけて，股関節を持ち上げ，キャリッジをストッパーまで引き戻す（写真 c)。息を吸い，プランクポジションに戻る。

プログレッション

フットバーの位置を上げるか，片脚をフットバーから数センチメートル離した状態でエクササイズを行う（写真 d)。

指導のポイント

1. エクササイズの間，コアの筋群を動員しておく。
2. 頭を脊椎と一直線に保ちながら，頭と頚部をリラックスさせておく。
3. 左右の肘を互いに引き寄せ，肩の真下に置き，横へ広がらないようにする。
4. プランクポジションでは，股関節を体の他の部分と同じ高さに保つ。

修正版バランスコントロールフロント
MODIFIED BALANCE CONTROL FRONT

主に関与する筋

腹筋群，肩甲骨の安定化筋

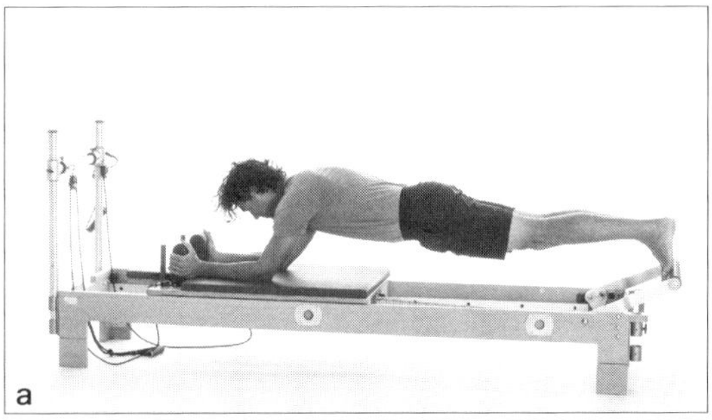

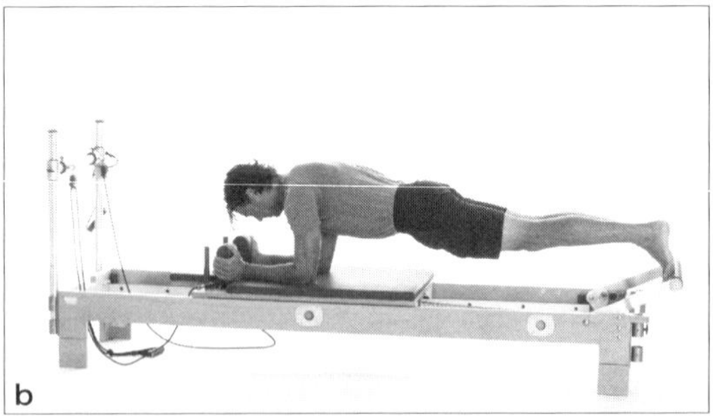

目　的

体幹と肩甲骨の安定性，コアコントロール，肩関節の強化とコントロールの改善

適　応

ショルダープッシュ（p.146）と同じである。このエクササイズでは股関節の屈曲の部分が取り除かれるが，それでも腹部の筋力，コアコントロール，肩甲骨の安定性がかなり必要である。

注意点・禁忌

腱板修復術後早期

抵　抗

軽い

方　法

セットアップと開始位置は，ショルダープッシュと同じである（p.147，写真 b）。息を吐き，プランクポジションを保ちながら，キャリッジを数センチメートル前方に押し出す（写真 a）。息を吸い，キャリッジを開始位置まで引き戻す（写真 b）。

プログレッション

フットバーの位置を上げるか，片脚をフットバーから数センチメートル離した状態でエクササイズを行う。

指導のポイント

ショルダープッシュ（p.146）と同じである。

スケーティングハイブリッド SKATING HYBRID

主に関与する筋

中殿筋，大腿四頭筋

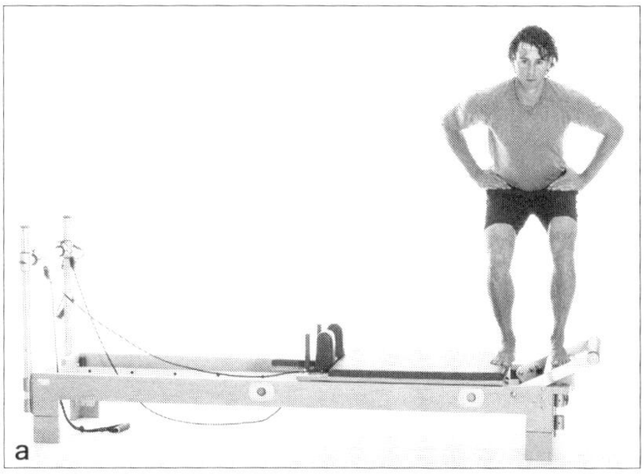
a

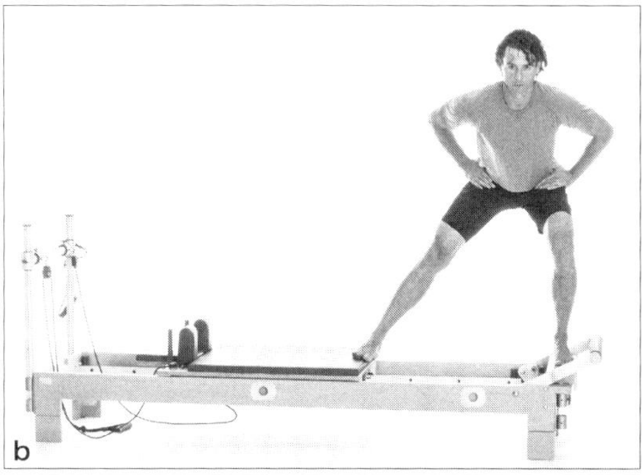
b

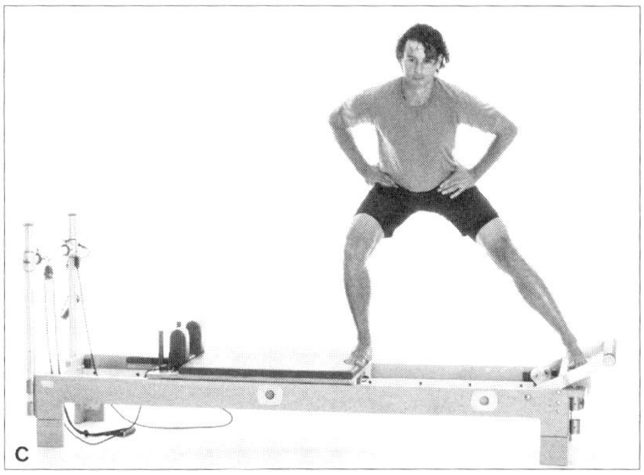
c

目　的

股関節外転筋の強化，腰部・骨盤帯の安定性，膝関節の安定性とコントロール，膝蓋大腿関節の正しいアライメント

適　応

機能的な姿勢で股関節の外転筋群を強化し，膝の安定性とコントロールを鍛え，膝蓋大腿関節の正しいアライメントを促進するので，アスリートによい。コアの筋群も，腰部・骨盤帯の安定性を維持するために働く。

注意点・禁忌

完全免荷を要する状態

抵　抗

中等度

方　法

左足でフットプレートかスタンディングプラットフォームの上に立ち，右足を左足と平行にキャリッジの端に置く。両膝を曲げ，股関節を曲げながら背中をまっすぐに保ち，アスレティックスタンスをとる。右膝蓋骨を第2，３趾の間に向ける。手は股関節に当てるか腰の後ろで組む（写真 a）。息を吐きながらキャリッジを押していき，右脚だけをまっすぐにする（写真 b）。それから，息を吸いながら，キャリッジをコントロールしながらゆっくりとストッパーに戻す。右脚が動いている間，左脚は安定させておく。

バリエーション

リバーススケーティング：右脚を安定させ，左脚でキャリッジを押し出す（写真 c）。

指導のポイント

1. 一方の脚がキャリッジを押し出す時は，体幹と安定させている脚は完全に静止させておく。
2. 安定させている脚の踵を押し込む。

3. このエクササイズは殿部が働いていることが感じられるべきである。そうでない場合，股関節と膝関節をもう少し深く曲げる。
4. スピードスケート選手が力強く蹴り出し，優雅にコントロールして戻ってくることをイメージする。

サイドスプリット SIDE SPLITS

主に関与する筋

股関節内転筋群

目　的

股関節内転筋の強化とコントロール，腰部・骨盤帯の安定性の向上

適　応

機能的な立位姿勢で，弱くなっていることが多い内転筋群を強化する簡単な方法である。股関節の可動域を最大化しながらストレッチする。押し出している時は，内転筋群は遠心性に働き，引き込んでいる時は，求心性に働く。また，体を直立させ，骨盤を中間位に保つために，腹筋群，骨盤底筋群，背筋群の協調的な働きを必要とする。外転筋群があまり働かないように，軽い抵抗が必要である。

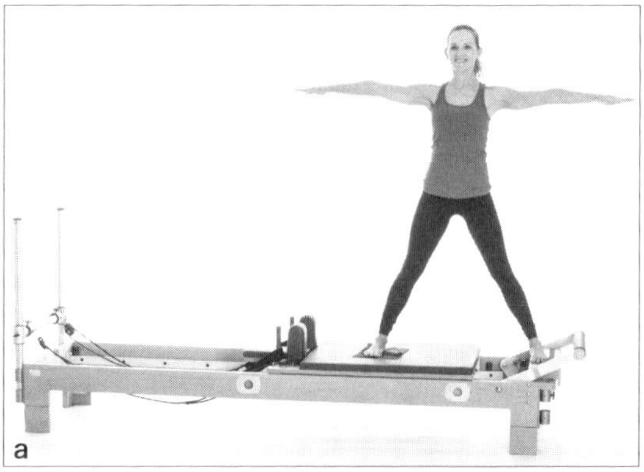
a

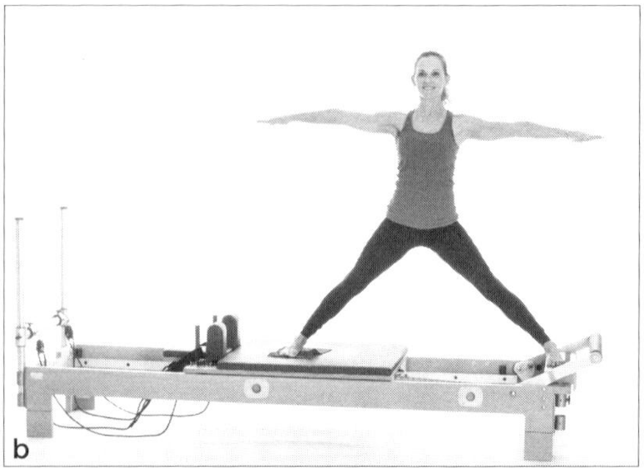
b

注意点・禁忌

完全免荷を要する状態

抵　抗

軽い

方　法

スケーティングハイブリッド（p.148）と同様に，リフォーマーの上に立ち，左足をプラットフォームに置く。右足をキャリッジのできるだけ離れたところで滑り止めパッドの上に置く。腕をTポジションに上げて保持する（写真a）。息を吸い，キャリッジをコントロールしながら，フットバーから可能な限り引き離していく。そこで数秒間保持する（写真b）。息を吐き，左右の大腿部を絞り上げ

てキャリッジを開始位置の方へ引き，ストッパーを押すまで引き戻す。

プログレッション

1. 脚が長く，非常に強く柔軟性がある場合は，足をショルダーレストに当ててもよい。
2. 付属品としてスタンディングプラットフォームがあれば，エクササイズを股関節外旋位で行うことができ，ダンサーのトレーニングによいポジションである（写真c）。キャリッジがストッパーから離れたら，キャリッジを動かさずに膝を曲げ，スクワットポジションをとり（写真d），それから，キャリッジをストッパーまで引き戻して脚をまっすぐにする。

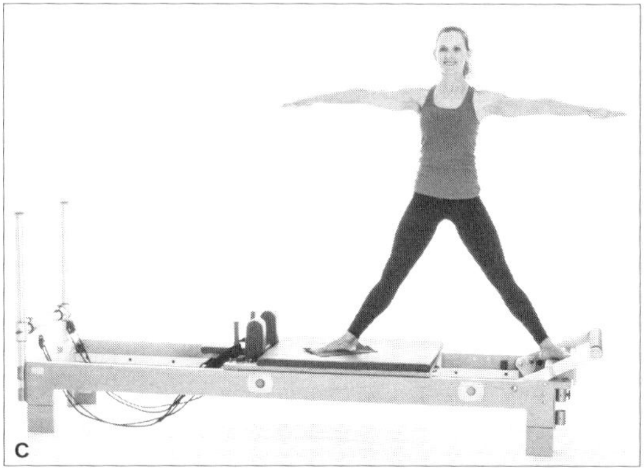

c

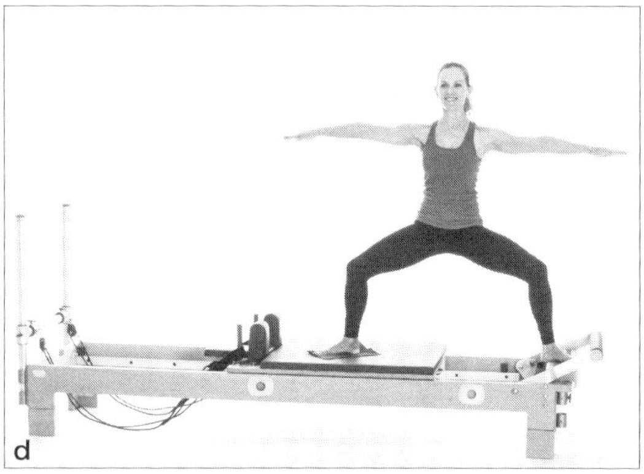

d

指導のポイント

1. 腹筋を働かせるために骨盤をわずかに後傾させ，腰椎を保護する。
2. 動作中は体が前傾しがちである。これに対抗するため，体幹を直立させ，頭頂から脊柱を長くする。
3. 肩甲骨を後ろへ引き下げて，鎖骨を広くする。
4. キャリッジを引き戻す時は，体を天井に向かって持ち上げ，両脚の間に挟んだ大きなボールを押し潰すように考える。

ターミナルニーエクステンション TERMINAL KNEE EXTENSION

主に関与する筋

大腿四頭筋

目　的

内側広筋斜走線維の神経筋再教育，大腿四頭筋の強化，中殿筋の強化，バランスの改善

適　応

このエクササイズは，膝の深層の安定化筋である，内側広筋斜走線維を分離する。この筋が適切に機能することは，膝蓋骨の正しいトラッキングと膝の安定性のために非常に重要である。どのよ

うな外傷・障害でも深層の安定化筋は抑制されるようなので，私は膝に障害のあるクライアントには誰にでもこのエクササイズを行う。このエクササイズにおける体のポジションでは，正しいトラッキングと内側広筋斜走線維の発火を感じるとともに観察することができるので，神経筋再教育の優れた方法となる。また，片側だけの荷重エクササイズなので，股関節の側方安定性（中殿筋の強化）とバランスを改善するのにも非常に有効である。

注意点・禁忌

完全免荷を要する状態

抵　抗

軽い

方　法

フットバーのすぐ前の床に立ち，キャリッジの方を向く。キャリッジの端に片足を置き，踵は端に引っ掛けるが，つま先はキャリッジを押し下げる。膝を 90°に曲げ，膝蓋骨を第 2，3 趾の間の線上に合わせる。腕は体の横か股関節の上でリラックスさせておく（写真 a）。キャリッジをゆっくり前方に押して，膝が最大伸展するまで脚を伸ばす（写真 b）。脚を動かさずに，膝蓋骨を上方に引き上げることによって，内側広筋斜走線維（大腿四頭筋の下方内側部）を等尺性収縮させる。

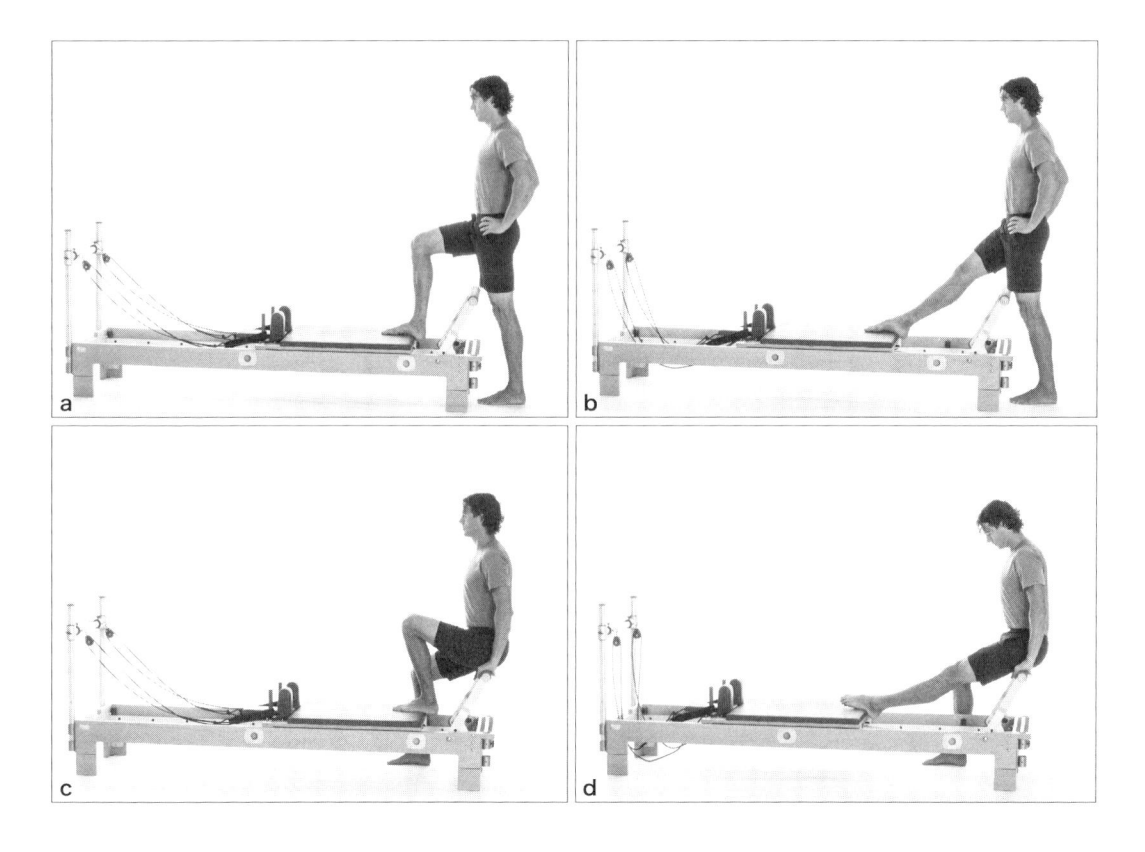

それから，ゆっくりとコントロールして膝を曲げ，キャリッジを開始位置に戻す。

バリエーション

完全免荷の状態やバランスをとるのが難しいクライアントは，フットバーに半分座った状態で行うことができる（写真 c，d）。

プログレッション

バランスクッションやハーフフォームローラーの上に立ってエクササイズを行う。

指導のポイント

1. エクササイズの間，股関節を水平に保ち，支持脚は完全に静止させる。キャリッジが動く時に，骨盤を前後にシフトさせない。
2. コアの筋群を引き込み，背筋を伸ばして立つ。
3. 内側広筋斜走線維とのつながりを感じにくい場合は，膝蓋骨のすぐ上の大腿内側部にある筋を触れ，収縮を感じる。
4. 膝蓋骨の適切なトラッキングを維持するために，キャリッジを押したり引き戻したりする時に，膝蓋骨が必ず第２，３趾の間の線上を通るようにする。

ハムストリングカール HAMSTRING CURL

主に関与する筋

ハムストリング

目　的

ハムストリングの強化，膝蓋骨の適切なトラッキング

適　応

このエクササイズは，ハムストリングをターゲットにする簡単な方法である。このポジションでは膝蓋骨のアライメントやトラッキングを観察することができるが，腹臥位のハムストリングカールでは不可能である。座位姿勢は，人工膝関節全置換術後のように，完全免荷を要する状態のクライアントにも適している。

注意点・禁忌

ボックスの高さにより，座った時に 90° を超える股関節屈曲を必要とする場合には，後方アプローチの人工股関節全置換術後には禁忌である。

抵　抗

中等度

方　法

ショートボックスをリフォーマーのレールの上に置く。プーリーライザーからの距離は脚の長さにより変わる。脚が短いほど，ボックスはキャリッジに近くなる。フットバーの方を向き，脚を長く伸ばした状態でボックスに座り，踵をショルダーレストに引っ掛ける。ボックスの両側に手を置き，ボックスを所定の位置に固定する（写真 a)。コアの筋群を引き込み，背すじを伸ばす。息を吐き膝を曲げ，キャリッジをボックスの方向へ引く（写真 b)。それから息を吸い，脚をゆっくりと伸ばし開始位置へ戻る。

バリエーション

片脚ずつエクササイズを行う。もう片方の脚は，胸のところで抱えておくか，ボックスの上に置いておくか，あるいはまっすぐ伸ばし大腿四頭筋の等尺性収縮を促す。

プログレッション

ボックスを取り出し，立位でエクササイズを行う（写真 c，d)。このバージョンは，バランスと股関節の側方の安定性を鍛えるので，アスリートの機能的なリトレーニングとして優れている。

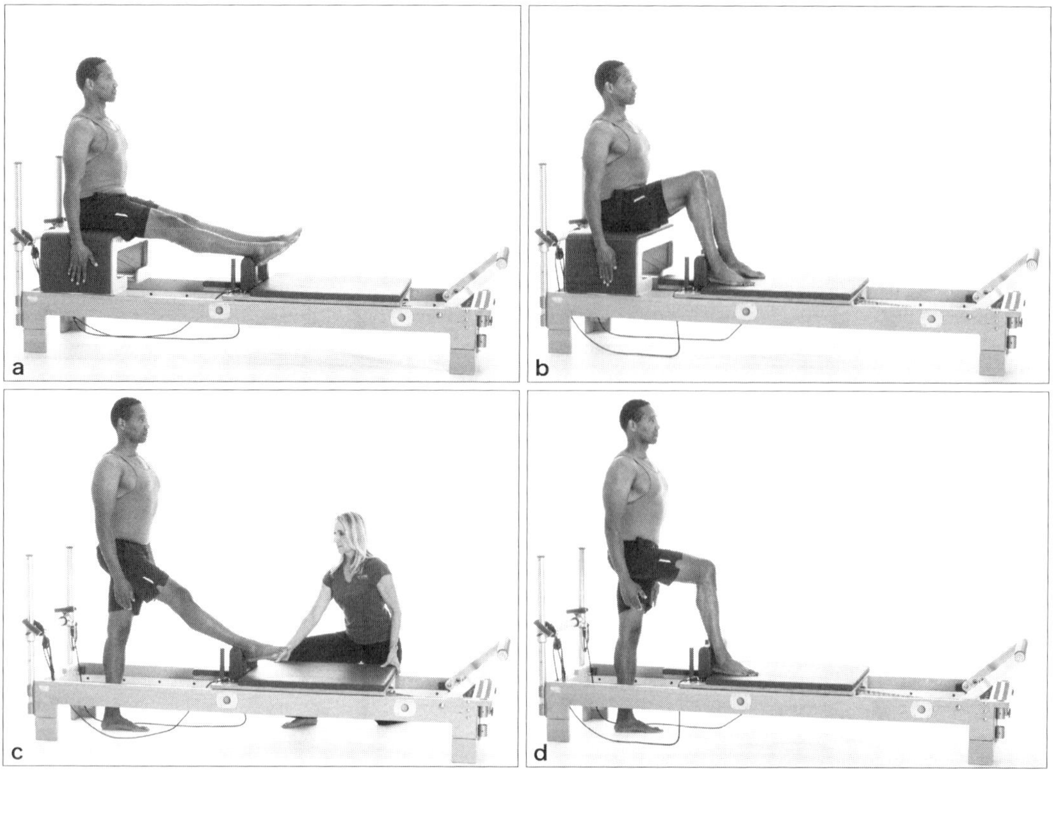

指導のポイント

1. 腹筋を引き込み，脊椎を長く伸ばし，背が高くなるように立つ，あるいは座る。
2. ボックスを安定させると同時に，上半身の筋の働きを促すために，両手をボックスの側面に押し当てる。
3. 膝蓋骨の適切なトラッキングを維持するために，キャリッジの押し出しと引き込みを行う時に，膝蓋骨が第２，３趾の間の線上を通るように，細心の注意を払う。

スクーター SCOOTER

主に関与する筋

股関節伸筋群，膝関節伸筋群，腹筋群

目　的

体幹と肩甲骨の安定性の向上，股関節の分離運動，股関節と膝関節の伸筋群の強化，機能的活動中に腹部深層筋を能動的に収縮する能力の改善

適　応

非常に機能的で用途が広く，私が好きなエクササイズの１つである。バランスのエクササイズとして優れており，ほとんど誰でも行うことができる。骨盤，体幹，肩甲骨を安定させたまま，動いている側の脚の股関節を伸展させることを意図している。バランス，コアの筋力，股関節伸筋の筋力，協調性など，目的に応じて簡単に適応させることができる。

注意点・禁忌

腰椎椎間板病変，骨粗鬆症，完全免荷を要する状態

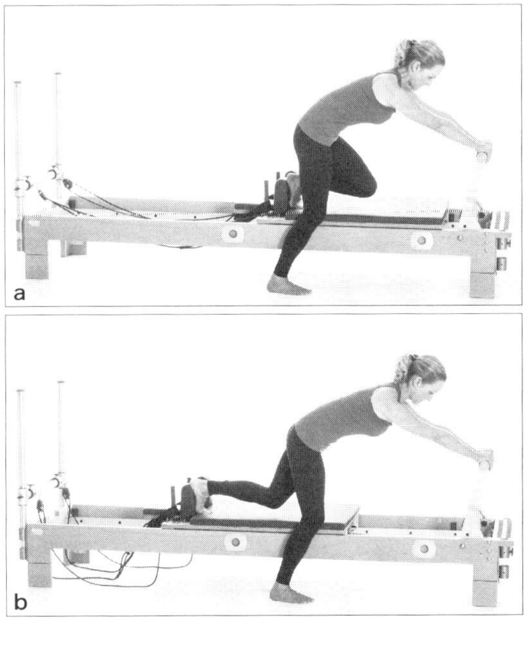

抵　抗

軽い～中等度。しかし，体幹の安定性よりも脚の筋力強化を目的とするのであれば，より重い抵抗を用いる。

方　法

リフォーマーの横の床に，フットバーの方を向いて立つ。両手を肩幅に合わせてフットバーに置き，腕をまっすぐにする。片足は膝を少し曲げた状態で，ショルダーレストの位

置に合わせて床の上に置き，もう片方の足は膝をキャリッジから浮かせショルダーレストに押し当てる。腰を丸め，深いCカーブを描き，コアをセットする（写真a)。息を吸い，キャリッジを後方に押し，キャリッジ上にある脚を伸ばす（写真b)。息を吐き，腹筋群を使ってキャリッジを引き戻し，膝を曲げ，開始位置に戻る。

バリエーション

1. 椎間板病変と骨粗鬆症がある場合は，深いCカーブではなく，脊柱の中間位（フラットバックポジション）で行う。これは体幹の屈曲よりも股関節の伸展を強調する姿勢である。
2. 高齢者，動けないクライアント，非常に虚弱なクライアントは，支持側の足をフットバーの近くに置くことで，てこの作用を大きくして，股関節を伸展しやすくする。

プログレッション

フットバーから片手を離して前方に伸ばし，水平面における腰部・骨盤帯の安定性に対する負荷を高める。

指導のポイント

1. 肩甲骨を引き下げて，背中が丸まらないようにする。
2. 古典的なバージョンでは，エクササイズを通して腰椎の屈曲と骨盤の後傾を維持する。
3. ランナーがスプリントの準備をし，スターティングブロックを押すことをイメージする。

スタンディングランジ STANDING LUNGE

主に関与する筋

ハムストリング，股関節屈筋群

目　的

ハムストリングと股関節屈筋群の柔軟性の向上

適　応

ハムストリングと股関節屈筋群のアクティブストレッチングであり，スクーター（p.155）の後に行うとよい。

注意点・禁忌

脊椎すべり症，腰部脊柱管狭窄症（股関節屈筋群の伸張位における骨盤の過度な前傾または腰椎の過伸展のため），完全免荷を要する状態

抵　抗

軽い

方　法

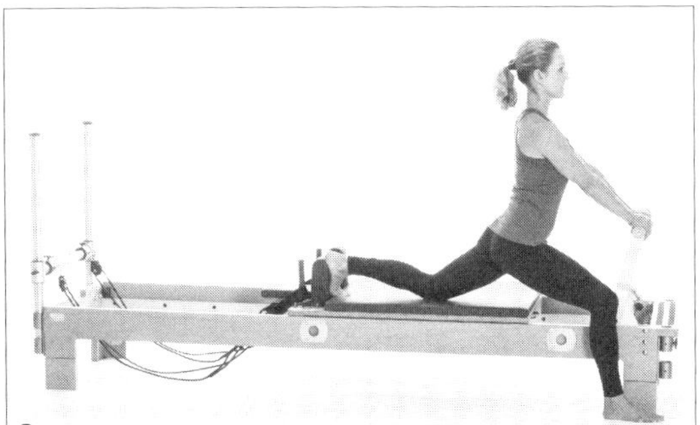

a

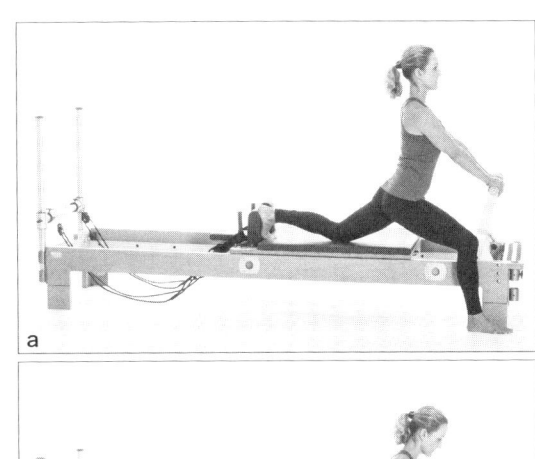

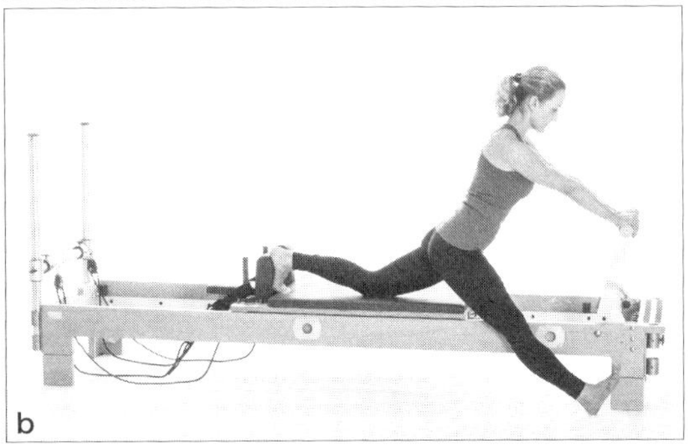

b

スクーターのポジションから（p.155，写真 a），フットバーと並ぶまで床の上の足を前方に動かし，もう一方の脚の膝をキャリッジの上に乗せる（膝が痛むようであれば，パッドを使用する）。息を吐き，キャリッジの上の脚の股関節屈筋群にストレッチを感じるまで，キャリッジを後方にスライドさせる。骨盤の後傾と体幹の直立を維持する。股関節屈筋のストレッチを３～５呼吸の間保持する（写真 a）。息を吐き，立っている脚の膝を伸展し，つま先を持ち上げる。胸を伸展した脚に向かって前に傾けるが，背部はまっすぐに保つ。ハムストリングのストレッチを３～５呼吸保持する（写真 b）。

指導のポイント

1. 股関節屈筋のストレッチの間は，骨盤の後傾を維持する（骨盤を押し込んでおく）。
2. ハムストリングのストレッチの間は，骨盤をわずかに前傾させる。
3. 前脚を伸展する時は，骨盤を水平方向に移動する。
4. 頭を脊柱の延長線上に保ち，背筋群を働かせ続ける。

プローンプリングストラップス１ PRONE PULLING STRAPS 1

主に関与する筋

肩関節伸筋群，背筋群

目　的

肩関節・背筋の強化，姿勢の改善

適　応

腹臥位で行うこのエクササイズは，重力に抗して肩周囲筋群に負荷を与え鍛えることができる。リフォーマーのストラップを用いることで抵抗が追加され，背筋群への負荷も増すことができる。肩関節屈曲 90°以内であるため，肩にどのような病変があっても安全であり，長軸方向へのいくらかの牽引によりリラクセーションが得られるため，癒着性関節包炎にも適応となる。動作がパドリングに似ているため，水泳選手やサーファーにとって機能的なエクササイズである。伸展の程度は，目的が肩の伸展なのか，胸椎の伸展なのか，または腰椎の伸展なのかによって異なる。

注意点・禁忌

脊椎すべり症，狭窄症

抵　抗

軽い

方　法

フットバーと反対側を向き，ロングボックスの上に腹臥位になり，ボックスの端に胸骨を置く。腕をまっすぐにし，掌を内側に向けて，肩関節のやや前方（約 20°）でロープを持つ（写真 a)。息を吸い，肩甲骨を引き下げ，ロープを体の側面まで引き上げる。可能であれば，腕を大腿より上に持ち上げる（写真 b)。息を吐きながら，腕を下ろし，開始位置へ戻る。

バリエーション

約 5 ～ 10 回繰り返した後，腕を大腿の高さに保ち，トライセプスエクステンション（上腕三頭筋の伸展）を行う。肩甲骨を寄せ続けながら，肘を曲げたり伸ばしたりする（写真 c)。

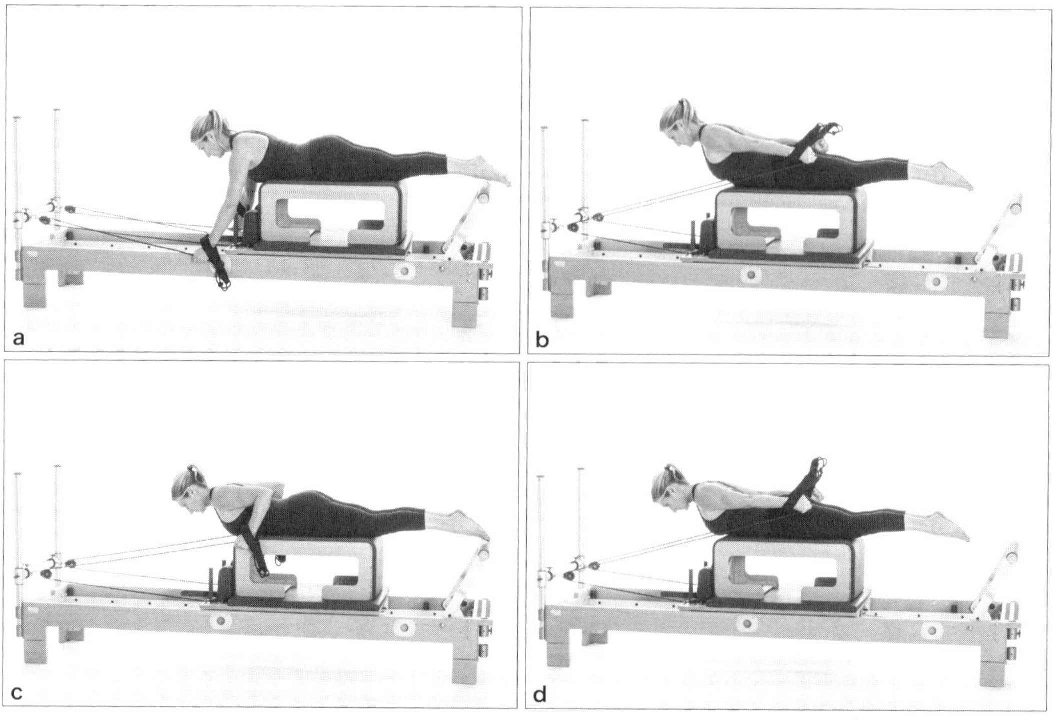

プログレッション

息を吸い，ショルダーエクステンション（肩の伸展）とともにトランクエクステンション（体幹の伸展）を行う（写真 d)。

指導のポイント

1. 腰部を保護するために，エクササイズの間は腹筋を働かせておく。
2. たとえ体幹の伸展をしていなくても，腕を動かし始める時には背筋群を使う。
3. 腕をまっすぐにし，掌をリフォーマーの方へ向けて，肩を内旋したり胸を丸めたりしない。
4. 最高点で肩甲骨の内転筋群を働かせるために，腕を大腿部に押しつける。
5. 姿勢の改善が目的である場合は，背部中央から持ち上げ，胸椎をアーチ状にし，胸を開くことに集中する（背部や肩を丸めず，鎖骨を広げ，肩を後下方に引き下げる)。
6 頚椎が過伸展しないように，頚部深層屈筋群を働かせておく。頭や頚部ではなく，背部を持ち上げると考える。

プローンプリングストラップス２ PRONE PULLING STRAPS 2

主に関与する筋

肩関節内転筋群・外旋筋群，背筋群

目　的

肩関節の可動域と筋力，肩甲骨の安定性，肩甲上腕リズム，姿勢の改善

適　応

プローンプリングストラップス１と同様，腹臥位のポジションによって，肩の筋は重力に抗し，リフォーマーによる抵抗が背部伸筋群にさらなる負荷を与える。このエクササイズでは，典型的なパターンである肩の内旋と胸椎の丸まりを中間位に戻すように，肩の外旋筋群を働かせなければならないため，プローンプリングストラップス１よりも複雑で難しい。姿勢や肩の機能を向上させる必要がある人だけでなく，水泳選手やサーファーにとっても，非常によいエクササイズである。

注意点・禁忌

脊椎すべり症，痛みを伴う狭窄症

抵　抗

軽い

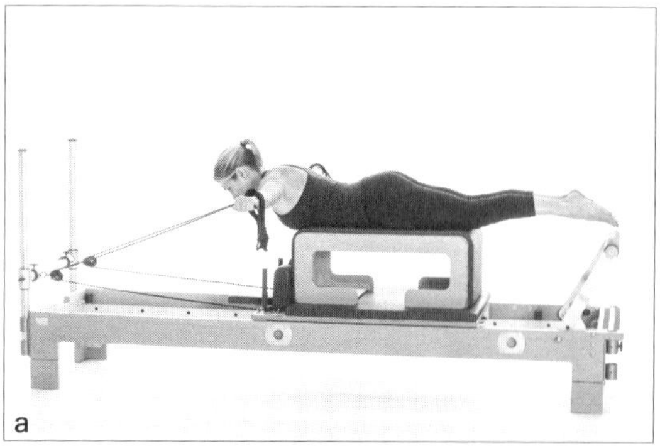
a

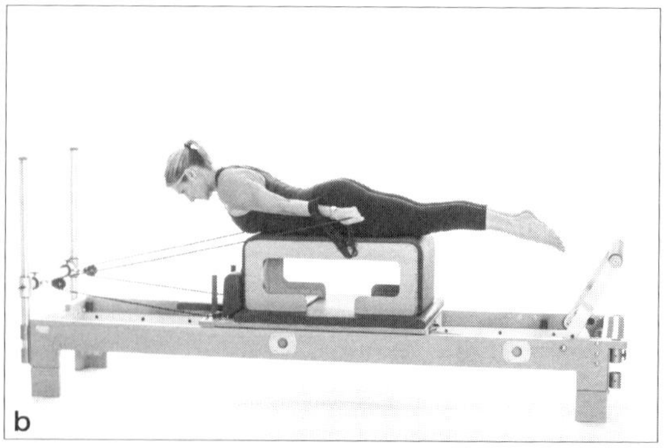
b

方　法

フットバーとは反対側を向きロングボックスの上に腹臥位になり，ボックスの端に胸骨を置く。ロープを掴み，腕をまっすぐにして体の外側でＴポジションをとり，掌を床に向ける（写真 a)。息を吸い，体幹を持ち上げ，掌を床に向けたまま，肩を後下方に引き，腕を体の側面に持ってくる（写真 b)。息を吐き，腕を開始位置に戻す。

バリエーション

約 5 〜 10 回繰り返した後，腕をＴポジションに保持し，ロープの抵抗に抗して天井に向かって持ち上げ，肩甲骨の後退を追加する。この時に，キャリッジが動かないようにする。

プログレッション

息を吸い，肩の内転とトランクエクステンションを追加する（p.158，写真 d)。

指導のポイント

1. 腰部を保護するために，エクササイズの間は腹筋を働かせておく。
2. たとえ体幹の伸展をしていなくても，腕を動かし始める時には背筋群を使う。
3. 動作中，掌を床に向け，肩の外旋を確保する。掌や母指ではなく，小指が大腿に触れるよう持っていく。
4. 肩を外転・内転させる時に，腕を水平面に沿って動かし，床と平行に保つ。
5. 姿勢の改善が目的である場合，背部中央から持ち上げ，胸椎をアーチ状にし，胸を開くことに集中する。
6. 頚椎が過伸展しないように，頚部深層屈筋群を働かせておく。頭や頚部ではなく，背部を持ち上げると考える。

クワドラタスランボラムストレッチ QUADRATUS LUMBORUM STRETCH

主に関与する筋

腰方形筋

目　的

腰方形筋のストレッチング

適　応

硬いことが多い腰方形筋の他動的ストレッチングである。この筋は腰痛の原因となることが多く，効果的にストレッチすることが難しい。リフォーマーのデザインにより，ストレッチングに非常によいポジションをとることができ，さらに徒手による補助やモビライゼーションを簡単に加えることができる。

注意点・禁忌

腰椎椎間板病変，骨粗鬆症（パート２のみ）

抵　抗

重い（すべてのスプリング）

方　法

スプリングバーを前方に動かし，その下のフットストラップを掴み，スプリングバーを適切な位置に戻す。スプリングバーは，身長が高い人はフットバーから最も離れた場所に，身長が低い人はフットバーに最も近い場所に配置する必要がある。すべてのスプリングを取りつけ，ボックスをリフォーマーの上に垂直に置く。ボックスの上に横に座り，フットバーから遠い方の脚を曲げ，ボックスの後端に殿部を置く。フットストラップの下に上の脚を引っ掛け，しっかり固定できていることを確認する（写真 a）。**パート１：**フットバーから遠い方向に側屈し，ヘッドレストの上に手または肘を置く（柔軟性と胴の長さによる）。ストレッチが感じられるまで頭上に

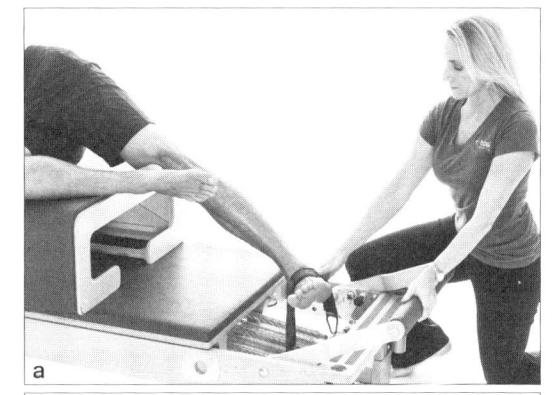
a

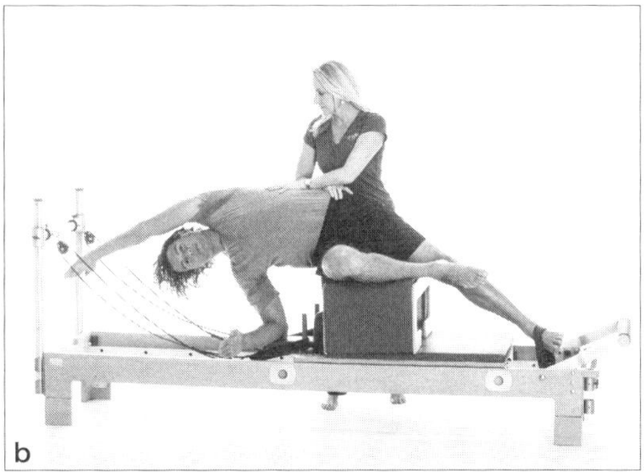
b

腕を伸ばし，そこで3～5呼吸行う（写真b）。
パート2：必要に応じて，体幹を床に向かって回旋し，左右の手をそれぞれレールの上に置く。ストレッチが感じられるまで，体幹を下げ，そこで3～5呼吸行う（写真c）。

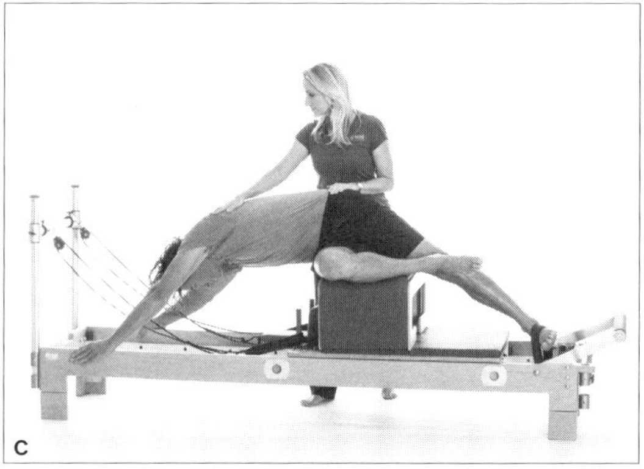
c

バリエーション

クライアントがこのポジションでストレッチしている時に，セラピストが筋膜リリースや軟部組織モビライゼーションを行うことができる。

プログレッション

より柔軟な人や身長の高い人は，床に手を置いてもよい。

指導のポイント

1. 殿部が適切に置かれており，脊柱を捻らずに純粋な側屈ができているかを確認する（パート1）。
2. ストレッチングの効果をすべて得られるように，フットストラップの下に引っ掛けている側の脚が完全にまっすぐになっていること，ストラップに張りがあることを確認する。そのために必要であれば，スプリングバーの位置を動かす。
3. どちらのポジションでも，体は完全にリラックスしてボックスを覆い，重力とフットストラップの安定性が他動的ストレッチをつくり出すようにする。

ジャンピングシリーズ JUMPING SERIES

主に関与する筋

大腿四頭筋，腓腹筋

目　的

膝関節伸筋の強化，股関節伸筋の強化，足関節底屈筋の強化，腰部・骨盤帯の安定化，ランニングとジャンプのための神経筋再教育

適　応

付属品のジャンプボードを使用することで，アスリートにファンクショナルトレーニングを行うことができる。リフォーマー上のジャンプは，無重力下におけるスプリング抵抗を利用し，より早期から段階的な荷重が可能となる。これにより，正確な機能パターンと筋の記憶を再教育すること

が可能となり，競技に復帰する時に，動きはすでに学習され，正しい筋が強化されている。着地のメカニクスの悪い人が適切な減速のテクニックを習得するためにも非常によい方法であり，またコアを鍛えるためにもよい。

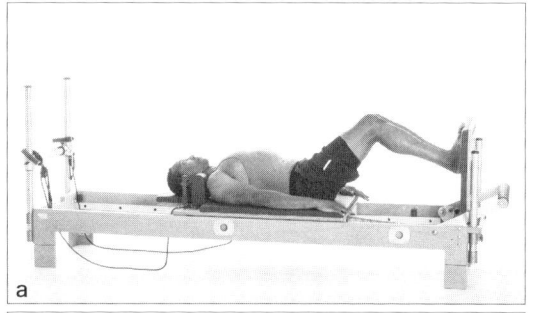
a

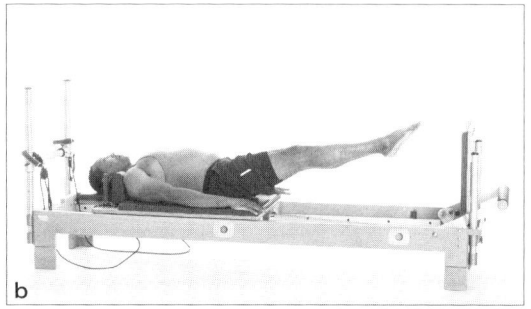
b

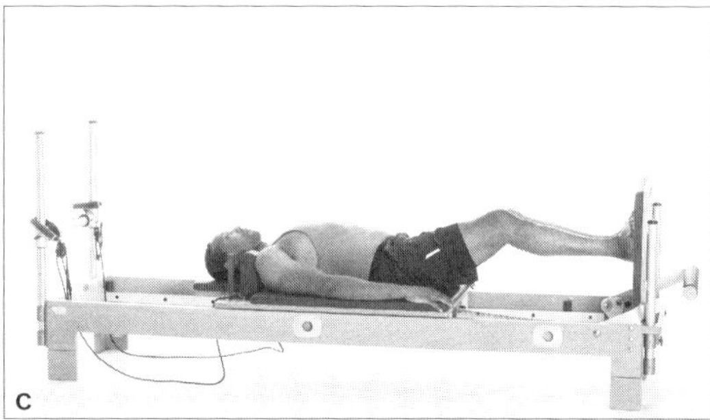
c

注意点・禁忌

脊椎と下肢の変形性関節症で衝撃を避けるべき場合。膝蓋腱炎，腸脛靭帯炎，アキレス腱炎，後脛骨筋炎，足底筋膜炎，足関節捻挫などの急性の下肢障害

抵　抗

軽い〜中等度

方　法

イクイップメントのガイドラインに従ってジャンプボードを挿入し固定する。リフォーマーの上に背臥位になり，脊柱を中間位に，脚を平行にし，足をジャンプボードに置き，股関節幅に離し, 踵をボードに押しつける（写真 a)。息を吐きながら膝を伸展し，足を底屈し，ボードからジャンプする（写真 b)。息を吸いながら膝を曲げ，踵をゆっくりとボードに向かって下ろしていき，開始位置に戻る。キャリッジが動かないようにコアを働かせたまま，10 〜 20 回繰り返す。

バリエーション

1. **V ポジション：**メインのエクササイズと同じ設定と動きだが，脚を外旋し，ボード上の足を V ポジションにし，踵を押し下げる（写真 c)。空中にいる時に内転筋群を働かせて両脚を絞り，膝の向きを第 2，3 趾の間に合わせて着地する。10 〜 20 回繰り返す。
2. **ユニラテラル（片脚）：**片足は両脚バージョンと同様にボードに置き，もう片方の脚はテーブルトップポジションに保持して開始する（写真 d)。同じ脚で 10 回ジャンプして着地する。それから脚を交替する。
3. **レッグチェンジ（スキップ）**：ユニラテラルと同様に開始するが，ジャンプする脚がまっすぐになる時に，反対側の脚もまっすぐにする。脚を空中で替えて反対側の脚で着地し，膝を曲げ衝撃を吸収する。この時，もう片方の脚はテーブルトップポジションにする（写真 e)。

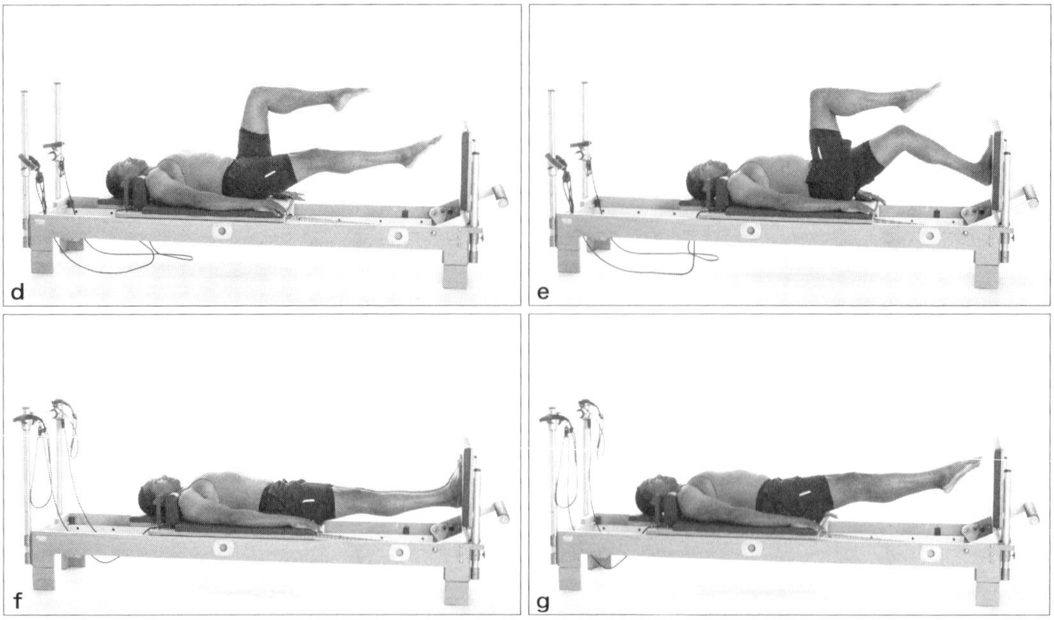

4. **エクステンデッドニー（ホッピング）**：ジャンプ中も着地の時も膝を伸展しておく（写真 f，g）。このバージョンは，大腿四頭筋よりも下腿の筋に作用し，慢性足関節捻挫やアキレス腱炎などの障害の回復と予防に役立つ。また，関節に対する大きな負荷なしに，急速に力やトルクを発生させることができるように神経筋システムをトレーニングするので，高齢者の転倒予防にも役立つ。

プログレッション

ボールを投げたり捕ったりしながら, あるいは小さいハンドウエイトを持ち上げながら, バリエーションまたはすべてのシークエンスを実行できる。

指導のポイント

1. コアの筋群が働かないと，すべての力は足からくることになり，キャリッジが動く原因となる。これが起こらないようにしなければならない。防ぐことが難しい場合は，動きを得るのに正しい筋パターンがわかるまでスプリングを軽くする。
2. 着地後に 2 回バウンドしないように，踵の接触を維持するように努める。
3. 地上でランニングやジャンプをする時と同じように，蹴り出しと着地を明確にメリハリをつける。
4. 蹴り出しはダイナミックに行うが，着地は非常に柔らかく，コントロールして行う。
5. ユニラテラルのバージョンでは，骨盤を安定させ水平に保ち，テーブルトップの脚を完全に静止させる。

第7章

キャデラック・エクササイズ

キャデラックは大きくて非常に高価ではあるが，リハビリテーションの場面では非常に使いやすい機械である。キャデラックは高さがあり幅も広く，高齢者や虚弱なクライアント，外科手術後で関節可動域制限があるクライアントに安心感を与える。また，非常に安定しているので，リフォーマー上の動くプラットフォームが苦手な人にもよい。関節と軟部組織のモビライゼーションやPNF（固有受容性神経筋促通法），徒手的なストレッチングのための治療台として使うこともできる。キャデラックを使うことによって，身体の様々な運動面上の動きをエクササイズすることが可能である。リフォーマーやワンダチェアーと同様に，腹臥位，背臥位，側臥位，座位，膝立ち位，立位の各ポジションでエクササイズを行うことができる。キャデラックの脇に立ち，付属のスプリングやバーを抵抗やサポートとして使うエクササイズは，効果的で機能的である。安全性については，キャデラックに付属したプッシュスルーバー（push-through bar：PTB）を使う際に特に注意が必要である。PTBは，下方に最大限に引き下ろした状態で急に手を離すと，素早く元に戻りセラピストやクライアントに当たる危険性がある。PTBを下方まで引き下ろすエクササイズを行う際には，セーフティストラップを使用する。

各エクササイズについて，主に関与する筋，目的，適応，注意点・禁忌，方法，適切なバリエーションとプログレッション，正しく行うための指導のポイントを記載する。さらに，推奨するセットアップやスプリング強度も示している。エクササイズの方法は，セラピストがクライアントに指示することができるように，またセラピスト自身が指示にしたがって行えるように書かれている。ピラティスの経験がない人は，リハビリテーションのプログラムとして使用する前に，公認のインストラクターの協力を得て，クライアントとインストラクターの両方の役割でエクササイズを練習するよう勧める。このことは，安全で効果的なエクササイズプログラムを提供するために不可欠である。

ペルビックカールウィズロールアップバー PELVIC CURL WITH ROLL-UP BAR

BASI Master II Program においてRael Isacowitzにより指導されたオリジナルエクササイズのバリエーション（Isacowitz 2018）。

主に関与する筋

腹筋群，ハムストリング，大殿筋

目　的

脊柱・骨盤帯のモビライゼーション，脊柱の分節的な運動，ハムストリングのコントロール，腰

部・骨盤帯の安定化，コアの筋群の活性化と同時収縮，脊柱の軽度の牽引

適　応

マット上エクササイズのペルビックカール（p.57）を，膝下にロールアップバー（roll-up bar：RUB）を置いて行うものである。このエクササイズを行うことで，わずかに脊柱を牽引し，股関節屈筋群をリリースする効果がある。抵抗を加えることで，脊柱の柔軟性低下や関節炎，体幹が弱かったり使いにくいこと，背筋群や股関節屈筋群の柔軟性低下などにより，ペルビックカールの分節的な動きが難しい人の助けとなる。このエクササイズは，全身のリラクセーションや心と身体のつながりを促し，また脊柱の可動性を高めてより難易度の高いエクササイズに対する準備となるので，ピラティスのセッションの最初に行うとよい。

注意点・禁忌

急性腰椎椎間板病変と骨粗鬆症（脊柱の深屈曲を行うため）

抵　抗

中等度（ポールの3/4ほどの高さで青あるいは赤スプリング2本をRUBに取りつける）

方　法

キャデラックの上に膝を立てて背臥位になる。両脚はおよそ股関節幅で平行に置き，両腕はリラックスして体側に置き，掌を下に，骨盤は中間位にする。中等度の強さのスプリングをつけたRUBを膝の下に置く（写真a)。息を吸い，準備し，息を吐きながらコアをセットし，骨盤を後傾し始め，脊椎が1つひとつ下から順番にマットから離れるようにする（写真b)。息を吸いながら骨盤を最大に後傾し，股関節屈筋のストレッチを感じながらそのまま保持する。息を吐きながら，椎骨を胸椎から尾骨まで1つひとつ順番に下ろしていく。

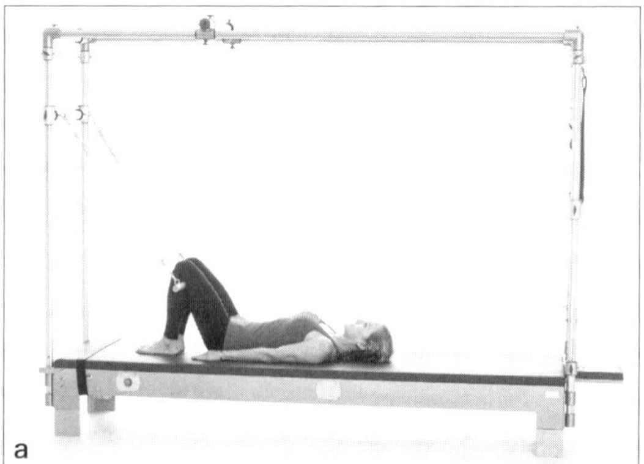
a

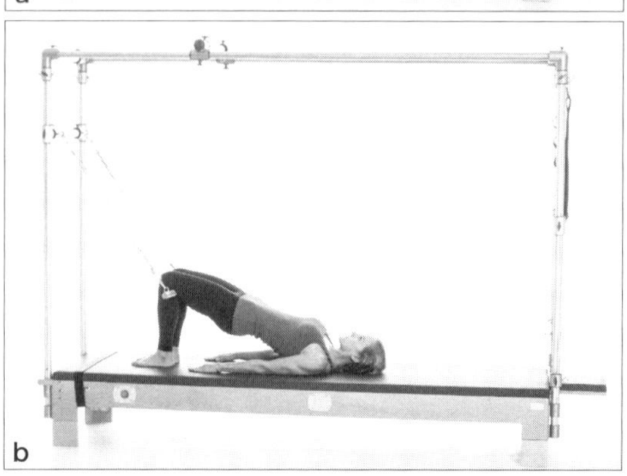
b

バリエーション

1. 腰椎椎間板病変のあるクライアントは，腰椎の深屈曲を避け，骨盤を持ち上げる際に腰部・骨盤帯を中間位に保持する。

2. 内転筋群をさらに働かせるために，膝の間にボールを挟んで行う。

プログレッション

1. 上位の脊椎のコントロールをさらに促すために，骨盤を持ち上げる際に腕を頭上に伸ばしながら行う（写真 c，d）。
2. リフォーマーのボトムリフト（p.94）とリフォーマーのボトムリフトウィズエクステンション（p.95）

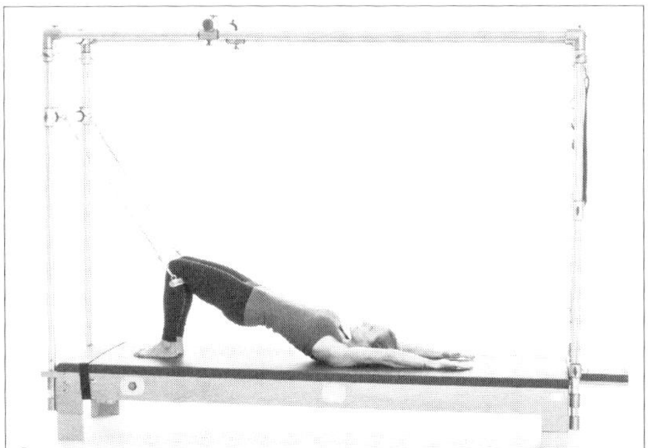
c

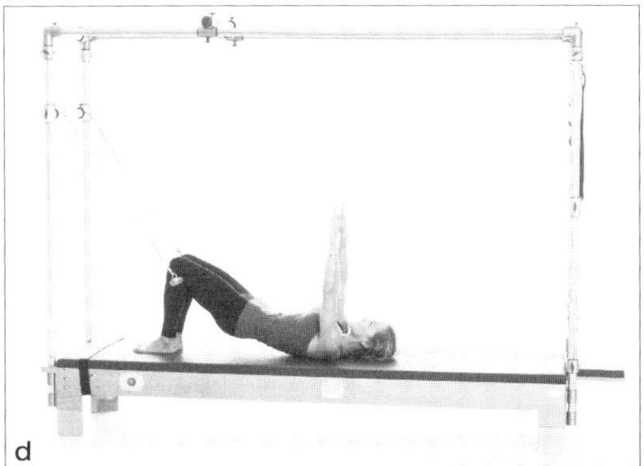
d

指導のポイント

1. 頸部と肩をリラックスする。
2. 脊柱をマットから持ち上げる時に，顎の方向に向かって恥骨を引き上げ，腰椎を最大に屈曲する（骨盤後傾）。
3. ハムストリングの活動と骨盤の後傾を保つために，尾骨を踵の方向に引くことを意識する。
4. スリンキー（p.58 参照）が階段を下りていくようにイメージし，脊椎を１つずつ慎重に下ろしていく。これは分節的運動と脊柱の可動性を最大にすることに役立つ。

ブリージングウィズプッシュスルーバー BREATHING WITH PUSH-THROUGH BAR

主に関与する筋

腹筋群・脊柱起立筋群

目　的

腹筋群の強化，脊柱の分節的運動と可動性，肩関節の可動性，協調性，バランス，呼吸の改善

適　応

第 2，3 章で述べたとおり，BASI ピラティスでは，脊柱屈曲時には呼気を，脊柱伸展時には吸気を使う。このエクササイズは，呼吸と動きを連動して使うというコンセプトを教えるのに適している。身体は肩関節屈曲・伸展，腰椎屈曲，胸腰椎伸展，股関節屈曲・伸展と，流れるように動く。スプリングは，可動性やコアの筋力に制限があり，基本的なポジションをとれない人に対して助けとなる。

注意点・禁忌

急性椎間板病変，急性の仙腸関節の機能障害や痛み，急性肩関節インピンジメント症候群

抵　抗

中等度（青スプリング２本あるいは赤スプリング１本），あるいは難易度を上げるためにはより弱いスプリングを使用する。

方　法

キャデラックの上で背臥位になり，骨盤を中間位にし，トラピーズストラップに足を入れる。手は肩幅に広げ，PTBをつかむ。脚は股関節外旋位で膝を伸ばし，肩関節は90°屈曲位にする（写真a）。息を吸いながらPTBを頭の上に引き下げる（写真b）。息を吐きながら，バーを開始位置に戻す。息を吸い，腹部を引き込み，骨盤を後傾し，ブリッジポジションまで脊柱を持ち上げる（写真c）。息を吐き，脊柱から骨盤まで椎骨を１つひとつ順番にマットへ下ろしていく。息を吸い，腹部を引き込み，ティーザーポジション（写真d）へロールアップする。息を吐き，ロールダウンして開始位置へ戻る。

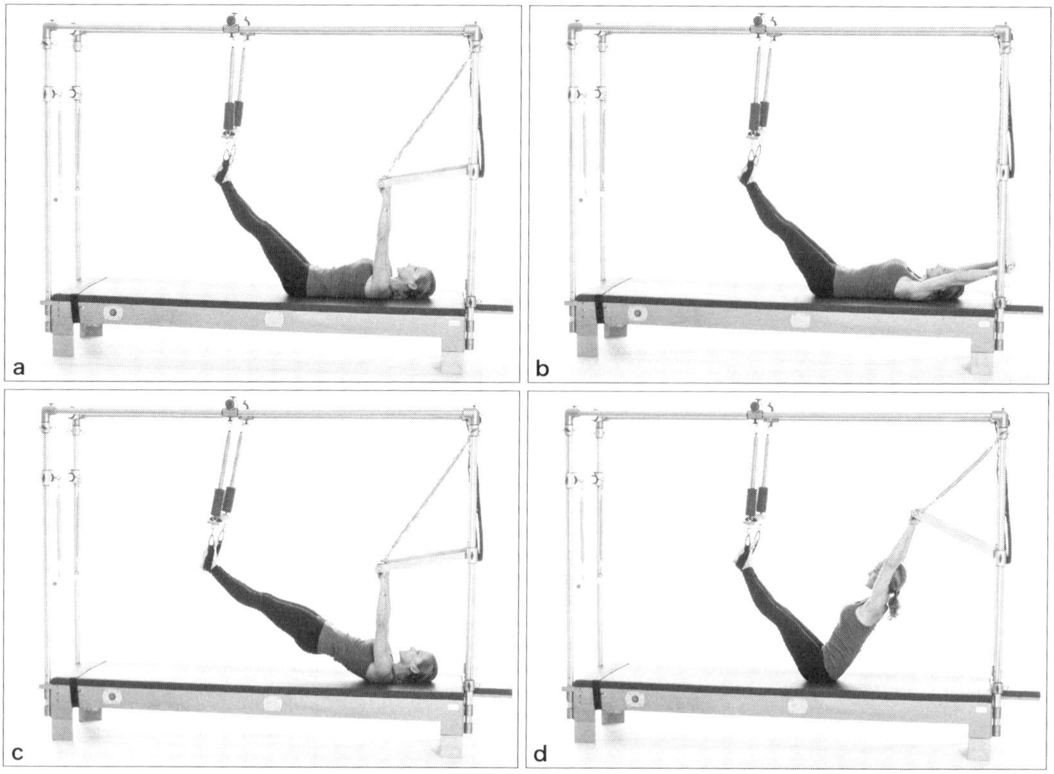

バリエーション

椎間板病変のあるクライアントがブリッジポジションまで骨盤を持ち上げる際には，脊柱の中間位（フラットバック）で行うべきである。つまり，ロールアップするというよりは，ヒンジアップで骨盤を持ち上げる。この方法で行う場合は，深部腹筋群の活性化よりも股関節の伸展が強調される。

プログレッション

トラピーズストラップの代わりに，大きなバランスボールで足を支持してエクササイズを行う。このバージョンは，複数の運動面での腰部・骨盤帯の安定性が必要とされるため，難易度が上がる。

指導のポイント

1. 呼吸と動きを連動させ，それぞれを流れるように続ける。
2. 脊柱を中間位に保ち，バーを頭上に引き下げる時に，下部肋骨が広がらないようにする。
3. ティーザーポジション（写真 d）では，胸を上げている足の方に押し上げることを意識し，脊柱をできるだけ長くして，バーから軽く引かれるようにする。

ヒップワーク：ダブルレッグスーパイン　HIP WORK : DOUBLE LEG SUPINE

このシリーズは，股関節の可動性を高め，股関節周囲筋のアンバランスを整えるだけでなく，股関節の分離運動を教えるために非常によい方法である。股関節周囲筋のアンバランスは，腰部・骨盤帯，股関節，膝関節の障害の原因にもなりうる。このシリーズは，硬いことが多い股関節屈筋群よりも股関節伸筋群や内転筋群を主に働かせるため，股関節周囲筋群のアンバランスを整える効果がある。リフォーマーのヒップワークシリーズ（p.108）に似ているが，抵抗がかかる角度が異なり，股関節伸筋群により多くの負荷がかかる。また，リフォーマーのヒップワークシリーズと異なり，キャデラック上ではそれぞれの脚が異なるスプリングを使用し，反対側の脚と完全に分離した状態でエクササイズを行うので，骨盤帯の安定性に対する難易度が上がり，反対側の脚とのアンバランスを感じやすくなる。私は，不安定性の高いクライアントや，バランスや協調性に問題を抱えるクライアント（脳卒中，多発性硬化症，線維筋痛症のような神経学的疾患の患者など）に対して，安定性の感覚を得させやすいため，キャデラックを好んで用いる。キャデラックはリフォーマーより高さがあるため，安全で乗り降りが簡単である。これは，股関節を 90° 以上屈曲させてはいけない人工股関節全置換術後早期に，特に有用である。このシリーズは，仙腸関節機能障害のクライアントにも適している。リフォーマーと同様に，クライアントの能力や制限によって，可動範囲を増減することができる。

フロッグ FROG

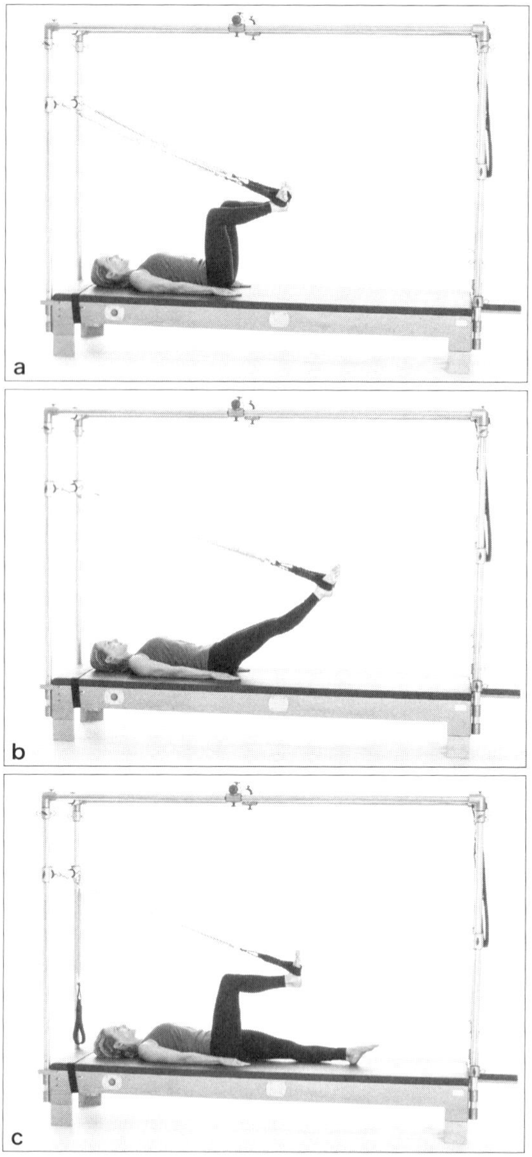

a　b　c

主に関与する筋

股関節内転筋群

目　的

腰部・骨盤帯の安定化，股関節の分離，股関節の可動性改善，内転筋の強化とコントロール，膝関節伸筋群のコントロール

適　応

股関節や膝関節の硬さや関節炎，仙腸関節病変，腰部・骨盤帯の安定性改善が必要なクライアント

注意点・禁忌

人工股関節全置換術後には注意が必要である。脚をフロッグポジションにする時に，股関節屈曲 90° 以下にとどめるようにする。

抵　抗

脚用スプリングは，ポールの 3/4 ほどの高さのクロスバーに取りつける。腰部・骨盤帯の安定性改善が目的であれば，軽い（黄スプリング）脚用スプリングを使用する。股関節伸筋群や内転筋群の筋力強化が目的であれば，抵抗を増やす（脚用紫スプリング）。

方　法

キャデラック上に背臥位になり，骨盤を中間位にする。足をストラップに入れ，足関節背屈位で，膝を曲げ，フロッグポジションをとる。肩をリラックスさせ，腕を体側に置く（写真 a）。息を吐き，左右の踵を押しつけ合い，水平面上に脚を伸ばしていく（写真 b）。息を吸い，開始位置に戻る。

バリエーション

不安定性が非常に高い場合や神経学的障害がある場合は，ストラップの位置を膝下に変えることでレバーアームを短くすることができる。

プログレッション

フロッグは片脚でも行うことが可能である（ヒップワーク：シングルレッグスーパイン）。他方の脚はマットの上に伸ばしておく（写真c）。

指導のポイント

1. ハムストリングと内転筋群から動き始めるように意識する。
2. フロッグポジションから膝を伸ばしていく時は，脚の間に風船を挟んでいるかのように，両脚を互いに押し合うことを意識する。
3. エクササイズの間，左右の踵をつけておく。特に膝を完全に伸展する時に意識する。
4. 足は水平面上を動くようにする。
5. エクササイズの間中，骨盤を安定させておく。
6. 膝が胸に近づきすぎないよう注意する。尾骨がマットから浮く原因となり，人工股関節全置換術後のクライアントには禁忌である。

ヒップサークルズ HIP CIRCLES

主に関与する筋

股関節内転筋群，股関節伸筋群

目　的

腰部・骨盤帯の安定性，股関節の可動性，股関節内転筋群・外転筋群・伸筋群の筋力強化とコントロール，股関節分離運動，内転筋群とハムストリングの伸長（エロンゲーション）

適　応

内転筋群が等尺性，求心性，遠心性に収縮を強いられるので，その強化とコントロールに適したエクササイズである。股関節の分離運動と可動域の拡大を促すために，私が好んで使うエクササイズの１つである。

注意点・禁忌

なし

抵　抗

脚用スプリングは，ポールの3/4ほどの高さのクロスバーに取りつける。腰部・骨盤帯の安定性に対してエクササイズを行う場合には，軽い（黄スプリング）脚用スプリングを使用する。股関節伸筋群や内転筋群の筋力向上が目的であれば，抵抗を増やす（脚用紫スプリング）。

方　法

キャデラック上で背臥位になり，足をストラップの中に入れる。脚を伸ばし，股関節を 90° に曲げる（骨盤はできるだけ後傾させない）。股関節を外旋し，足を底屈する。肩はリラックスし，腕を体側に置く（写真 a)。息を吐き，両脚を押し合いながら正中線上にまっすぐ下ろしていく（写真 b)。息を吸い，脚を左右に開く（写真 c)。外回しに円を描きながら，開始位置まで戻る。5 ～ 10 回繰り返した後，逆方向に行う。

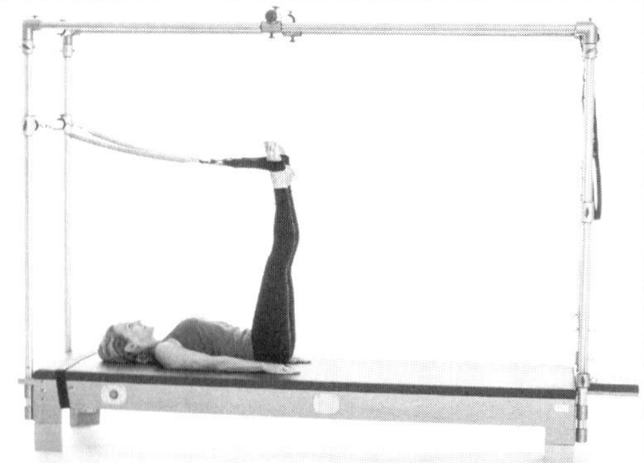
a

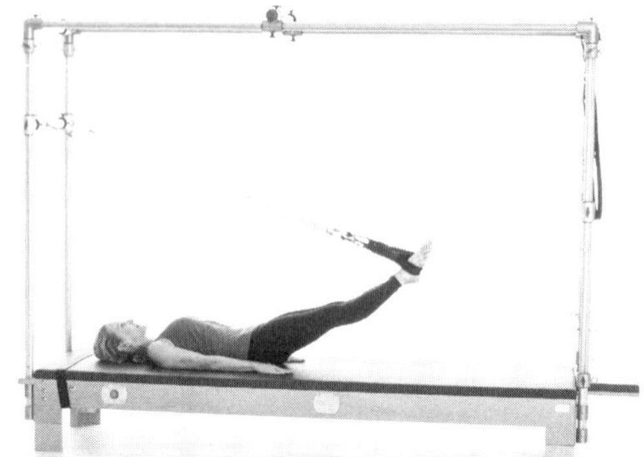
b

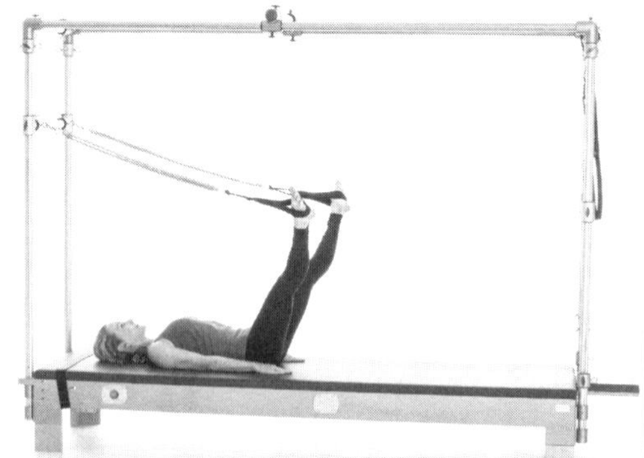
c

バリエーション

不安定性が非常に高い場合や神経学的症状がある場合は，ストラップの位置を膝下に変えることで，レバーアームを短くすることができる。

プログレッション

フロッグ（p.170）と同様である。片足をストラップに入れ，他方の脚はマット上に伸ばす（ヒップワーク：シングルレッグスーパイン)。

指導のポイント

1. 動作の間，スプリングの張力を一定に保ちながら，天井に円を描くことをイメージする。
2. 正中線上で脚を上げ下げする時は，左右の脚を押し合う。
3. 正中線上で脚を押し下げる時は，左右の脚を押し合うとともに，想像上の風船を押し下げることで，内転筋群とともにハムストリングを働かせる。
4. 脚を開いたり閉じたりする時に，内転筋群の収縮を最大にする。
5. 骨盤の安定性と股関節分離運動に集中する。

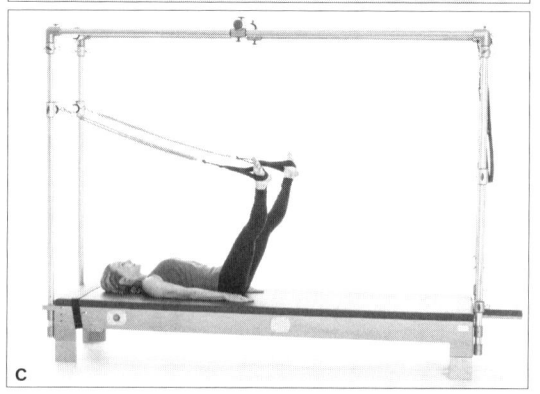

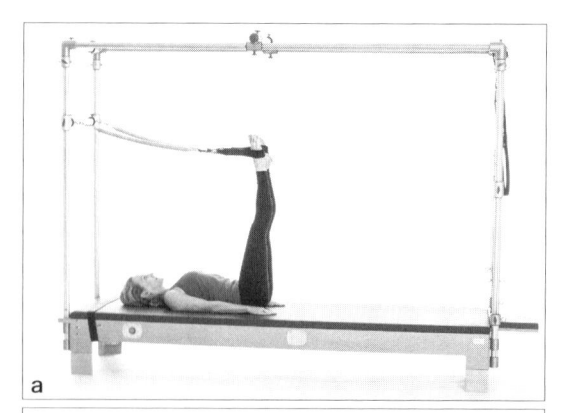

ウォーキング WALKING

主に関与する筋

股関節伸筋群

目　的

腰部・骨盤帯の安定性，股関節の可動性，股関節伸筋群の筋力強化，股関節の分離運動

適　応

このエクササイズは，矢状面上の股関節運動中の骨盤の安定性を強化する。可動域の中で脊柱の中間位を失う位置や，それをコントロールするために使う筋をクライアントに理解させるために効果的である。この開始位置によって，ハムストリングから脚の動きが始まるように促されると同時に，ハムストリングが動的にストレッチされる。どのようなクライアントにも，その能力や制限に応じて可動範囲を増やしたり減らしたりして適応できる。

抵　抗

脚用スプリングは，ポールの3/4ほどの高さのクロスバーに取りつける。腰部・骨盤帯の安定性に対して行う場合には，軽い（黄スプリング）脚用スプリングを使用する。股関節伸筋群・内転筋群の筋力向上が目的であれば，抵抗を増やす（脚用紫スプリング）。

注意点・禁忌

なし

方　法

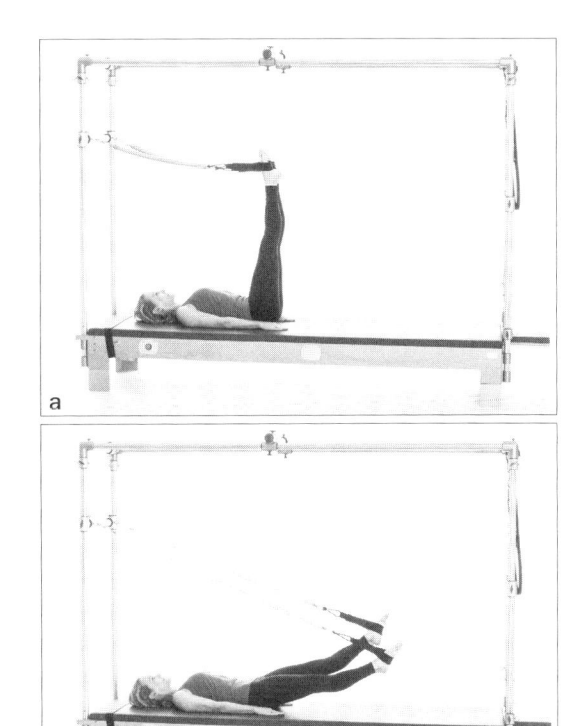

キャデラック上に背臥位になり，骨盤を中間位にする。足をストラップの中に入れ，脚はまっすぐにし，平行にして，左右で押し合う。股関節は90°屈曲位とする（骨盤を後傾せずに可能な場合）。肩はリラックスし，腕を体側に置く（写真a）。息を吐き，ハサミのように左右交互に細かく脚を動かし，股関節を伸展しながら，5カウントでマットの方に下ろしていく（写真b）。息を吸い，同じ動きをしながら5カウントで脚を開始位置に戻す。

a

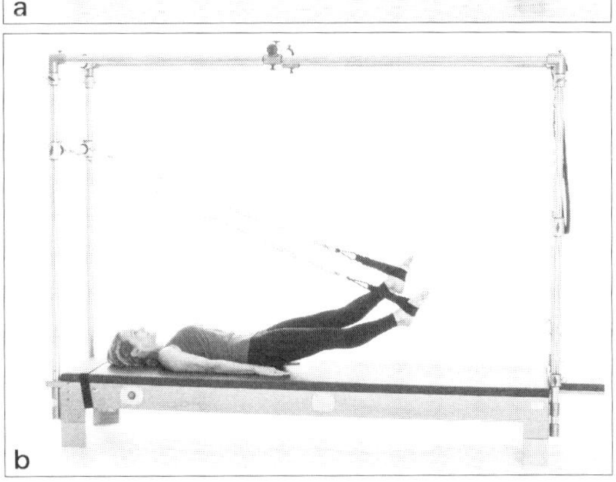
b

バリエーション

不安定性が高い場合や神経学的障害がある場合は，ストラップの位置を膝下に変えることでレバーアームを短くすることができる。

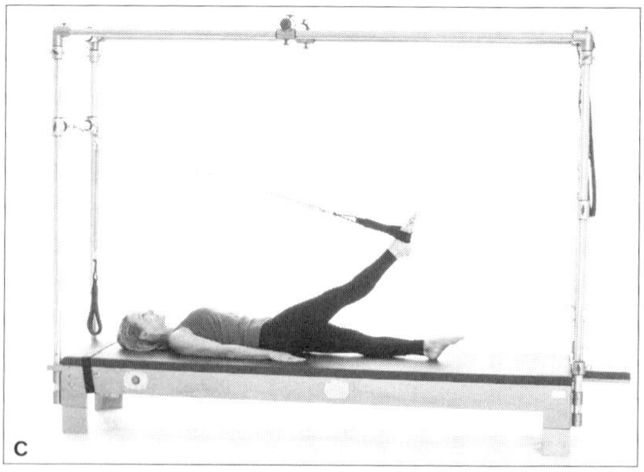
c

プログレッション

フロッグ（p.170），サークル（p.180）と同様である。片足をストラップに入れ，他方の脚はマット上に伸ばしておく（ヒップワーク：シングルレッグスーパイン）。ストラップの中に入れた足は股関節伸展方向に下ろし，ハムストリングを最大限に働かせながら，骨盤と反対側の脚は安定させておく（写真 c）。

指導のポイント

1. 脚の動きは，水中でバタ足をするように，小さくコントロールして行う。
2. エクササイズの間，スプリングの張力を保つ。
3. 腰椎–骨盤の安定性にフォーカスする。

スーパインヒップフレクサーストレッチウィズマニュアルアシスト
SUPINE HIP FLEXOR STRETCH WITH MANUAL ASSIST

主に関与する筋

股関節屈筋群

目　的

股関節屈筋群のリリースと柔軟性の改善

適　応

股関節屈筋群の柔軟性が低下している人に，安全で快適なストレッチングの方法である。クロスバーの下向きの圧力によって，通常の方法で起こりやすい腰椎の過伸展を予防する。腰椎の過伸展を予防する通常の方法では，ストレッチしていないほうの膝を胸に引き寄せておくが，この方法では他の筋群が緊張してしまうため，十分に緊張をリリースし最大限のストレッチ効果を得ることができない。キャデラックを用いて，さらに徒手的に補助することにより，股関節屈筋群の完全な他動的ストレッチングを行うことができる。

注意点・禁忌

人工股関節全置換術後方アプローチ術後早期には禁忌である（股関節屈曲 90° 以上になるため）。骨粗鬆症には注意が必要である。

抵　抗

なし

方　法

クライアントは，キャデラックの端の，RUB の下に背臥位になり，尾骨をマットの端につける。片脚の膝を曲げて胸の方へ引き寄せ，反対側の脚はキャデラックの端から下に下ろす。腕はリラックスして体側に置く（写真 a）。セラピストは，クロスバーをクライアントに適した高さに下げ，クライアントの足底にバーをあてる。次に，セラピストは床の上で片膝立ちになり，クライアントが心地よいストレッチを感じるまで，ストレッチしている側の脚を股関節伸展・膝関節屈曲方向へやさしくゆっくりと押す（写真 b）。呼吸を数回する間保持した後，ストレッチしていた脚を持ち上げ，バーの下の反対側の足の横に置く。もう一方の脚で繰り返す。

指導のポイント

1. 座位から背臥位，あるいは背臥位から座位へとポジションを変換する時には，セラピストがクロスバーを持ち上げ，クライアントがポールにつかまれるようにするとよい。
2. クライアントの脊柱のポジションが正しい位置になるように，クロスバーの高さが適切であるか確認する。
3. クロスバーの下の足は，足関節を背屈し，足底面を天井方向へ向ける。
4. クライアントがストレッチを感じない場合は，脚をキャデラックの端からさらに外に出させ，股関節をより伸展させる。

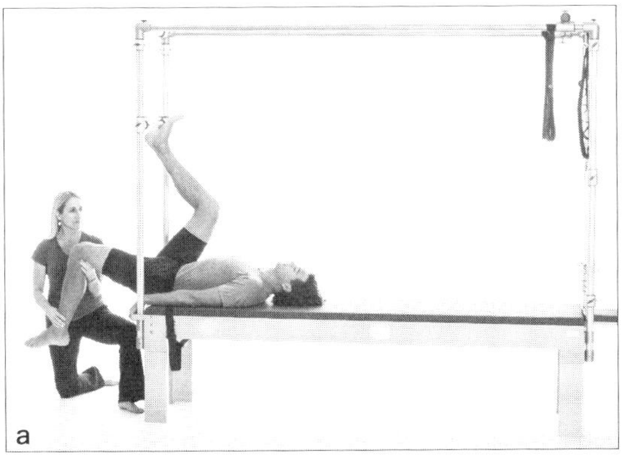
a

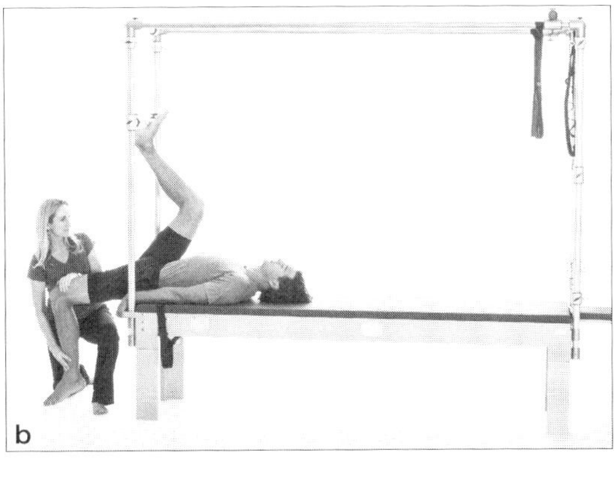
b

スーパインプロトラクションアンドリトラクションオンフォームロール
SUPINE PROTRACTION AND RETRACTION ON FOAM ROLL

主に関与する筋

前鋸筋，菱形筋，僧帽筋中部

目　的

肩甲骨の前方突出と後退の強化，肩甲骨の可動性の改善

適　応

前鋸筋の弱化は，肩関節周囲に問題があるクライアントによくみられる所見である。このエクササイズは，，肩関節が適切に機能するために重要である前鋸筋の分離と強化のよい方法であり，特にアスリートにとって重要である。前鋸筋の最も重要な役割は，泳いだり，押したり，パンチしたり，投げたりする際に，肩甲骨が胸郭上を挙上・下制，前方突出・後退する間，肩甲骨を安定させることである。第３章で述べたように，前鋸筋と僧帽筋下部は，一般的に肩甲胸郭関節の中で最も筋力や機能が低下しやすく，肩甲骨の異常な運動を引き起こす原因となりうることが研究により明らかにされている。したがって，肩に問題があるクライアントでは，前鋸筋の強化が必須となる。このエクササイズは前鋸筋を分離する簡単な方法なので，前鋸筋が活性化する感じを学び，より難易度の高いエクササイズやスポーツ競技で前鋸筋を適切に働かせることができるようになる。

注意点・禁忌

なし

抵　抗

重い（PTB に対して下方から赤スプリング２本）

方　法

セーフティストラップをつけた PTB の下にハーフフォームローラーを置き，その上に背臥位になる。両手で PTB を持ち，手を肩の真上に置く。膝を曲げ，マットの上に足底をつける。脊柱は中間位で肩甲骨の間にフォームローラーを置く（写真 a）。息を吐き，肘を伸ばしたまま抵抗に抗してバーを押し上げ，肩甲骨を前に押し出す（写真 b）。息を吸い，バーを下ろし，肘を伸ばしたまま肩甲骨を後方に引く。

バリエーション

肩甲骨の後退（菱形筋・僧帽筋中部）の強化が目的であれば，動きは一緒であるが，PTB に取りつけるスプリングの位置を最上部に変える（写真 c）。

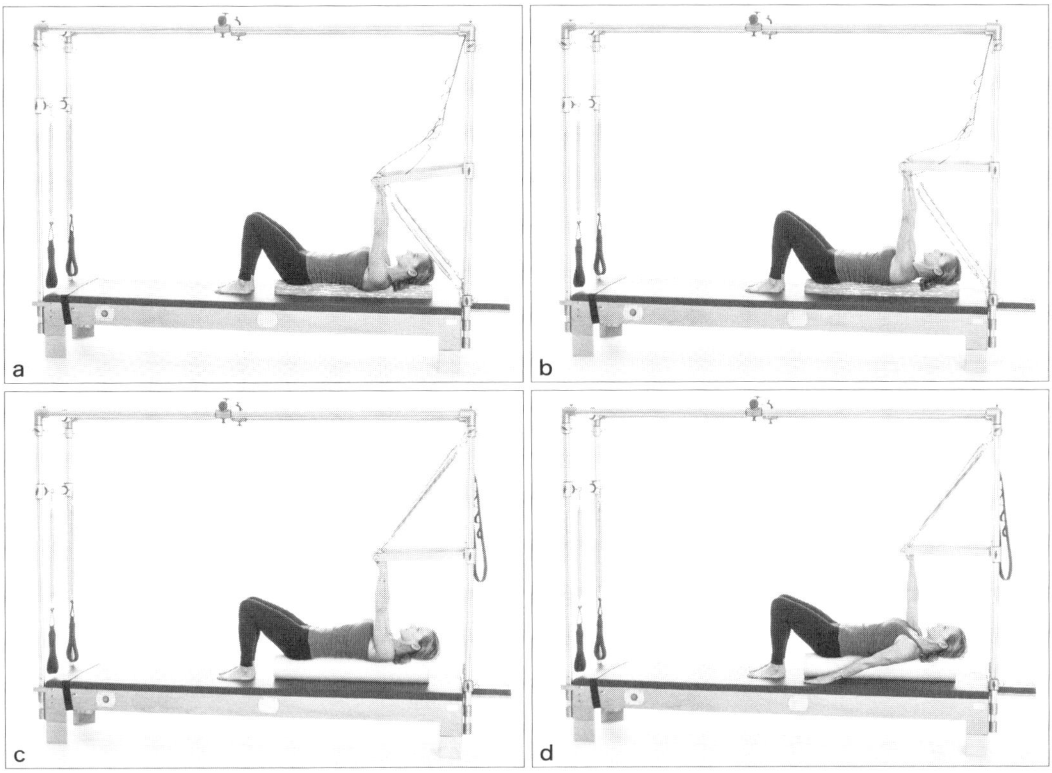

プログレッション

1. コアの安定性の難易度を上げるには，フォームローラーに乗ってエクササイズを行う。
2. エクササイズを片腕だけで行う（写真 d）。

指導のポイント

1. エクササイズの間中，肘は完全に伸展位を保つ。
2. 腹部は活性化し，体幹の安定性を保つ。
3. PTB を引き下げる時には，肩甲骨でフォームローラーを絞るような意識を持つ。
4. 頚部深屈筋群の活性化のために，顎はわずかに引き込んだ位置を保つ。
5. 僧帽筋下部を常に活性化させ，肩が耳の方向へ近づかないようにする。

シングルレッグサイドシリーズ SINGLE-LEG SIDE SERIES

このシリーズは，ヒップワーク：ダブルレッグスーパイン（p169）のシリーズと同様の効果がある。このシリーズは側臥位で行うため，股関節外転筋群や腹斜筋群も動員される。

チェンジズ CHANGES

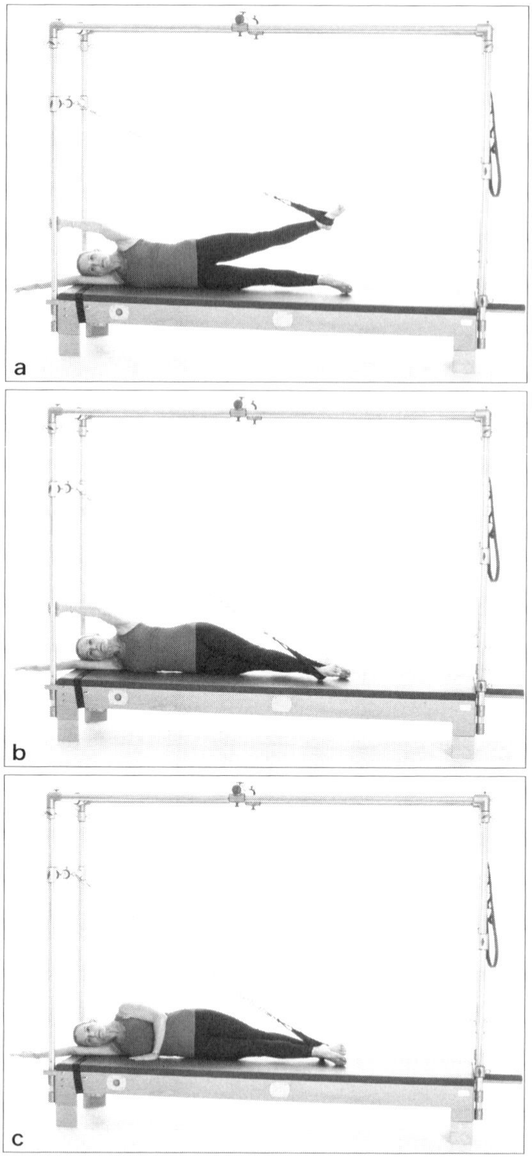

主に関与する筋
股関節内転筋群

目　的
内転筋群の強化とコントロール，腰部・骨盤帯の安定化

適　応
このエクササイズは，内転筋群を等尺性にも求心性にも遠心性にも働かせるため，内転筋群のコントロールと筋力強化に有用である。股関節の可動域の中で脊柱の中間位を維持できなくなるのはどこか，またこれをコントロールするためにどの筋を使えばよいかを，クライアントに示すために効果的である。能力や制限によって可動範囲を増加させたり減少させたりできるため，どのようなクライアントにも適応可能である。

注意点・禁忌
禁忌は大転子滑液包炎と人工股関節全置換術後方アプローチ術後早期である（股関節内転が正中線を越えるため）。肩関節インピンジメント症候群に対しては，腕のポジションを変える必要がある。

抵　抗
軽い〜中等度（脚用黄スプリングをポールの 3/4 の高さに，抵抗を強くしたい場合にはフレームのトップにつける）。

方　法
キャデラック上に側臥位になり，脚を伸ばし，股関節を外旋する。上側の足をストラップに入れ，斜め上（約 45°）に伸ばす（写真 a）。下側の腕は頭上の方向にまっすぐ伸ばし，その上に頭を置く。上側の腕は，サイドポールをつかむか，体の前面に自然に置く。息を吐き，上側の脚を下側の脚の前に下ろす（写真b)。息を吸い，上側の脚を持ち上げる。息を吐き，上側の脚を下側の脚の後ろに下ろす（写真c)。息を吸い，上側の脚を開始位置に戻す。

バリエーション

1. 不安定性が非常に高いクライアントや神経学的障害があるクライアントは，ストラップの位置を膝下に変えることで，レバーアームを短くすることができる。
2. 肩関節や頚部に問題がある場合，頭を支持するために枕を使用し，腕は楽な位置に置く。

指導のポイント

1. 特に腹斜筋群に注意を向けて腹部を引き込み，エクササイズの間中，ウエストの下にわずかなスペースを保つ。
2. 下側の股関節の上に上側の股関節が位置するように意識し，骨盤の動きを最小限に抑える。
3. 両脚を骨盤のソケット（臼蓋）から引き離すようにイメージする。

シザーズ SCISSORS

主に関与する筋

股関節伸筋群・屈筋群

目　的

股関節伸筋群の強化とコントロール，股関節屈筋群のストレッチング，腰部・骨盤帯の安定化

適　応

このエクササイズは，矢状面上の股関節運動中の骨盤の安定性を強化する。ウォーキング（p.173）に似ているが，側臥位で行うため，股関節外転筋群・内転筋群・腹斜筋群がより強化される。また，側臥位のポジションによって，股関節を中間位を超えて伸展でき，それにより股関節屈筋群を伸張できる効果もある。これは，脊柱の中間位を維持できなくなり始める股関節の可動域はどこなのか，またこれをコントロールするためにどの筋を使えばよいかを，クライアントに示すために効果的である。クライアントの能力や制限により，可動範囲を増加させたり，減少させたりすることができるため，どのようなクライアントにも適応可能である。

注意点・禁忌

禁忌は大転子滑液包炎などである。肩関節インピンジメント症候群に対しては，腕のポジションを変えてもよい。

抵　抗

軽い〜中等度（脚用黄スプリングをポールの 3/4 の高さに，抵抗を強くしたい場合はフレームのトップにつける）。

方　法

キャデラックの上に側臥位になり，脚を伸ばし，股関節外旋位で，両脚を押しつけ合う。上側の足をストラップの中に入れる。下側の腕は頭上に伸ばし，その上に頭を置く。上側の腕は，サイドのポールをつかむか，体の前側に自然に置く（写真 a）。息を吐き，上側の脚を前方に動かし，下側の脚は後方へ動かす。2 拍（小さな動き 2 回）で行い，その間脚はまっすぐに保つ（写真 b）。息を吸い，2 拍で足をスイッチする。

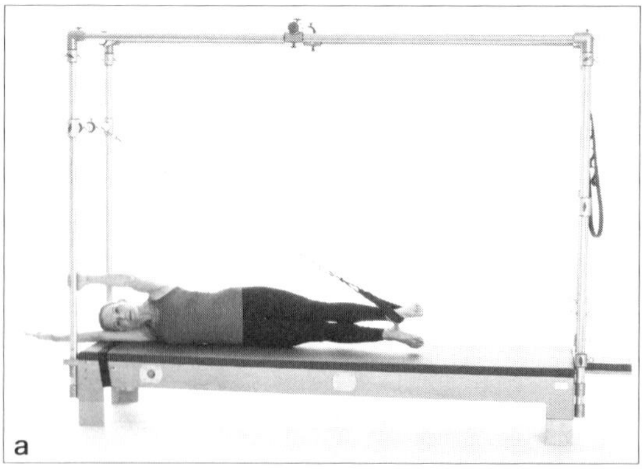
a

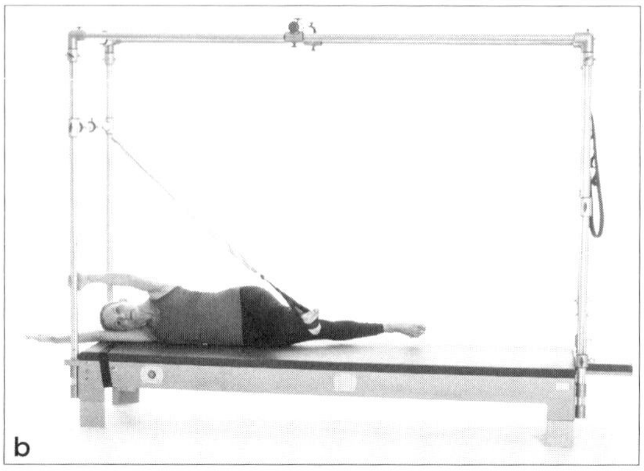
b

バリエーション

チェンジズ（p.178）と同様である。

指導のポイント

1. チェンジズ（p.178）と同様である。
2. 骨盤と股関節を安定させるために，上側の脚と下側の脚は同じくらいの可動範囲で動かす。
3. 脚が後方に移動する際には，股関節屈筋群のストレッチを感じるようにする。

サークルズ（前後）CIRCLES（FORWARD AND BACK）

主に関与する筋

股関節内転筋群・伸筋群・屈筋群

目　的

腰部・骨盤帯の安定化，股関節の可動性，股関節内転筋群・外転筋群・伸筋群・屈筋群の強化とコントロール，股関節の分離，股関節の伸長

適　応

ヒップサークルズ（p.171）と同様である。加えて，股関節が正中線を越えて伸展するため，股

関節屈筋群がより強くストレッチされる。

注意点・禁忌

禁忌は大転子滑液包炎などである。肩関節インピンジメント症候群に対しては，腕のポジションを変えてもよい。

抵　抗

軽い～中等度（脚用黄スプリングをポールの 3/4 の高さに，抵抗を強くしたい場合にはフレームのトップにつける）。

方　法

キャデラック上に側臥位になり，脚を伸ばし，股関節外旋位で，両脚を押しつけ合う。上側の足をストラップの中に入れる。下側の腕は頭上に伸ばし，その上に頭を置く。上側の腕は，サイドのポールをつかむか，体の前側に自然に置く（写真 a)。息を吸い，上側の脚を前方に動かす（写真 b)。息を吐き，前上方から後下方へ円を描くように脚を回し，開始位置に戻る（写真 c，d)。5 ～ 10 回繰り返した後，反対方向へ回す。

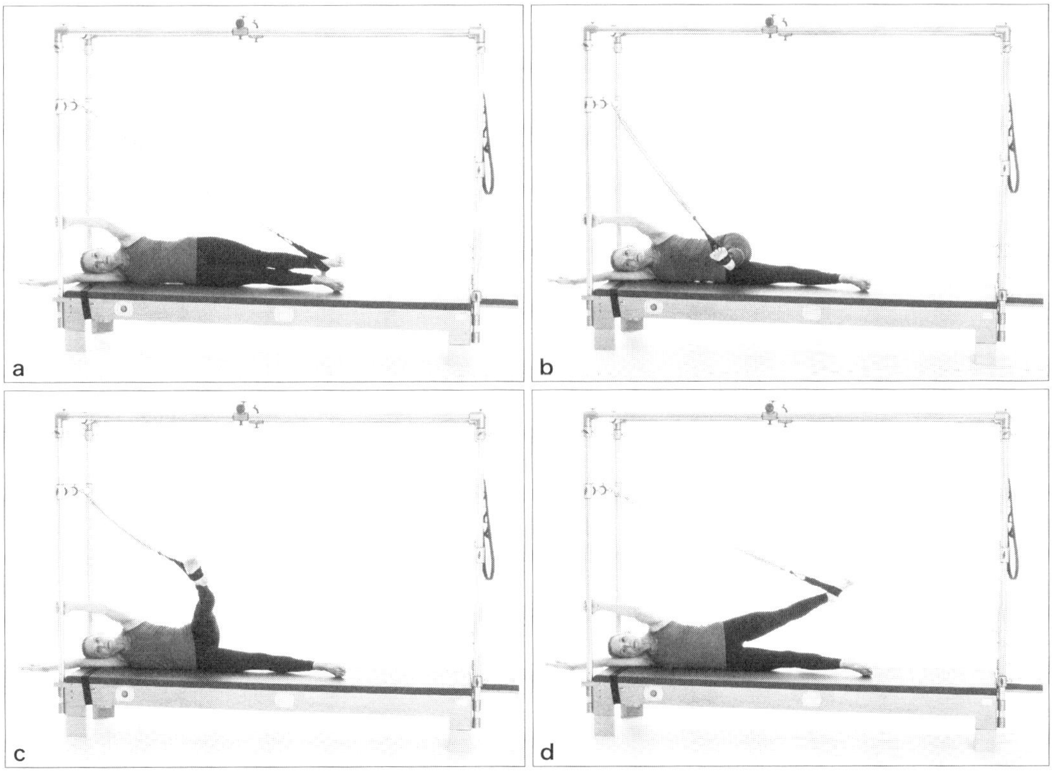

バリエーション

チェンジズ（p.178）と同様である。

指導のポイント

1. チェンジズ（p.178）と同様である。
2. 脚を回している間，スプリングの張力は一定に保つ。
3. エクササイズの間，股関節外旋位を最大限に保つ。
4. 脚を後方に伸ばしている時には，股関節屈筋群のストレッチを感じるようにする。

シーテッドプロトラクションアンドリトラクション（ショルダーアダクションシッティングフォワードの修正）
SEATED PROTRACTION AND RETRACTION（MODIFICATION OF SHOULDER ADDUCTION SITTING FORWARD）

主に関与する筋

広背筋，僧帽筋中部・下部

目　的

肩甲骨内転・下制方向の強化とコントロール，肩甲骨の可動性，肩甲骨の安定性

適　応

このエクササイズは，肩甲骨を動かすことが難しいクライアントや，肩甲骨の安定化筋を分離して使うことができないクライアントの，神経筋再教育と可動性の改善に効果的である。特に頚部や肩関節の問題がある場合，僧帽筋上部が過活動になることで，肩がすくみ頚部の緊張が高まることはよくみられる。肩甲骨は一定のポジションに固定されがちであり，可動性が低下したり拘縮が起こったりしやすい。僧帽筋下部は，肩甲胸郭関節にかかわる筋の中で最も弱化しやすい，あるいは動作の中で使いにくくなりやすい筋である。僧帽筋下部が機能障害を起こすことで肩甲骨の動きは正常でなくなる。このエクササイズでは，抵抗に対して肩甲骨を引き下げながら，僧帽筋下部と広背筋を動員する能力が強調される。ごくわずかな抵抗に抗する快適なポジションで，特定の筋を活性化し他の筋をリラックスさせることで，肩甲骨の動きを確実にコントロールできることを学ぶ。新しく学んだ能力は，より難易度の高いエクササイズや機能的な動作に適応することができる。これは肩が前方に丸まっている姿勢や，拘縮肩（癒着性関節包炎）の緩解期に非常に効果がある。

注意点・禁忌

肩関節インピンジメント症候群の急性期や癒着性関節炎（開始位置を肩関節屈曲可動域 90° 以

下に設定する）

抵　抗

中等度（腕用青スプリング 2 本）

方　法

キャデラックをまたぎ，脊柱を伸ばして座る。腕を伸ばし, 肘をロックしない状態で（肘の過伸展は避ける），PTB の側面をそれぞれ内側に向かって押す（写真 a）。息を吐き，肘を伸ばしたまま肩甲骨を後退・下制し，PTB を引き下げる（写真 b）。息を吸い，PTB の引く力に抵抗しながら，開始位置に戻る。

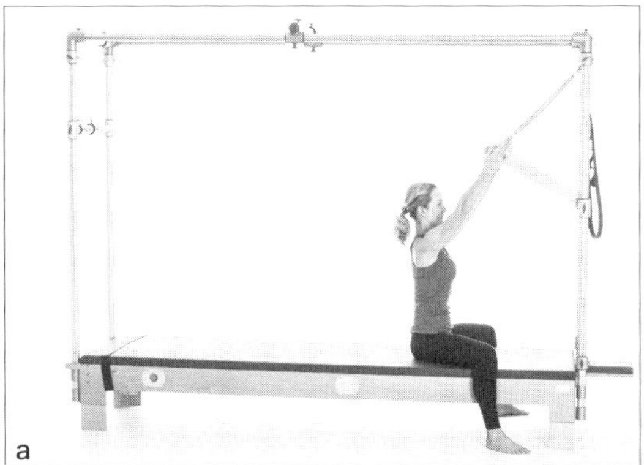
a

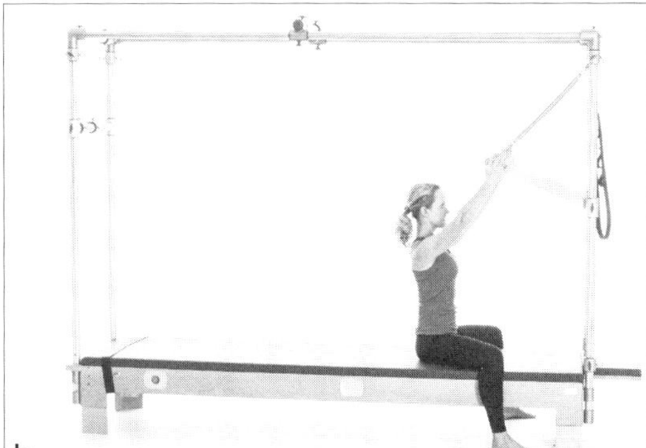
b

バリエーション

従来の方法では，PTB を下げる際に肘を曲げて行う。その方法で行うと，主に関与する筋は僧帽筋下部ではなく上腕二頭筋になる。

指導のポイント

1. 頭頂の方向へ伸びるようにして座ることによって，骨盤をできるだけ中間位に保つ。
2. バーを引き下ろす時に，肩甲骨をズボンの尻ポケットにしまうような意識を持つ。
3. バーを開始位置に戻す時には，前鋸筋を働かせて肩甲骨を下制するために意識的に抵抗する。
4. バーを開始位置に戻す時には，肩甲骨が挙上しないようにする。

プッシュスルーシッティングストレッチ PUSH THROUGH SITTING STRETCHES

主に関与する筋

ハムストリング，背筋群

目　的

脊柱の可動性と牽引，ハムストリングのストレッチング，背筋群のストレッチング，広背筋のストレッチング

適　応

このエクササイズは, 柔軟性の低下した背部のストレッチングや可動域の改善によい方法である。

キャデラックを使用することによって,最大限にストレッチすることができる。このポジションは,セラピストによって簡単に徒手的な補助やモビライゼーション，牽引を加えることができる。

注意点・禁忌

腰部椎間板病変，骨粗鬆症，人工股関節全置換術後方アプローチ術後早期（股関節屈曲が 90°以上になるため）

抵　抗

中等度（PTB に 1，2 本の腕用赤スプリングをつける）

方　法

PTB の方を向いてキャデラック上に座り，足をサイドポールに押しつける。手を PTB 上に置き，肩幅に開く。セラピストは，キャデラック上のクライアントの後方に片膝立ちになる。

パート 1

息を吸い，腹筋を活性化し，背中をわずかに後方に傾け，バーを引く。それからバーを前に押し，前屈ストレッチのポジションをとる。3 ～ 5 呼吸の間このストレッチを保持する。セラピストは徒手的にストレッチングあるいは関節・軟部組織のモビライゼーションを行うことができる（写真 a)。

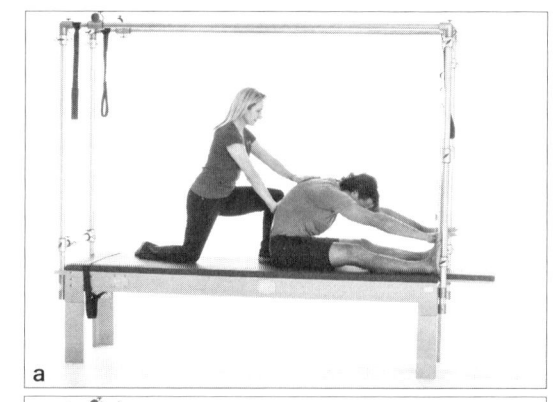
a

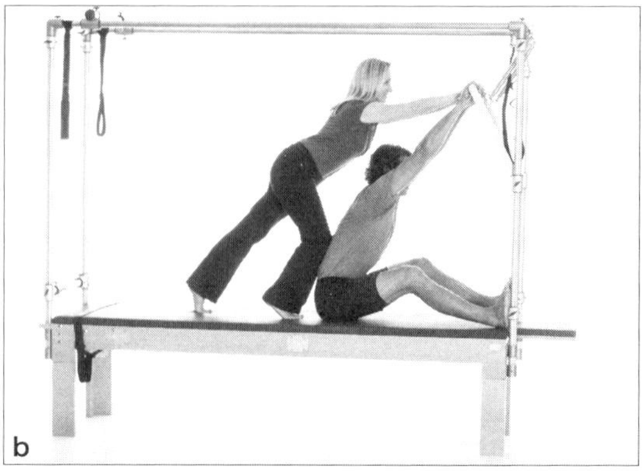
b

パート 2

息を吸いながら，PTB を後方に引き，それから息を吐き，天井の方向に向かって PTB を押し上げる。セラピストは立ち上がり，適切な高さで片方の膝をクライアントの背中に押し当て，上前方へ圧力を加える。同時にセラピストは,両手で PTB を上方に押し上げる。これにより，クライアントの脊柱の牽引を補助する。3 ～ 5 呼吸ストレッチを保持する（写真 b)。

パート 3

息を吸いながら，PTB を開始位置に引き下げ，息を吐きながら，上部体幹を回旋させ,片手を反対側のポールに伸ばす。セラピストは片膝立ちになり，クライアントが回旋している側の肩に膝を押し当て，軽く圧力を加えることで，脊柱の回旋を促す。セラピストは一方の手でPTBを押し上げ，牽引をかけ，他方の手と前腕を，クライアントのPTBを持っている側の腕に置き，優しく回旋を促す。３～５呼吸保持した後（写真c），反対側も同様に行う。

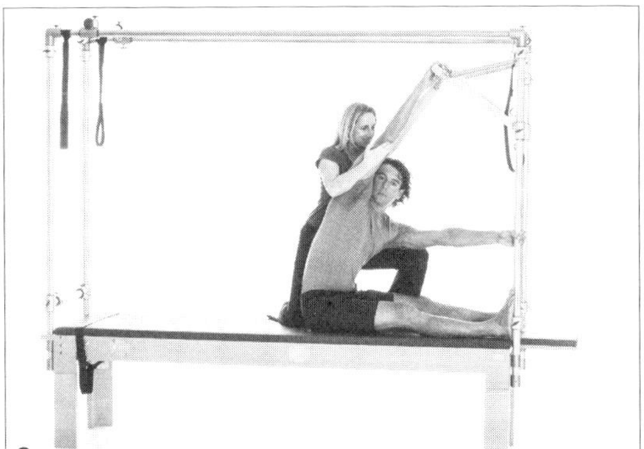
c

バリエーション

ハムストリングの柔軟性が足りない場合，膝を曲げた状態，パッドや小さなボックス上に座った状態，キャデラックにまたがった状態でも行うことができる。

指導のポイント

1. すべての動きの段階において，脊柱を圧縮するのではなく長さを保つことを意識する。
2. パート１では，腰背部を保護するために，腹筋を働かせ続ける。
3. パート２では，胸を前方にリーチすることと，脊柱をできるだけ長く保つことを意識する。
4. パート３では，セラピストがクライアントに触れる面積を増やすことで，クライアントに与える安定性と安心感を増すことができる。クライアントの腕を遠くからただ持つより，クライアントに近づき，前腕部全体を使って包み込む。

アシステッドスクワット ASSISTED SQUATS

主に関与する筋

大腿四頭筋，殿筋群，上腕二頭筋

目　的

脚の筋力強化と安定性，股関節・膝関節への荷重負荷を減らしながら機能的な動きのエクササイズを行う。

適　応

上方のバーにつけた重いスプリングの抵抗により，股関節と膝関節への負荷（関節の圧縮と荷重量）を減らす効果があり，関節への負荷を減らした状態でスクワットの機能的な動きを行うことができる。これは股関節・膝関節の関節炎のあるクライアントに非常によい。体幹を前方に傾ける一般的なスクワットとは異なり，体幹直立位で行うため，脊柱は中間位となり，腰背部への負荷が減る。また，スプリングが安定性を与え，動きや神経筋パターンの再学習の助けとなるため，脳卒中のクライアントや，高齢者など全体的に虚弱なクライアントにも大変よい。アスリートが脚の筋力やバランスを強化する目的で行うのであれば，スプリングの抵抗を軽くするか，片足で行うことで難易度を上げることができる。

a

b

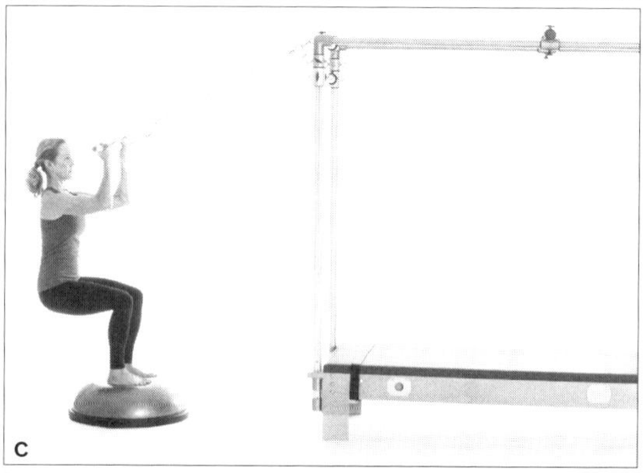
c

d

注意点・禁忌

免荷を要する状態，重度の変形性股関節症・変形性膝関節症

抵　抗

関節に負担をかけないことが目的である場合は非常に重い（腕用赤スプリング２本）。筋力，安定性，バランスの強化が目的である場合は，軽い～中等度。

方　法

キャデラックの RUB 側のポールの方を向いて床の上に立つ。足は股関節幅で平行に開く。両手で RUB を逆手に持ち，両手の間は肩幅くらいに開く。肘を少し曲げ，スプリングから少し抵抗を感じる位置に立つ（写真 a）。息を吐き，膝を曲げ，スクワットポジションをとる（膝は足首の真上に位置させる）。肘を 90°に曲げ，バイセプスカールを行う（写真b）。息を吸い，膝を伸ばし，開始位置に戻る。

バリエーション

腕に病変があったり協調性が不足している場合には，バイセプスカール（肘を伸ばした位置から 90°曲げる）は行わなくてもよい。

プログレッション

1. RUB の代わりに，スプリングにハンドル（持ち手）をつける。これにより不安定性が増し，難易度が上がる。

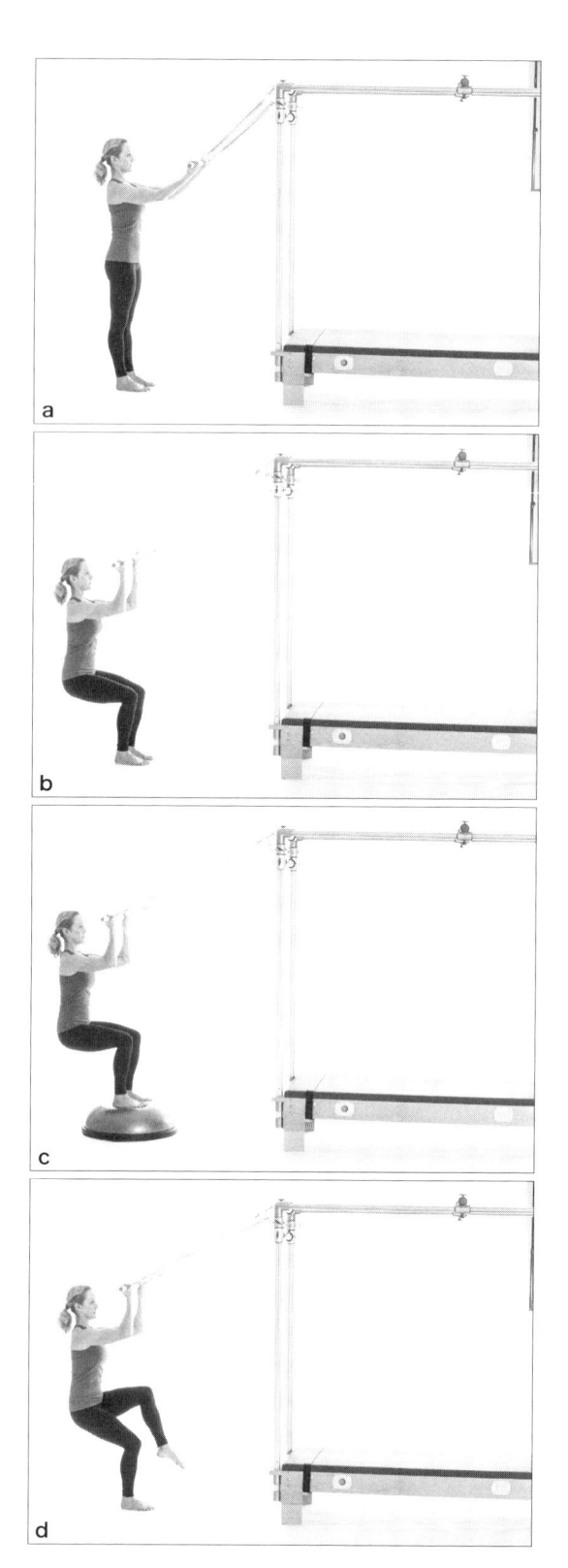

2. 難易度をさらに上げたければ，トップレールの代わりにクロスバーにスプリングを取りつける。クロスバーを低くすることで，スプリングの抵抗が軽くなり，股関節や膝関節への負荷が増える。
3. BOSU ボールやバランスパッドの上で行う（写真 c）。
4. バランスや筋力に対する難易度をさらに上げるためには，前述のポジションのどれかにおいて片足で行う（写真 d）。

指導のポイント
1. エクササイズの間，膝蓋骨が正しい経路を動き続けるようにする（膝蓋骨を第２・３趾の方向へ向ける）。
2. スクワットする時は，椅子に座るように殿部を後方に下ろし，膝が確実に足首の真上（つま先の上ではなく）に位置するようにする。
3. 壁に沿ってスライドしているかのように，体幹を直立位に保つ。

レジステッドランジ RESISTED LUNGES

主に関与する筋
大腿四頭筋，殿筋群

目　的
脚の筋力，バランス，協調性，遠心性収縮コントロール，コアの筋力の強化

適　応
機能的な動作の中で遠心性収縮を行う難易度の高いエクササイズであるため，アスリートに非常に効果的である。ランジ自体が難しいエクササイズであるが，両方向にスプリングの負荷をかけることでさらに難易度が高くなる。大腿四頭筋の遠心性収縮力やコントロールだけではなく，殿筋群，ハムストリング，腹筋群，広背筋なども働く。バランスや協調性に対しても難易度が高い。様々な目的やレベルに合わせて難易度を調整しやすい。

注意点・禁忌
免荷を要する状態

抵　抗
軽い〜中等度（クライアントの身長や筋力により，サイドポールの 1/2 〜 2/3 の高さにクロスバーを合わせ，脚用黄スプリングを２本つける）

方　法

キャデラックに背を向けて，RUBにつけたスプリングの間に立ち，両手を肩幅に開いてRUBを持つ。足は広めのランジのスタンスに前後に広げる。肩関節約120°屈曲位にRUBを持ち上げる。スプリングにわずかに張力をかける（写真a)。息を吐き，体幹直立位を保ちながら膝を曲げ，ランジポジションになり，RUBを肩の高さに引き下ろす（写真b)。息を吸い，スプリングの張力に抵抗しながら開始位置に戻る。

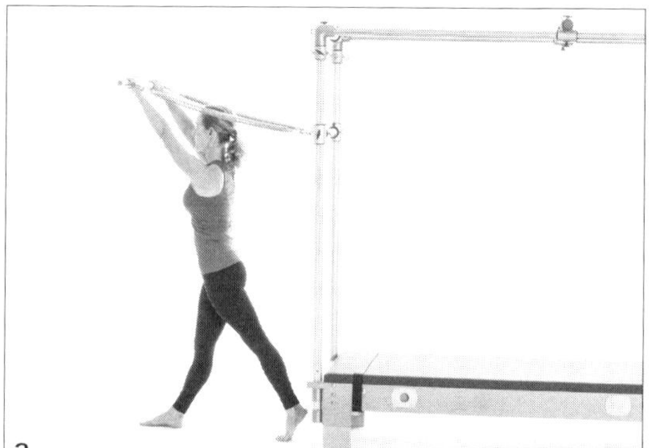
a

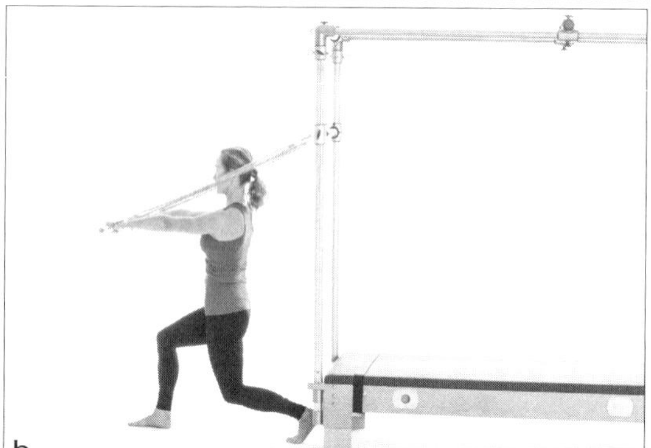
b

プログレッション

難易度を上げるには，クロスバーの高さを上げ，抵抗を強くする。

指導のポイント

1. ランジの膝を曲げていく時には，前側の膝が足首の真上にくるように保持する。膝が足首より前に出たり，つま先を越えたりしないようにする。
2. 膝蓋骨が第2･3趾の方向を向くようにする。
3. 体幹は直立位に，背部をまっすぐに保つ。前側の膝の方向に傾かないようにする。
4. 腰椎過前弯を防ぎ，殿筋群を収縮させるために，骨盤を後傾する。
5. 膝を曲げる時には，後ろ側の膝が床にほとんどつくまで下げる。
6. 膝を伸ばす時には，コアの筋群と広背筋を働かせることで，スプリングの抵抗に負けて腰椎が過伸展することを防ぐ。

スタンディングアームワーク STANDING ARM WORK

スタンディングチェストエクスパンション STANDING CHEST EXPANSION

主に関与する筋

広背筋・三角筋後部

目　的

肩関節伸筋群の筋力，体幹安定性，コアコントロール，バランス，姿勢の改善

適　応

リフォーマーのチェストエクスパンション（p.128）と同様であるが，立位で行う。骨粗鬆症があったりバランス・固有感覚が低下しているような，荷重下で運動を行う必要があるクライアントに対して優れた方法である。また，肩と腕の筋力，柔軟性，コントロールの向上の他に，直立位の体幹ポジション，全身の正しいアライメント，コアコントロールの正確性が鍛えられる。

a

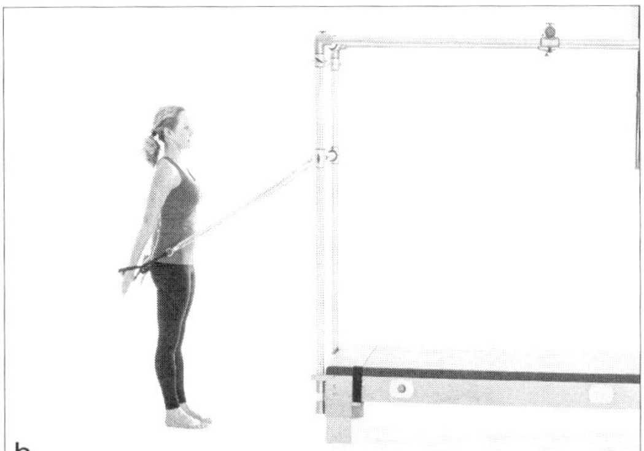
b

c

注意点・禁忌

完全免荷を要する状態

抵　抗

中等度（肩の高さかわずかに上方の高さに脚用黄スプリング２本）

方　法

キャデラックの横に RUB の方を向いて直立姿勢で立ち，腕を伸ばし，体側に置く。掌を後方に向けハンドルを保持する。腕は体幹のわずかに前方に置き，スプリングにわずかに張力をかける。息を吸い，コアをセットし，鎖骨を横に広げ，肩甲骨を後下方に引き下げる（写真 a）。息を吐き，体幹の直立位が崩れない範囲でできるだけ後方に腕を引く（写真 b）。息を吸い，開始位置に戻る。

バリエーション

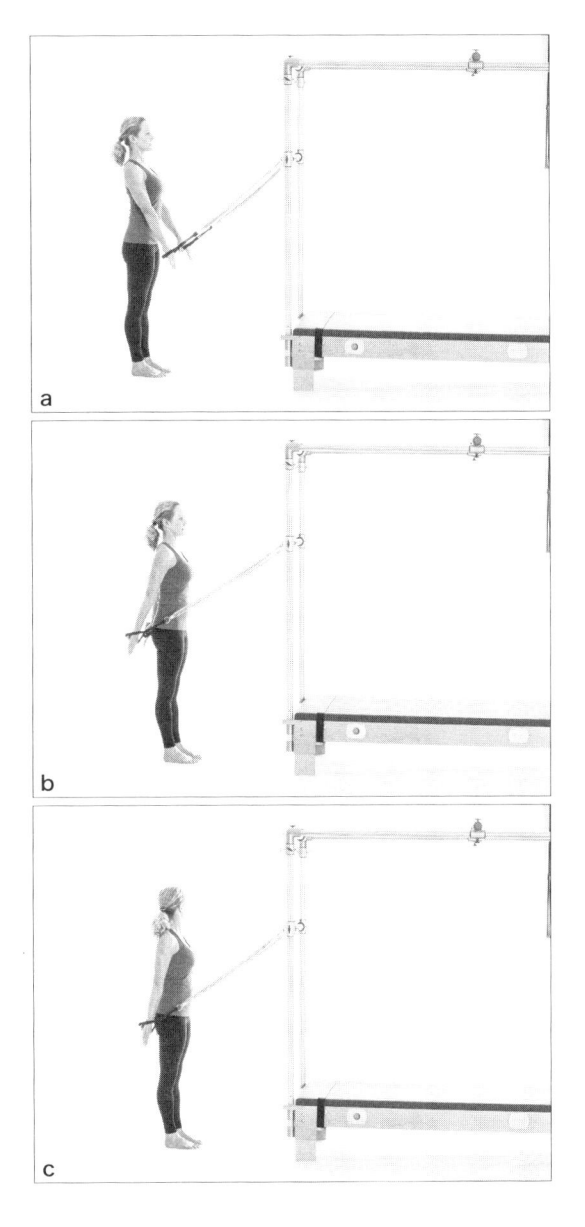

頚椎の可動性の改善や，体幹からの頭部の分離を学習させるため，頭部の回旋を加える。スプリングを後方に引いた時に，その位置を保ったまま頭をゆっくりと左（写真 c），右に回旋し，中央に戻る。スプリングを開始位置に戻す。繰り返す中で，最初に回旋する方向を交互に代える。これは，上半身のエクササイズを行う時に僧帽筋上部や肩甲挙筋を緊張させる傾向がある人に効果的である。腕を後方に引いた状態を保ちながら頭を回旋することで，背中の筋の活性化と頚部の筋の弛緩を学習できる。

プログレッション

　難易度を上げるには，キャデラックから離れて立って行う，片足立ちで行う，回旋板やバランスパッドのような不安定面上で行う，などの方法がある。

指導のポイント

1. 腕を長く伸ばし，床の方向に向かって指を長く伸ばす。
2. 意識としては，腕を前後に振るというよりも，腕を体幹の後方に引き，前に戻す時はスプリングの張力に抵抗する。

スタンディングハグアトゥリー STANDING HUG A TREE

主に関与する筋

　大胸筋

目　的

　水平内転筋力強化，大胸筋のストレッチング，体幹と肩甲骨の安定化，姿勢，バランス，コアコントロールの改善

適　応

　スタンディングアームワークシリーズの他のエクササイズと同様に，骨粗鬆症や，バランス，固有感覚の低下などがあり，荷重下で運動を行う必要があるクライアントに対して優れた方法である。また，腕の筋力，柔軟性，コントロールの向上の他に，直立位の体幹ポジション，全身の正しいアライメント，コアコントロールの正確性が鍛えられる。

注意点・禁忌

　免荷を要する状態

抵　抗

　中等度（肩の高さか，わずかに上方の高さに脚用黄スプリング２本）

方　法

　足を股関節の幅に開いて直立姿勢をとり，キャデラックの横にRUBに背を向けて立つ。ハンドルを持ち，肘をロックせず，両腕を広げてＴポジションをとり，掌を前方に向ける。腹筋群を活性化させ，スプリングの張力に抵抗して体幹をわずかに前方に傾ける（写真a)。息を吐き，肩の高さで，両腕を平行になるところまで前方に引く（写真b)。息を吸い，開始位置に戻る。

プログレッション

難易度を上げるには，キャデラックから離れて立って行う，足の幅を狭くして行う，片足立ちで行う，回旋板やバランスパッドのような不安定面上で行う，などの方法がある。

指導のポイント

1. エクササイズの間，腹筋を動員させ続け，スプリングに抵抗しながら体幹をわずかに前方へ傾けることで，よい姿勢とアライメントを保つ。
2. 指先を遠くへ伸ばしながら，腕を長く伸ばし続けるが，肘はロックしない。
3. 肩がわずかに外旋するように，小指を前方に伸ばす。
4. 肩甲骨を後下方に引き下げることで，肩甲骨の安定性を維持する。

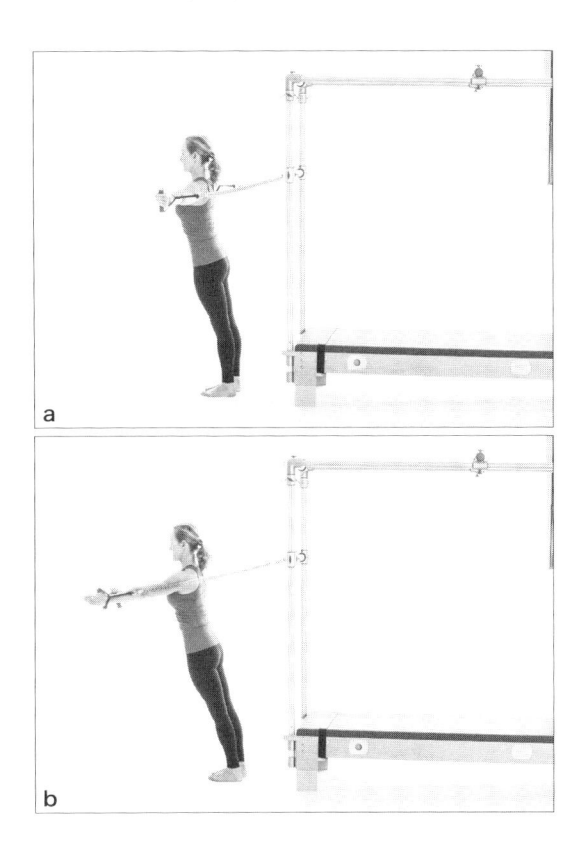

スタンディングアームサークルズ STANDING ARM CIRCLES

主に関与する筋

肩関節伸筋群・水平内転筋群

目　的

肩関節の可動性・筋力・コントロールの改善，体幹と肩甲骨の安定化，姿勢・バランス・コアコントロールの改善

適　応

スタンディングアームワークシリーズの他のエクササイズと同様に，骨粗鬆症や，バランス，固有感覚の低下などがあり，荷重下で運動を行う必要があるクライアントに対して優れた方法である。また，腕の筋力，柔軟性，コントロールの向上の他に，直立位の体幹ポジション，全身の正しいアライメント，コアコントロールの正確性が鍛えられる。このエクササイズはオーバーヘッドポジションで行うため，肩関節の筋力や肩甲骨の安定性に対して難易度が非常に高い。また，肩関節挙上可動域の増加，維持の効果もある。特に水泳，バレーボール，テニス，水球のような，オーバーヘッドスポーツの選手の肩関節のリハビリテーションに有効である。また，コアコントロールと体幹の安定性に対しても難易度が高い。アスリートでなくても，日常生活では，肩甲骨を安定させた状態

で頭上に手を伸ばしたり，物を持ち上げたりする必要があるため，このエクササイズは重要である。

注意点・禁忌

免荷を要する状態，肩関節インピンジメント症候群，回旋筋腱板の損傷や炎症，腱板修復術後早期〜中期，オーバーヘッド動作で痛みがある場合

抵　抗

中等度（肩かあるいはわずかに上方の高さに脚用黄スプリング２本）

方　法

キャデラックの横にRUBに背を向けた状態で，体幹直立位で立つ。足は股関節幅に開く。ハンドルを持ち，肘をロックせず，両腕を広げてＴポジションをとり，掌を前方に向ける。腹筋群を活性化させ，スプリングに抵抗して体幹をわずかに前方に傾ける（写真a）。

スタンディングアップサークルズ

息を吐き，両腕を肩の高さで平行になる位置まで前方へ引く（写真b）。息を吸い，掌を下に向け，腕を頭上に持ち上げる（写真c）。円を描くように腕を下に下ろし，開始位置に戻る（写真d）。

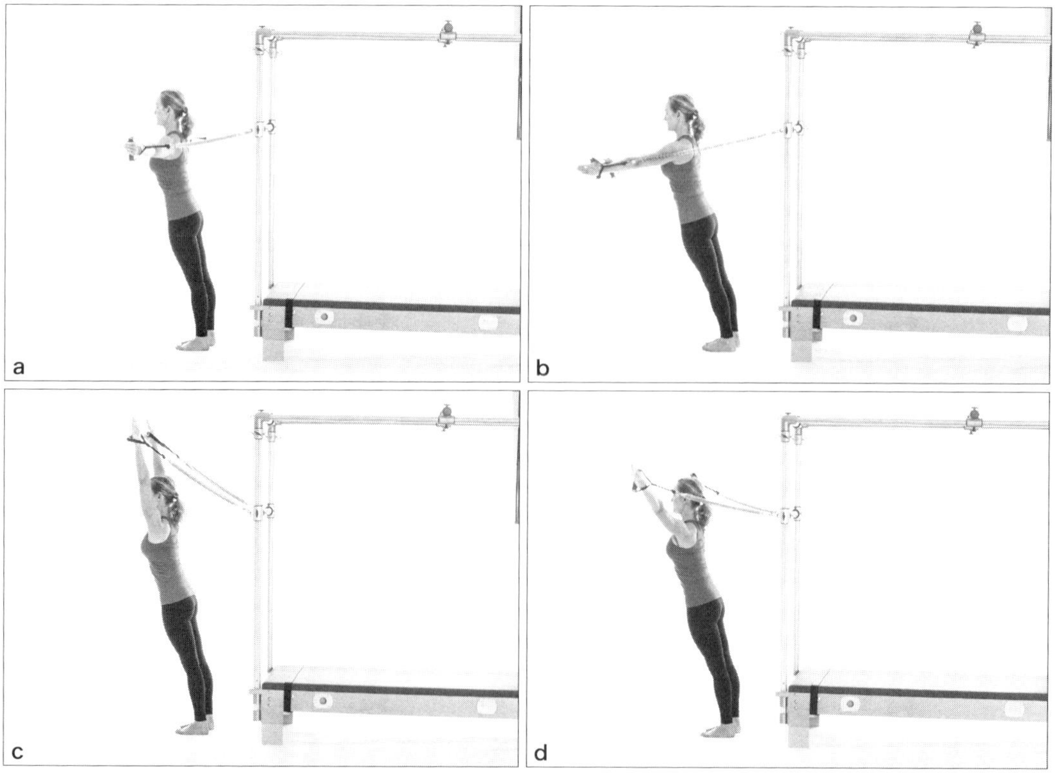

5 〜 10 回繰り返したら，逆方向に行う。

プログレッション

難易度を上げるには，キャデラックから離れて立って行う，片足立ちで行う，回旋板やバランスパッドのような不安定面上で行う，などの方法がある。

指導のポイント

1. リフォーマーのスーパインアームサークルズ（p.99）やニーリングアームサークルズ（p.134）と同様に，動きを滑らかに行う。
2. 手を体幹より後方にもっていかない。
3. 腹筋群の活動を保ち，体幹を直立位に保つ。
4. 腕を挙上する時に，肩が上がらないように，肩甲骨を引き下げておく。

スタンディングバイセプス STANDING BICEPS

主に関与する筋

上腕二頭筋

目　的

肘関節屈筋の強化，肩甲骨内転筋の強化，肩関節前方と大胸筋のストレッチング，肩甲骨と体幹の安定化，姿勢，バランス，コアコントロールの改善

適　応

スタンディングアームワークシリーズの他のエクササイズと同様に，骨粗鬆症や，バランス，固有感覚の低下などがあり，荷重下で運動を行う必要があるクライアントに対して優れた方法である。また，腕の筋力，柔軟性，コントロールの向上の他に，直立位の体幹ポジション，全身の正しいアライメント，コアコントロールの正確性が鍛えられる。このエクササイズは，背中が丸くなり肩が前に出る大胸筋優位な姿勢に対抗する姿勢で，上腕二頭筋を働かせるエクササイズである。腕を背部の後方に位置させることで，胸が開き，上部体幹が丸くならず，肩甲骨内転筋群が働く。このポジションにより，また抵抗がかかる方向が変わることにより，肩甲骨と体幹の安定性に対しても難易度が高い。

注意点・禁忌

免荷を要する状態

抵　抗

中等度（肩かあるいはわずかに上方の高さに脚用黄スプリング２本）

方　法

キャデラックの端の RUB に背を向けて，体幹直立位で立ち，足を股関節幅に開く。ハンドルを持ち，体幹をわずかに前方に傾ける。両腕を体の後方に伸ばし，平行にする。鎖骨を引き上げ，肘を後方へ伸ばす（写真 a）。息を吐き，上腕は動かさず，肘を一定の高さに保ちながら曲げる（写真 b）。息を吸い，肘を伸ばし，開始位置に戻る。

a

b

プログレッション

難易度を上げるために，キャデラックから離れて立ち，エクササイズを行う。片足立ちでバランスをとる。回旋板やバランスパッドのような不安定面上で行う。

指導のポイント

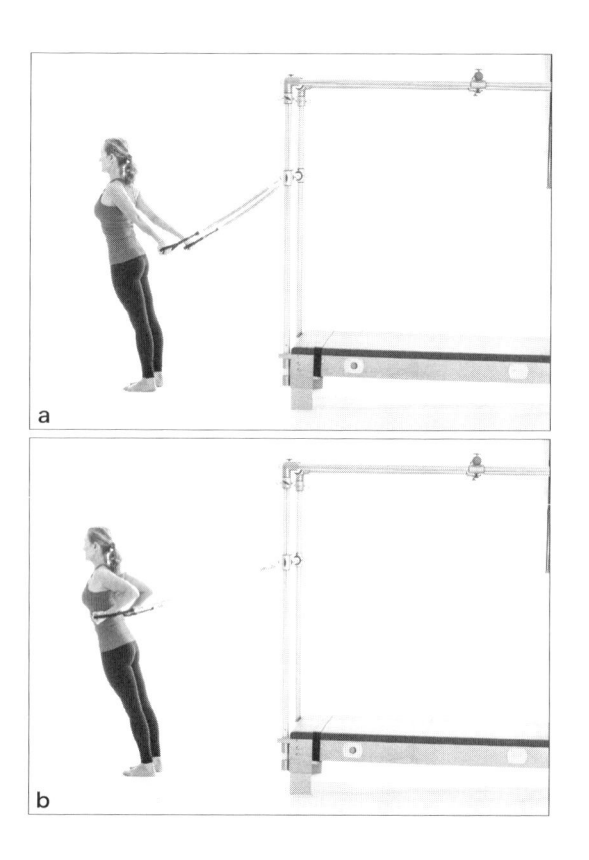

1. 肩関節伸展位にある間，腕を平行に保つ。
2. 上腕骨頭が前方に変位したり，丸まったりしないように，鎖骨を左右に広げ，肩甲骨内転位を保持する。
3. 腹筋群を動員し続け，肋骨が前方に突出することを避ける。

第8章

ワンダチェアー・エクササイズ

ワンダチェアーあるいはコンボチェアー（combo chair）を使うことで，コアや上肢に対する効果的なエクササイズが数多くできるが，私は股関節，膝関節損傷やバランスに問題のあるクライアントのリハビリテーション，プリハビリテーションに最も多く使っている。従重力位であるリフォーマー上の背臥位からスタートし，サポートがない状態でのチェアー上の座位を経て，最終的にはチェアー上での立位へと，段階的に体重負荷を増やしてエクササイズを行うために非常によいツールである。チェアーは多用途で，軽量で，比較的安価であり，それほどスペースをとらず，体重のかかる機能的なエクササイズを行うことができるため，ピラティスをベースとしたリハビリテーションセンターにおいて重要なイクイップメントである。

チェアーの補助や抵抗の程度は，リフォーマーやキャデラックと同様にスプリングによって決まる。しかしチェアーは，各スプリングの抵抗と調整のシステムがメーカーごとに異なるため，標準化することが少し難しい。クライアントにエクササイズを処方する前に，使用するチェアーで試行錯誤し，そのスプリングシステムを確実に理解するべきである。以下のガイドラインが使用できる。

最も低負荷のスプリング設定 ＝ 左右どちらか一方のペダルの最も低い位置に1本の低負荷スプリング（たいていは白）

最も高負荷のスプリング設定 ＝ 左右両方のペダルの最も高い位置に2本の高負荷スプリング（たいていは黒）

エクササイズの方法は，セラピストがクライアントに指示することができるように，またセラピスト自身が指示にしたがって行えるように書かれている。ピラティスの経験がない人は，リハビリテーションのプログラムとして使用する前に，公認のセラピストの協力を得て，クライアントとセラピストの両方の役割でエクササイズを練習するよう勧める。このことは，安全で効果的なエクササイズプログラムを提供するために不可欠である。

ペルビックカール PELVIC CURL

関与する主な筋

腹筋群，ハムストリング

目　的

脊柱と骨盤帯のモビライゼーション，脊柱の分節的運動，ハムストリングの強化とコントロール，腰部・骨盤帯の安定性，コアの筋群の動員と同時収縮

適　応

マット上のペルビックカール（p.57）の別法で，ハムストリングに対して難易度がさらに高い。脊柱の全体的な柔軟性の低下や関節炎，コアの弱化やコントロール不良，背筋群や股関節屈筋群の柔軟性低下などに対して効果的なエクササイズである。リラクゼーションや心と身体のつながりを促し，また脊柱の動きを促し，より難易度の高いエクササイズを行う準備となるので，セッションの導入段階に適している。

注意点と禁忌

腰椎椎間板病変の急性期，骨粗鬆症（脊柱の深屈曲は禁忌であるため）

抵　抗

非常に軽い〜軽い

方　法

床に背臥位になり，骨盤は中間位（ニュートラルポジション）にして，膝を曲げ，ペダルの上に踵をのせる。腕はリラックスし，掌を下に向けて体側に置く。息を吸い，ペダルを押し下げる（写真 a）。ペダルを押し下げたまま，息を吐き，コアを働かせ，骨盤と脊椎を下から１つずつ順番に床から持ち上げるようにロールアップする（写真 b）。息を吸い，骨盤と脊柱を最大限持ち上げたところで静止する。理想的には，肩から股関節を通り膝関節までまっすぐであることが望ましい（写真 c）。ペダルを押し下げたまま，息を吐き，脊

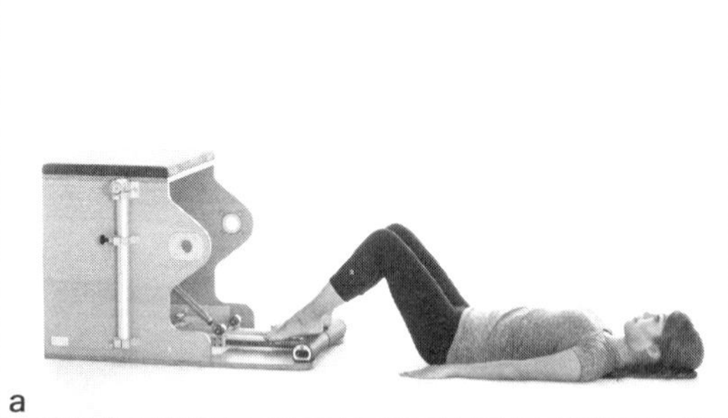
a

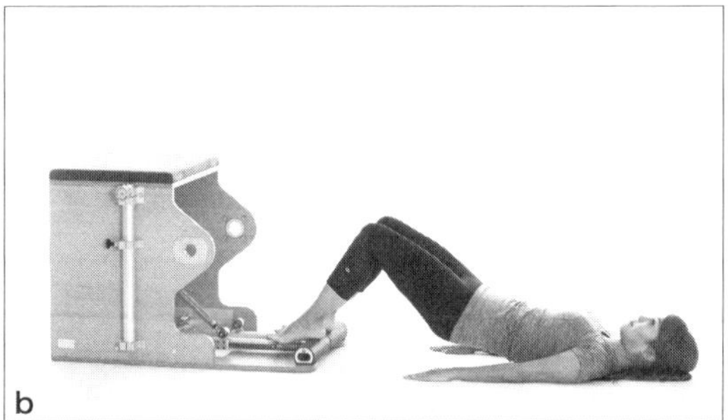
b

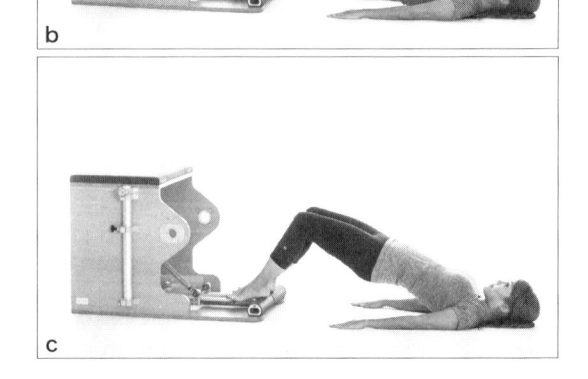
c

椎を上から１つずつ順番にロールダウンし，開始位置に戻る。

バリエーション

1. 椎間板病変がある場合には，腰椎の深屈曲はせず，床から持ち上げる時に脊柱と骨盤を中間位に保つ。
2. 内転筋群をさらに働かせるためには，膝の間にボールをはさむ。
3. 上位の脊椎のコントロールをさらに引き出したければ，骨盤を持ち上げる際に腕を頭上に上げる。

指導のポイント

1. ハムストリングの活性化と骨盤の後傾を保つために，踵を尾骨の方向へ引き込むように意識する。
2. 頚部と肩関節をリラックスする。
3. 脊椎をマットから持ち上げる時には，恥骨を顎の方向に近づけることによって（骨盤後傾），腰椎を最大限屈曲させる。
4. スリンキー（p.58 参照）が階段を下りていくようにイメージし，脊椎を１つずつ慎重に下ろしていく。これは分節的運動と脊柱の可動性を最大にすることに役立つ。

ハムストリングカール HAMSTRING CURL

関与する主な筋

ハムストリング

目　的

ハムストリングの強化とコントロール，腰部・骨盤帯の安定化

適　応

ハムストリングカールのエクササイズはほとんどが腹臥位で行われるが，このポジションは腰椎が過伸展しやすいという問題がある。ワンダチェアーを使うことで，安定し脊柱にとって快適なポジションでハムストリングを分離して使うことができ，腰痛や仙腸関節痛の急性期，脊柱管狭窄症，腰椎すべり症のある人に有用である。また，片足ずつ行うことができるため，筋力の左右差や術後の筋力強化に有用である。

注意点と禁忌

ハムストリング損傷の急性期

抵　抗

軽い

方　法

床の上で背臥位になり，骨盤を中間位に，膝を約90°屈曲し，踵をワンダチェアーのペダルの上に置く。脚は平行に，腕はリラックスして体側に置く（写真a）。息を吐き，膝を曲げペダルを半分程度下ろす（写真b）。息を吸い，コントロールしながら膝を伸ばし，ペダルを開始位置に戻す。

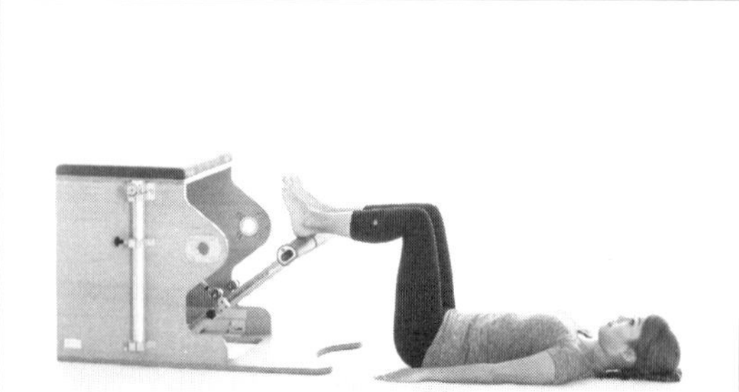
a

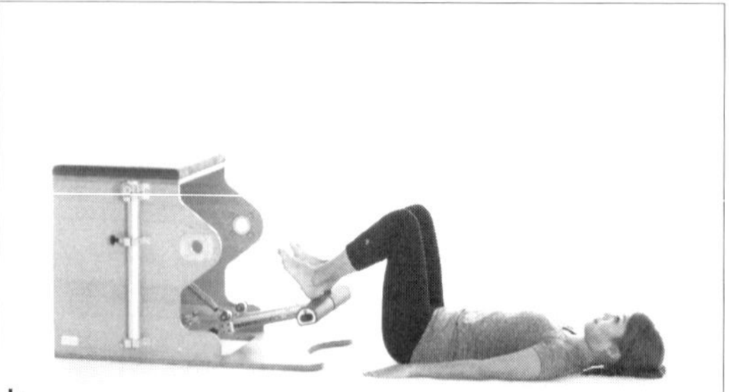
b

プログレッション

片足ずつ行い，反対側の足はテーブルトップポジション（股関節・膝関節90°屈曲位）を保持する。

指導のポイント

1. エクササイズ中は，骨盤を中間位（あるいはクライアントの状態に応じたポジション）に保持する。
2. それぞれの踵から反対側の坐骨につながるゴムバンドをイメージする。膝を曲げる時には，踵を坐骨の方向に引き，バンドが短くなるとイメージする。膝を伸ばす時には，バンドが引き伸ばされ，踵と坐骨の間で強く引き合っているとイメージする。膝を屈曲位に保ち続けるように動きに抵抗する。この内的な抵抗は，筋の働きを強化し，遠心性収縮を最大にする。
3. 骨盤が前傾し，ハムストリングとのつながりが途切れてしまうことを防ぐため，ペダルを床につけないようにする。

修正版スワンオンフロア MODIFIED SWAN ON FLOOR

関与する主な筋

僧帽筋中部・下部

目　的

上部コア（頚部深層屈筋群，僧帽筋下部，前鋸筋）の同時収縮の再教育，背筋群の強化，僧帽筋中部・下部の強化とコントロール，肩甲骨の安定性と動きの改善

適　応

柔軟性のない胸椎や動きの乏しい肩甲骨の改善に有効なエクササイズである。多くの人（特にストレスを抱えがちな人，コンピュータを使う時間が長い人，オーバーヘッドスポーツのアスリートなど）は，僧帽筋上部を過度に働かせる傾向にあるが，僧帽筋中部や下部は使いにくく，また意識しづらい。そのような人の肩甲骨は動きが乏しく硬くなる。僧帽筋下部は，肩甲胸郭関節の中で最も弱化したり働きにくくなりやすい筋の１つであり，肩甲骨の異常運動を引き起こす可能性がある。このエクササイズの体のポジション，ワンダチェアーのペダルの位置，抵抗の方向性は，僧帽筋下部を動員し明確なフィードバックを与えるのに優れている。ペダルを押すことで前鋸筋が活性化する。加えて，体を体幹伸展位で保持するため，後面の筋群を強化し姿勢を改善する効果もある。

a

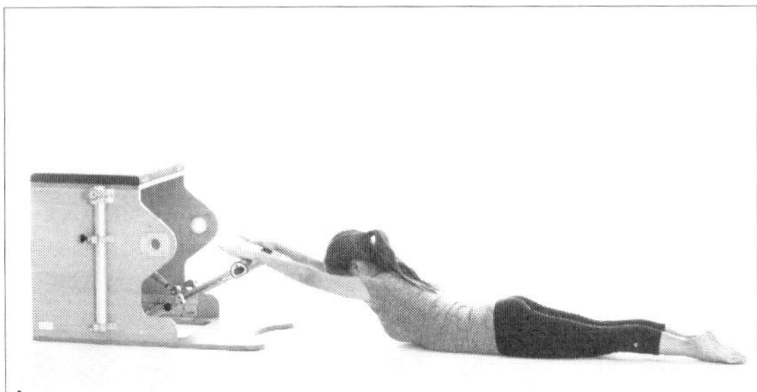
b

c

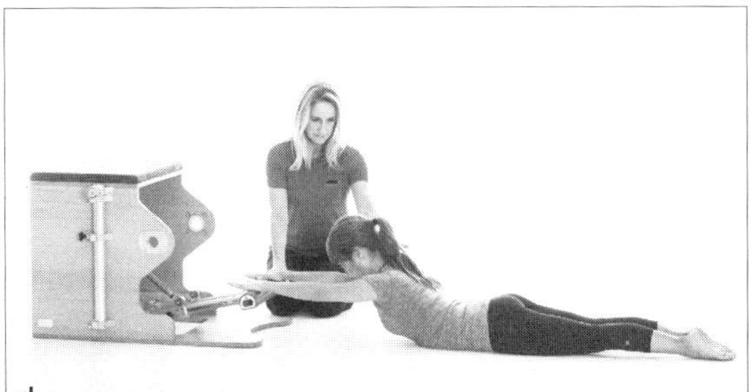
d

注意点と禁忌

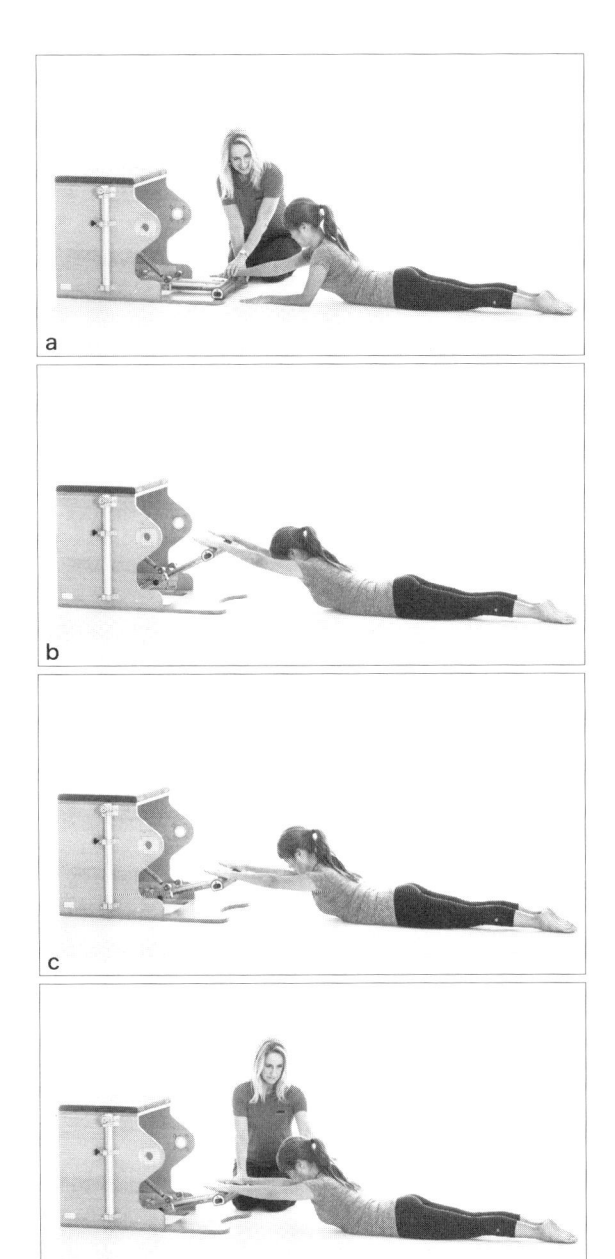

禁忌は，肩関節インピンジメント症候群の急性期，脊椎すべり症，頚部痛，腰痛の急性期である。頚部と腰部の脊柱管狭窄症は，注意を要する。

抵　抗

非常に軽い〜軽い

方　法

床の上にスフィンクスポジション（肘をついて上体を起こすポジション）で腹臥位になる。クライアントが頚部や肩にストレスをかけずにペダルを押すことができるように，セラピストがペダルを下に下げる（写真 a）。クライアントは，ペダルの上に両側の手首を置いたまま，脊柱を伸展する。コアを働かせ，腰椎を保護するためわずかに骨盤を後傾させる（写真 b）。息を吸い，ペダルを体の方へ引き，肩甲骨を骨盤の方に引き下げることでペダルをわずかに押し下げる（写真 c）。息を吐きながら，ゆっくりとペダルを開始位置に戻す。背部の伸展を保ちながら，肩甲骨の下制と挙上を10～20回繰り返す。繰り返しが終わったら，安全にスフィンクスポジションに戻れるよう，セラピストがペダルを押さえておく（写真d）。

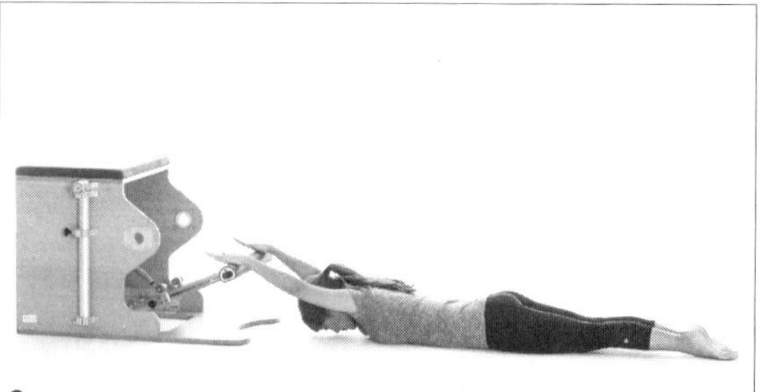
e

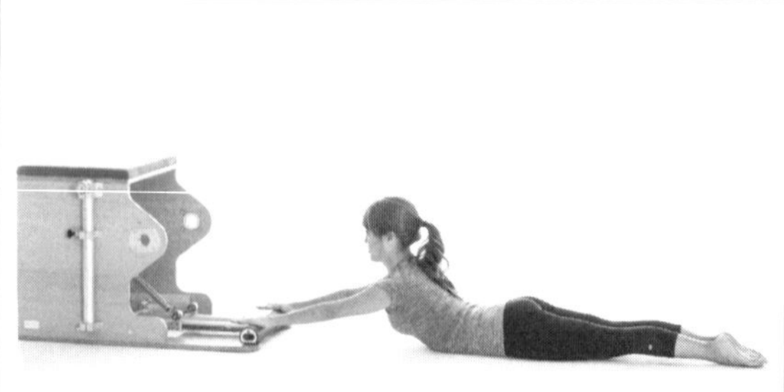
f

バリエーション

頚部や肩に問題がなければ，セラピストのアシストなしで行う古典的な方法で行うことができる。床上の腹臥位から，額を床に置いた状態で，両手を伸ばしペダルに置く(写真e)。息を吸いながらペダルを押し，同時に脊柱を伸展する(写真f)。息を吐き，ペダルを開始位置に戻しながら，脊柱を元に戻す。このバージョンは，肩甲骨の可動性と僧帽筋下部の強化とコントロールというよりは，背部伸筋群の強化と可動域の改善に効果的である。

指導のポイント

1. エクササイズの間顎を引いておく（うなずく）ことで，顎が突き出ることを避ける。
2. 頭部を持ち上げるというよりも，頚部を長くして，頭頂を尾骨から引き離すようにイメージする。
3. エクササイズの間中，腹筋を働かせておく。
4. 肩甲骨が殿部に向かって背中をすべり下りるようにイメージする。
5. 肩甲骨挙上時には，肩が耳の方へ近づかないようにする（僧帽筋上部の活動を最少限にする）。
6. 腹臥位では，肩甲骨の下角に触れてキューを与えることは効果的である。

シングルアームプッシュアップ SINGLE-ARM PUSH-UP

BASI Mentor Program において Rael Isacowitz により指導されたオリジナルエクササイズのバリエーション（Isacowitz 2018）。

関与する主な筋

大胸筋，小胸筋

目　的

肩関節水平内転筋力強化，肩甲骨の安定化，腰部・骨盤帯の安定化，コアの筋群の動員と同時収縮

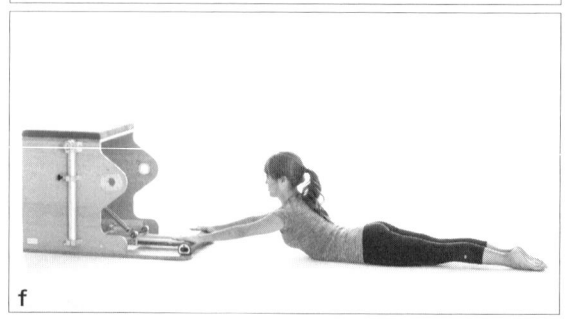

適　応

身体全体を統合するためのエクササイズである。パフォーマンスのために，身体の一部分ではなく全身の統合が必要とされる。全身の統合エクササイズは，閉鎖運動連鎖（CKC）エクササイズであり，非常に機能的であるため，障害後のリハビリテーションやアスリートにとって非常に重要である。このプッシュアップシリーズは，身体全体に対して難易度の高いものであるが，下半身のポジショニングを簡単に変更するだけで，ほぼすべての人に適応可能である。昔ながらのプッシュアップのように大胸筋に重点を置くのではなく，小胸筋の活性化と筋力強化に重点を置く。小胸筋は肩甲骨の安定化筋として重要であるが忘れられがちであり，その筋を活性化し強化する方法で行う。

注意点と禁忌

膝に痛みがあれば，膝下にパッドか厚いマットを敷く。

抵　抗

中間～重い。このエクササイズは，負荷の設定が非常に難しい。ペダルを押し下げる時に小胸筋を選択的に使うことができる程度に軽く，一方で左右非対称なプランクポジションにある体を支えられるほど重い必要がある。

方　法

チェアーの横に四つ這いになる。脊柱は中間位にし，膝は股関節の真下，支持側の手は肩の真下に置く。反対側の肘と前腕はペダルの上に置く（写真 a）。コアの筋を働かせ，肩甲骨を後下方に

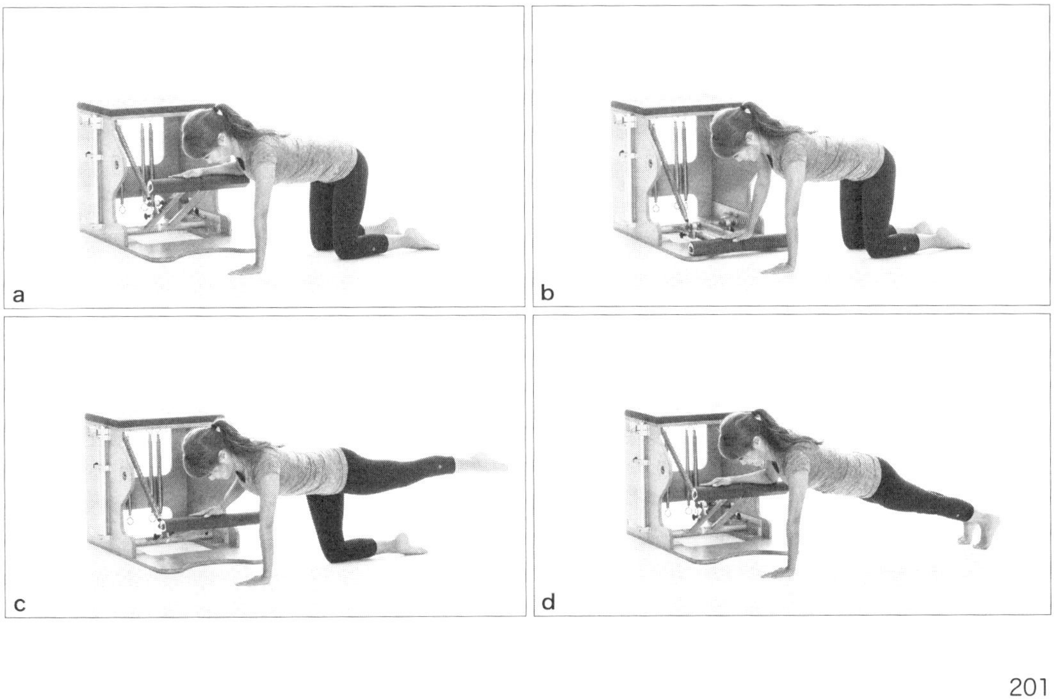

引き下げセットする。支持側の手で床を押し，前鋸筋を活性化させる。息を吐き，肘を使って体の方向にペダルを引く(水平内転)。肘を使って最大限ペダルを押し切ったら,肘をペダルから浮かせ,床方向に向かって手でペダルを押し続ける（写真 b)。息を吸い，コントロールしながらゆっくりとペダルを肘の高さに戻し，ゆっくりと上腕を水平外転し，開始位置に戻る。

プログレッション

1. ペダルを押す手と反対側の脚を浮かせて行う（写真 c)。
2. 膝を床から浮かせ，プランクポジションで行う（写真 d)。
3. より不安定な状態にしてコアに対する難易度を高めるためには，開始位置でペダルの上に肘が触れないように体を後方に位置させる。

指導のポイント

1. エクササイズの間，コアの筋を働かせておく。
2. ペダルを下に押し両肘が伸びたポジションの時には，ペダルを押す手は支持側の手よりわずかに前方に位置させる。
3. 単にペダルを押し下げるだけにならないようにする（上腕三頭筋と大胸筋が優位に働いてしまう)。そうではなく，肘をできるだけ体の方向に引くことを意識する。

リバースシュラッグス REVERSE SHRUGS

関与する主な筋

僧帽筋中部・下部

目　的

肩甲骨下制筋の強化，体幹の安定化，姿勢の改善

適　応

オーバーヘッドスポーツのアスリート，画家や美容師などの職業の人だけでなく，長時間コンピュータを使用する人も，僧帽筋上部が過剰に発達していたり，硬くなっている一方，僧帽筋中部・下部を動員したり自覚することすら困難である。従来のシュラッグス(肩をすくめるエクササイズ)が僧帽筋上部を強化するのに対して，このエクササイズは僧帽筋中部・下部を強化する。僧帽筋中部・下部の強化は，肩甲胸郭関節の動きを適切にし，頚部と肩関節の障害を予防するために非常に重要である。

注意点と禁忌

なし

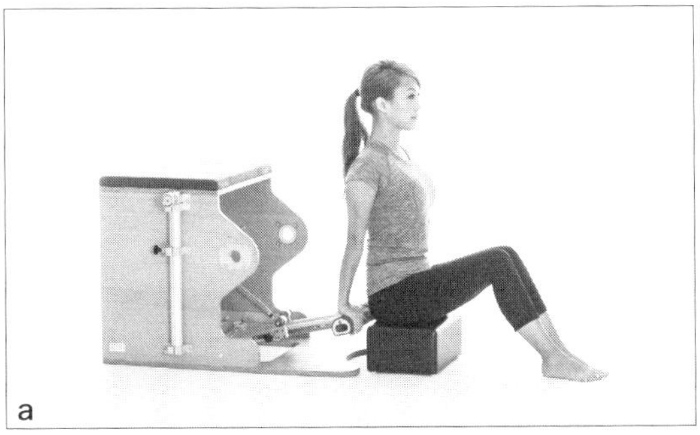
a

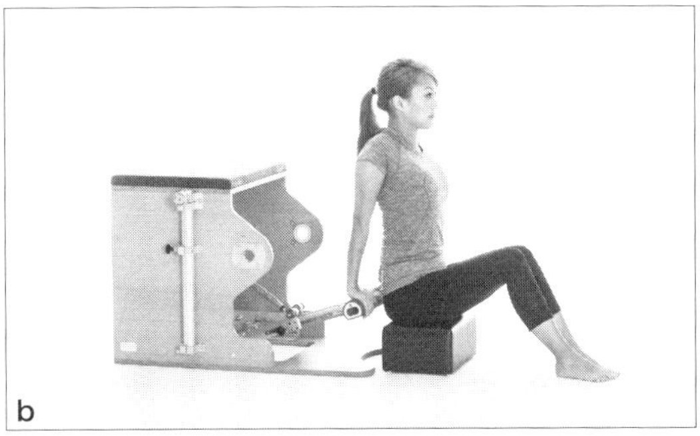
b

抵　抗

中間

方　法

床にスモールボックスを置き，その上にチェアーに背を向けて座る。足を揃えて膝を曲げ，足底は床につける。指を体の方に向けた状態でペダルの上に手を置く。腕全体でペダルを押し下げ，肩を後ろに引く（写真 a)。息を吸い, ペダルと肩を上げる（写真 b)。息を吐き, ペダルを押し下げる。

バリエーション

背の高いクライアントや股関節屈筋群の柔軟性が低いクライアントは，大きいボックスの上に座ってもよい。

プログレッション

コアの安定性に対して難易度を上げるためには，ボックスの上にスピニングディスク（spinning disc）やバランスクッションを置くか，ボックスの代わりにフォームローラーの上に座る。

指導のポイント

1. 体がペダルの方向へ傾きがちである。これを避けるために，腹筋群と背筋群を同時収縮させ，体幹を直立させてボックスの中央に保つ。
2. エクササイズの間，肩甲骨内転筋群を動員し続ける（左右の肩甲骨を引き寄せる)。
3. 鎖骨を左右に広げ，肩が前方に丸まらないようにする。
4. 肩を挙上する時は，前方や後方ではなく耳の方向へまっすぐ持ち上がるようにする。

トライセプスプレスシット TRICEPS PRESS SIT

関与する主な筋

上腕三頭筋

目　的

肘関節伸筋群の強化，肩甲骨の安定化，体幹の安定化，姿勢の改善

適　応

このエクササイズは，コアの筋力に対して難易度が高く，直立位の姿勢の意識を高めながら上腕三頭筋を強化するシンプルな方法である。肘関節伸筋だけでなく，肩甲骨の後退と下制に関する筋も動員される。

注意点と禁忌

急性の肩関節インピンジメント症候群

抵　抗

中間

方　法

床の上にスモールボックスを置き，その上にチェアーに背を向けて座る。足を揃えて膝を曲げ，足底は床につける。指先を体の方に向けてペダルの上に手を置く。肘は曲げ，互いに引き寄せる（写真 a）。息を吐き，肘を伸ばしてペダルを下方に押す（写真 b）。息を吸い，肘を曲げ，ペダルを開始位置に戻す。

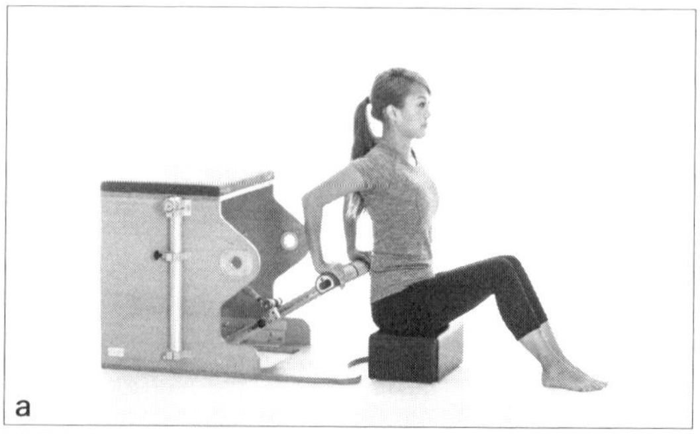

a

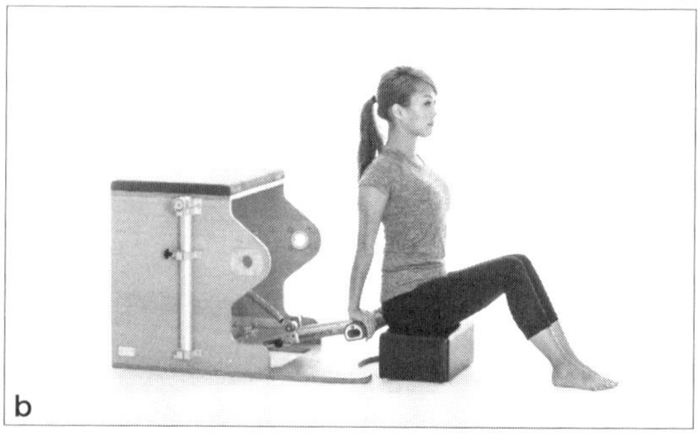

b

バリエーション

リバースシュラッグスと同様に，背の高いクライアントや，股関節屈筋群の柔軟性が低いクライアントは，大きいボックスを使ってもよい。

プログレッション

リバースシュラッグスと同様に，コアの安

定性に対して難易度を上げるためには，ボックスの代わりにフォームローラーの上に座るか，ボックスの上にスピニングディスクを置く。

指導のポイント

1. 体幹を直立位に保ち，コアの筋群を働かせ続ける。体を後方に傾けない。
2. エクササイズの間，肩甲骨を後下方へ引くことで，僧帽筋中部・下部を活性化させ続ける。
3. 鎖骨は左右に広く開き，肩が前方に丸まらないように注意する。
4. 左右の肘を平行に保つ。
5. ペダルを下方に押す時に，肩甲骨が背中を滑り下り，体がボックスから持ち上がるようにイメージする。

プローントライセプス PRONE TRICEPS

関与する主な筋

上腕三頭筋

目　的

肘関節伸筋群の強化，体幹伸筋群の強化，肩甲骨と体幹の安定化

適　応

上腕三頭筋の筋力強化に効果的な方法の１つであり，さらにコアの筋力やコントロールに負荷をかける効果もある。プッシュアップと同様の動きであるが，体重負荷のないポジションで行うことができるので，プッシュアップの正しいフォームを教えるためにもよい方法である。プランクポジションをとるために十分なコアの筋力がない人でも，このプッシュアップであれば腰部・骨盤帯に圧縮負荷をかけることなく行うことができる。

注意点と禁忌

脊椎すべり症

抵　抗

中間

方　法

チェアーの上に腹臥位になり，脚を伸ばして揃える。手をペダルに置き，肘を伸ばし，肩の真下に手関節を位置させる。指は前方に向け，左右の肘は平行になるよう内側に引く。コアを働かせ，腰椎を過度な伸展から保護するために尾骨をわずかに巻きこむ（写真 a）。息を吸い，肘を曲げる（写

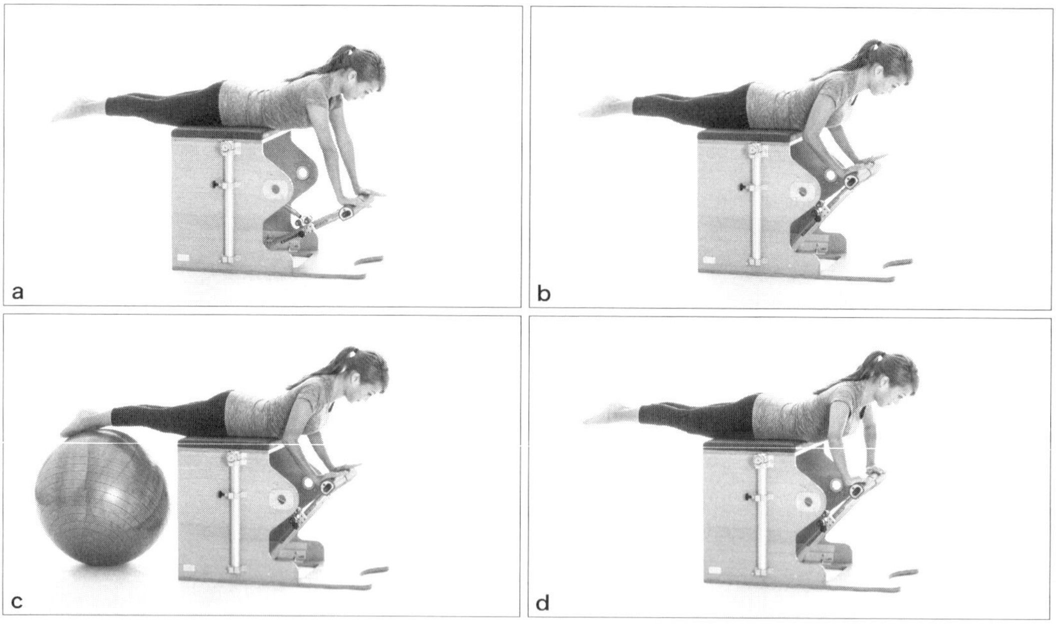

真 b)。それから息を吐き，肘を伸ばす。

バリエーション

1. 難易度を下げるには，足の下に大きなバランスボールを入れて下半身を支える（写真 c)。
2. 大胸筋の強化を強調する，あるいはプッシュアップの準備としての方法は，手の間隔を広くし，指先を内側に向け，肘を外に向ける（写真 d)。

プログレッション

掌を下にして片手を外側に上げ，片側性に行う。腕の筋力とコアの安定性について難易度が上がる。

指導のポイント

1. 体を床と平行にし，完全に静止させる。
2. エクササイズの間，腹筋群と背筋群の同時収縮を維持する。
3. 頭部は脊柱の延長線上に維持する。
4. 左右非対称のバージョンでは，体を回旋させないようにする。体はまっすぐなライン上にあり，あたかも両腕どちらもペダルを押しているようにみえるようにする。

ベーシックスワン（バックエクステンション）BASIC SWAN（BACK EXTENSION）

関与する主な筋

背筋群

目　的

背筋群の強化，肩甲骨の安定化，腹筋群のコントロール，姿勢の改善

適　応

このエクササイズは背筋群に対して神経筋再教育を行うため，腰背部損傷後に適している。エクササイズに慣れないうちは，動きを補助するようにスプリングの張力を調整し，損傷が治癒し筋力が改善してきたら，徐々に補助を減少することができる。また，腰椎の過剰な弯曲を防ぐためには腹筋群を活性化する必要があるため，脊柱伸展時にコア筋群の適切な同時収縮を教えることにも適している。体幹が伸展すると，ペダルによって肩を開く方向に促されるので，姿勢改善のためにもよいエクササイズである。

注意点と禁忌

脊椎すべり症，脊柱管狭窄症，腰背部損傷の急性期，腰背部の疼痛

抵　抗

可動域の補助だけが目的であれば，軽い～中等度。背筋群の筋力に対して難易度を上げるためには，より軽い抵抗。

方　法

チェアー上に腹臥位になり，脚を伸ばしてつける。体幹は床と平行に保つ。ペダルの上に手を置き，肩を手関節の真上に位置させ，腕を伸ばす。腹筋を働かせる（写真 a）。息を吸い，ペダルを上げながら脊柱を伸展する（写真 b）。ゆっくりと息を吐き，コントロールしながら開始位置に戻る。

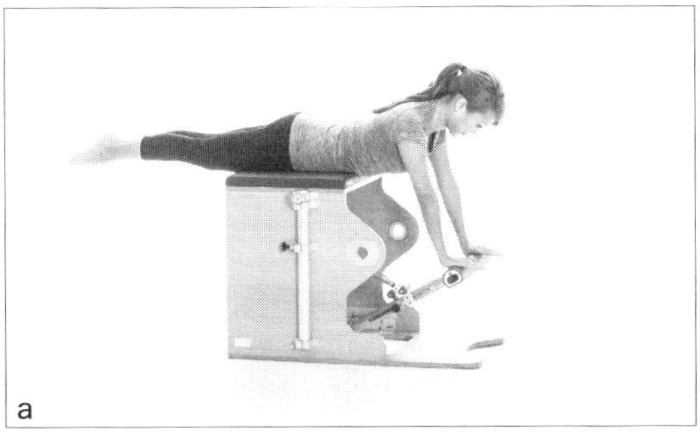
a

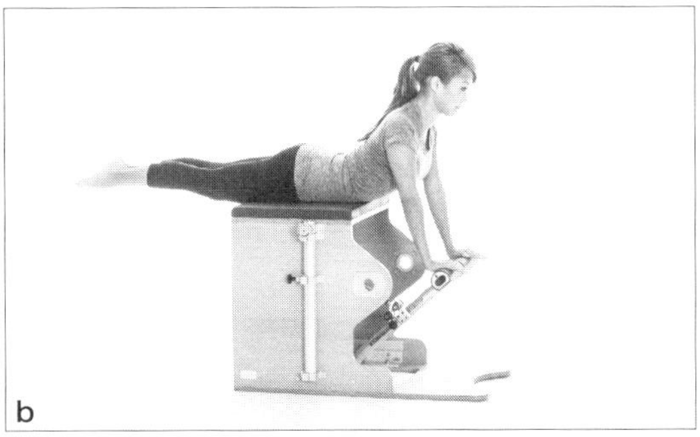
b

バリエーション

難易度を下げるには，足の下に大きなバランスボールを入れて下半身を支える（p206，プローントライセプス，写真 c 参照）。

プログレッション

片側性に行う。同じ開始位置から始めるが，片腕を外側に伸ばしておく。息を吸い，ペダルを上げながら脊柱を伸展する。反対側の腕は完全に静止させておく。息を吐き，開始位置に戻る。

指導のポイント

1. 脊柱の分節的運動を，頭部から始める（頚部に問題がない場合）。このようにすることで，腰椎をヒンジで屈曲し過伸展を生じるのではなく，脊柱全体のゆるやかな弯曲を生み出すという考え方である。
2. エクササイズの間，腹筋を働かせておく。
3. エクササイズの間，股関節内転筋群を働かせておく。
4. 左右非対称のバージョンでは，上下運動時に脊柱の回旋や側屈を起こさないようにする。

トルソープレスシット TORSO PRESS SIT

関与する主な筋

腹筋群と背筋群

目　的

腹筋群と背筋群の強化，コアの安定化とコントロール，肩と胸のストレッチング，股関節屈筋群のコントロール，姿勢の改善

適　応

このエクササイズは正確に行うことが難しいが，全身の筋力とコントロールに負荷をかけるのによい方法である。動きは股関節で起こるが，重力に抵抗して体幹を安定させ正しい位置に保つために，腹筋群と背筋群を同時収縮しなければならない。背部を伸展し肩を開くよう促すので，不良座位姿勢を正す効果があり，デスクワークの人に非常によいエクササイズである。

注意点と禁忌

脊椎すべり症，急性腰背部痛，股関節屈筋群の損傷

抵　抗

非常に軽い〜軽い

方　法

ペダルに背を向けて，チェアーの上に座る。指先を体と反対の方向に向けて，ペダルの上に手を置く。肩を手首の真上に位置させ，腕をまっすぐ伸ばす。脚は床に対して平行に伸ばし，体幹は斜めに保つ（写真 a）。息を吸い，上体が床と平行になるまでペダルを押す（写真 b）。息を吐き，開始位置に戻る。

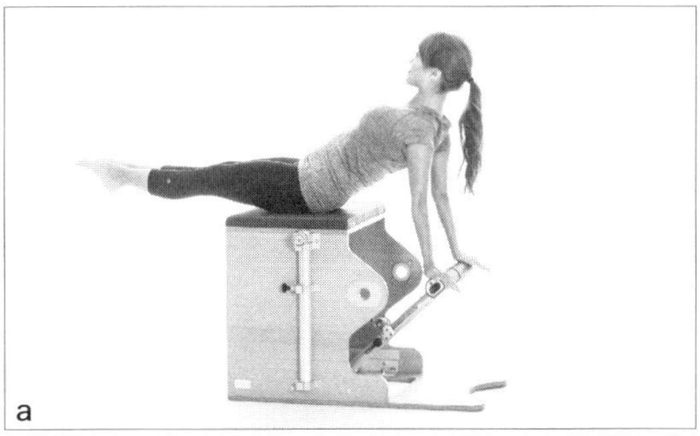

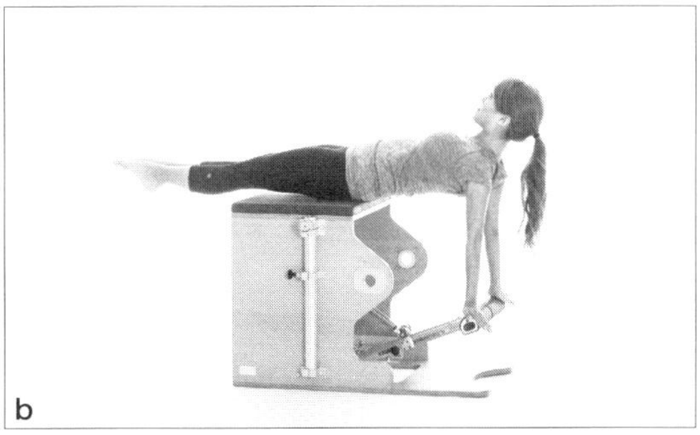

バリエーション

脚を支え，股関節屈筋群に対する負荷を減らすために，足の下に大きなバランスボールかボックスを置く。

指導のポイント

1. エクササイズの間，腹筋群と背筋群の同時収縮を維持する。
2. エクササイズの間，頭部が脊柱の延長線上にあるようにし，頚部深層屈筋群を軽く働かせておく。
3. 脚は床と平行にし，完全に静止させたまま保持する。
4. 体を長くするようにイメージし，頭頂と足の間を引き離し，できるだけ身長を高くする。

ピリフォーミスストレッチ　PIRIFORMIS STRETCH

関与する主な筋

梨状筋

目　的

梨状筋とアキレス腱のストレッチング

適　応

ヨガでよく使われる鳩のポーズの代わりとなる。チェアー上で行うバージョンは，床の上で行うよりも体重に対する支持が多いため，膝に対する圧迫負荷を少なくすることができる。加えて，反対側のアキレス腱がストレッチされ，体幹筋群がやさしくリリースされる。

注意点と禁忌

禁忌は，腰椎椎間板病変，骨粗鬆症，急性の膝関節損傷などである。人工股関節全置換術後のクライアントには注意が必要である。

抵　抗

軽い

方　法

チェアーのスプリングがついている側に，チェアーに向かって立ち，片脚を無理のないピジョンポジション（股関節外旋位）でシートの上に置く。反対側の脚は後方に伸ばし，踵で床を押す（あるいは踵の下に置いたボックスやパッドを押す）。両手はペダルの上に置く（写真 a）。息を吐き，床に向かってペダルを押し，チェアーの上で体を完全にリラックスさせる（写真 b）。ストレッチを維持しながら呼吸し，30 秒～1 分保持する。

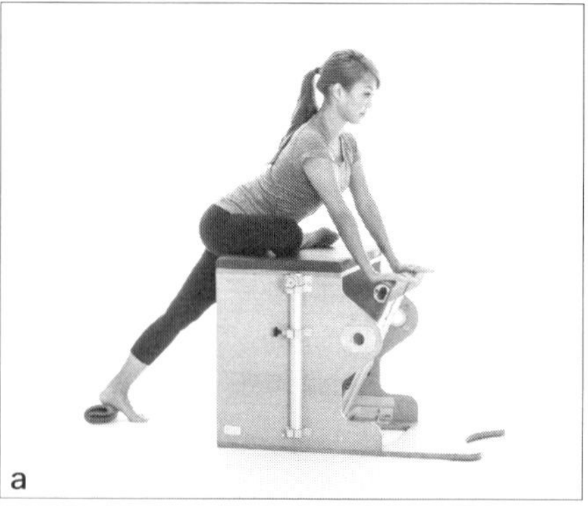

a

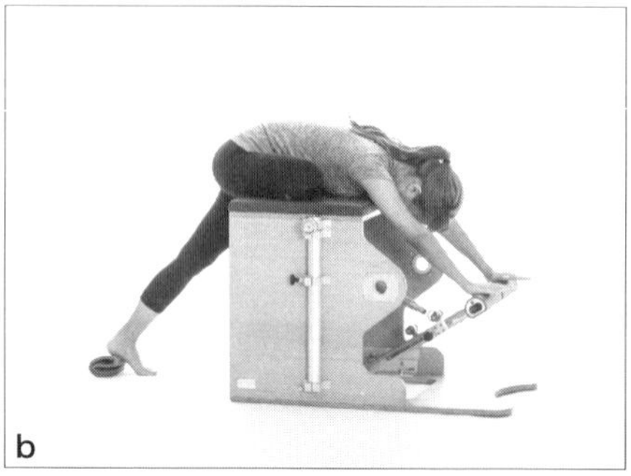

b

バリエーション

ストレッチを保持する前か後に，ゆっくりとストレッチポジションに入ったり出たりすることができる。息を吸いながらペダルを上げ，息を吐きながらペダルを押し下げる。

指導のポイント

1. より深くストレッチするには，脛をシートの端と平行にしてシートのさらに奥に足を置く。柔軟性が低下している場合は，シートの手前の骨盤の近くに足を置く。
2. アキレス腱をストレッチするために，踵を床につけることが重要である（背が高い人は床の上，背が低い人はボックスかパッドの上に足を置く）。

カーフプレス CALF PRESS

関与する主な筋

足関節底屈筋群（ヒラメ筋，後脛骨筋，長・短腓骨筋，足底筋，長趾屈筋，長母趾屈筋）

目　的

底屈筋群の強化，下腿と股関節屈筋群のストレッチ

適　応

機能的なポジションで，単関節筋の足関節底屈筋を分離して使う簡便な方法である。この動きで，下腿の関節可動域，筋力，柔軟性について対処できる。このポジションは，足の適切なアライメントを教えるために有効である。さらに，支持脚の股関節屈筋群のストレッチと，より上級のバージョンでポジションを保つために必要とされるコアの安定性に対する効果がある。バランスを鍛える効果もある。

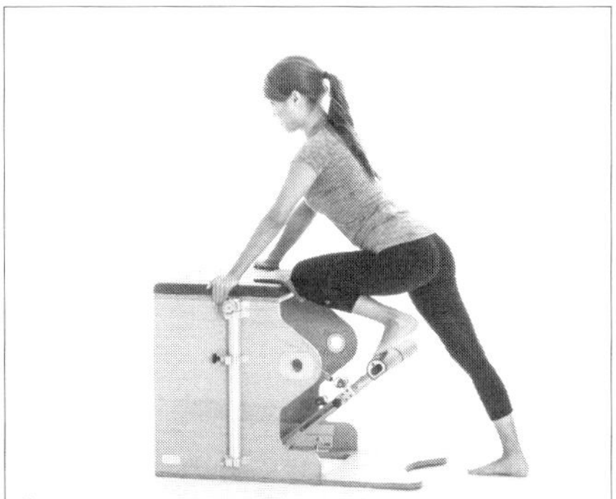
a

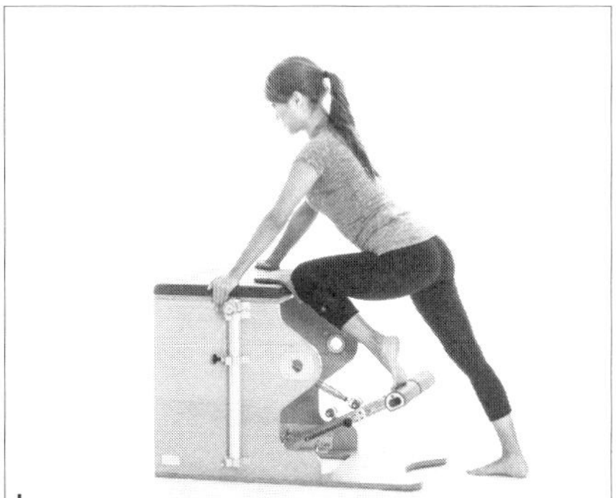
b

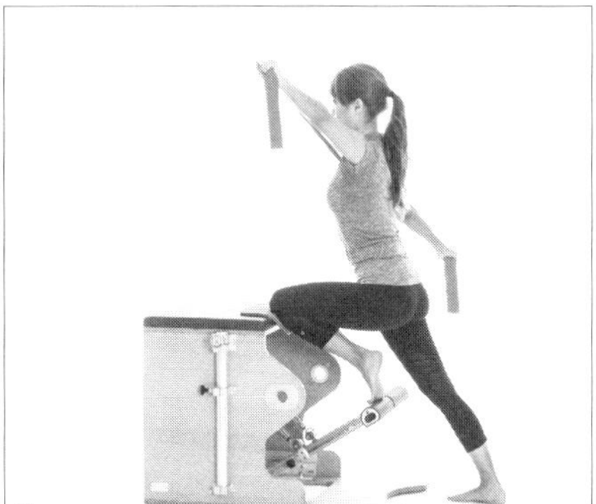
c

注意または禁忌

免荷を要する状態

抵　抗

中間〜重い

方　法

チェアーのペダル側の床に立ち，片足のつま先をペダルの上に置き，シートのペダル側の端に膝蓋骨下面を当てる。シートと膝の間にパッドを置いてもよい。後ろの脚はまっすぐ伸ばし，踵を床につけ，つま先を前に向ける。両手はシートの両端をつかむ（写真 a）。息を吐き，足関節を底屈することでペダルを押し下げる（写真 b）。息を吸い，足関節を背屈し，ペダルを開始位置に戻す。

バリエーション

バランスに対する難易度を上げるためには，腕を横へ伸ばすか，頭の後ろに位置させる。

プログレッション

バランスと協調性に対する難易度を上げるために，ゴムバンドを対角線上にひっぱる動きなど，上半身の動きや抵抗運動を加える（写真 c）。

指導のポイント

1. 踵から頭部までの長い斜めの線と，両肩と両股関節をつないでできる四角形を維持するように意識する。

2. 全可動域にわたってペダルをコントロールして動かすことを意識する。
3. 腹筋を働かせ続ける。
4. 後方に伸ばしている脚（アキレス腱と股関節屈筋群）にストレッチが感じられなければ，より遠くに足をつき，つま先が前方にまっすぐ向いていることを確認する（側方に向かないようにする)。

スタンディングレッグプレス STANDING LEG PRESS

関与する主な筋

ハムストリングと中殿筋

目　的

バランスの改善，股関節伸筋群の強化，股関節の側方安定性，直立姿勢の改善

適　応

バランス，固有感覚，股関節の側方安定性，下肢の遠心性コントロールに対して効果的なエクササイズである。非常に機能的な動きであり，階段を上がる動きに似ている。そのため，膝，股関節，足関節の外傷・障害や手術による免荷期の後に，神経筋再教育を行うのに有用である。また，骨粗鬆症のクライアントにもよいエクササイズである。

注意点と禁忌

免荷を要する状態

抵　抗

軽い〜中等度

方　法

チェアーに向かって立ち，片足のつま先をペダルの上に置く。背を高くするように意識しながら立ち，腹部を働かせ，腕を側方に伸ばしてＴポジションにする(写真 a)。息を吐き，ペダルをチェアーの最下部まで押し下げる（写真 b)。息を吸い，コントロールしながらペダルを開始位置まで戻す。

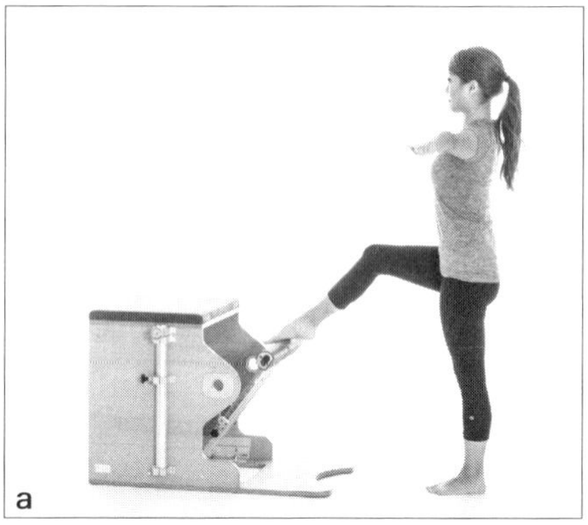
a

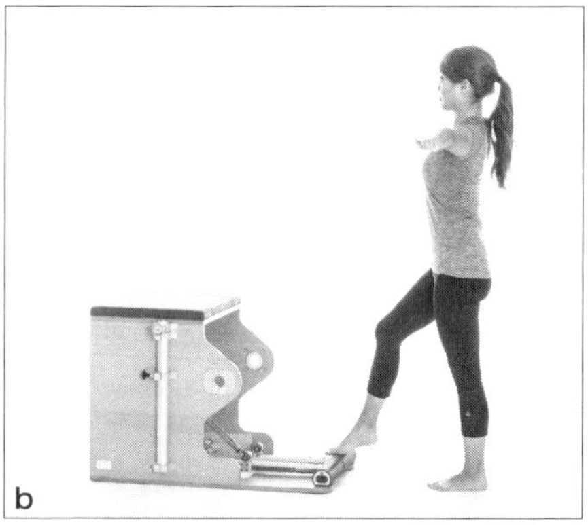
b

バリエーション

1. 一般的な方法では，チェアーから約 30 〜 60 cm

離れて立ち，ペダルの上の足を足関節底屈位にして行う。しかしこのポジションは，高齢者にはバランスをとることが難しい。そこで，高齢のクライアントの場合，できるだけチェアーに近づき，ペダルに中足部をのせて足関節中間位で行うようにしている。支持なしで片足で立つことができなければ，セラピストが手で支えるか，ゴンドラポール【訳注：gondola pole：長さ 150 cm ほどの木製のポール】をつかんでもらうようにしている。

2. 殿筋群の活性化を促し，異なる運動面でのバランスに対して難易度を上げるためには，チェアーに対して横向きに立ち，ペダルを押し下げ，股関節を外旋する。

プログレッション

スピニングディスク，ハーフフォームローラー，バランスパッドなどの上に立って行う。

指導のポイント

1. 完全に直立位で立つ。前方や後方に傾かない。
2. 膝関節伸筋群ではなく股関節伸筋群から動き始める。

フォワードランジ FORWARD LUNGE

関与する主な筋

ハムストリング，中殿筋，大腿四頭筋

目　的

股関節伸筋群・外転筋群，膝関節伸筋群の強化，バランスの改善

適　応

アスリート，特にランニングやジャンプを行うスポーツのアスリートに有効で，私の好きなエクササイズの１つである。非常に難易度が高く，正しく行うためには，卓越したバランス，筋力，コントロール能力，筋活動のパターンと，腰部・骨盤帯の安定性が必要である。また，股関節伸筋群を使って身体の上方移動を始めること，足がペダルから離れる際の側方安定性，最後の膝伸展相での大腿四頭筋の筋力とコントロールが必要である。

注意点と禁忌

免荷を要する状態，下肢の変形性関節症，荷重下での膝関節深屈曲により悪化する膝関節病変（半月板損傷，膝蓋大腿関節症，膝蓋腱炎）

抵　抗

重い。軽くすれば難易度が上がる。

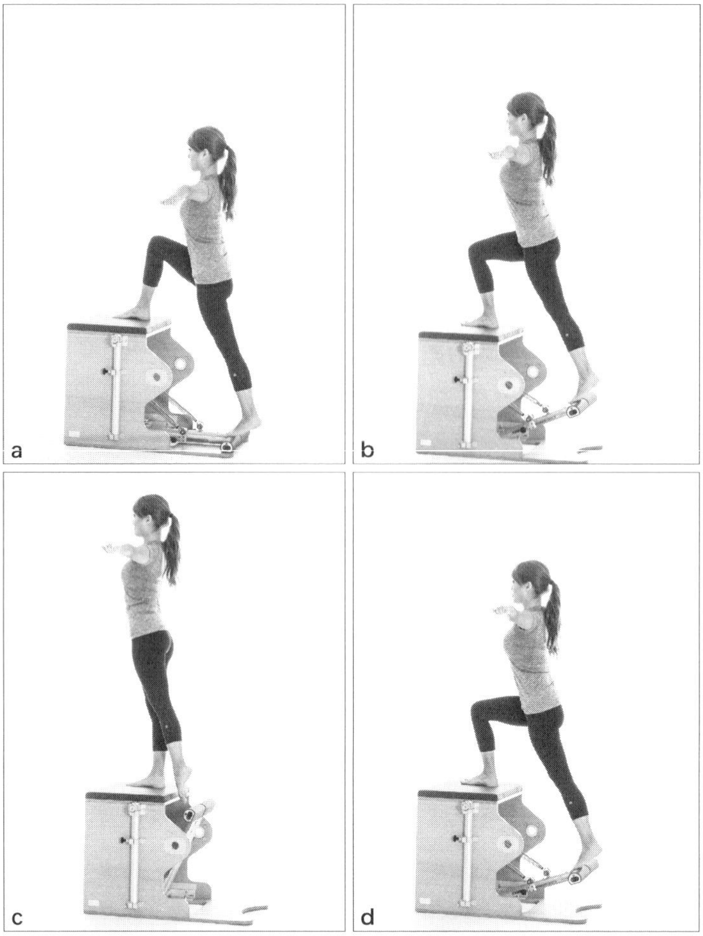

方　法

チェアーの上に片足を乗せて立ち，膝を第 2，3 趾の間に向ける。反対側の足は底屈位で床に向かってペダルを踏む。股関節をペダルの真上に位置させ，直立位で立ち，コアの筋を働かせる。腕は側方に伸ばしＴポジションにするか，頭部の後ろで組む（写真 a）。息を吐き，前の足の踵でシートを押して膝を伸ばし，後ろの足を置いたペダルを上げていく（写真 b）。前の脚を完全に伸ばしながら，後ろの足をペダルから離し，シートの後ろの端に触れる（写真 c）。息を吸い，前の脚の大腿部が床と平行になるまで，コントロールしながら後ろの足を下げる（写真 d）。8 ～ 10 回繰り返してから，ペダルを床まで下ろす。あるいは，繰り返しの最後で保持して，次のエクササイズ（p.216，バックワードステップダウン）に移る。

バリエーション

このエクササイズは非常に難しいため，修正方法がいくつかある。

1. チェアーに付属しているハンドルは，エクササイズのメカニクスを教えるために使用できるが，かなり虚弱なクライアントに対して最初の段階で使用してもよい（写真 e）。しかし，ハンドルに対して前傾する傾向があり，重点的に使う筋が変わってしまう。正しいフォームや筋の動員を習得できるように，できるだけ早くこの修正方法を終了する。
2. ワンダチェアーをキャデラックの端に置き，バランスを保つためにキャデラックのポールを利用する。
3. バランスを補助するためにゴンドラポールを使用する。
4. 膝関節病変のために荷重下での膝関節深屈曲は禁忌であるが，膝関節最終伸展，大腿四頭筋や中殿筋の筋力強化が必要なクライアントに対しては，ボックスをペダルの下に置き，前脚の膝関節の屈曲角度を制限できる。階段を上るようにチェアーを上るようにすれば，膝関節深屈曲位で負荷をかける必要はない（写真 f，g）。

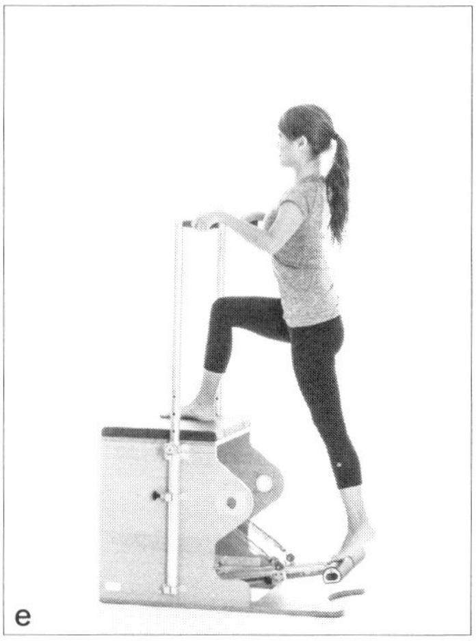
e

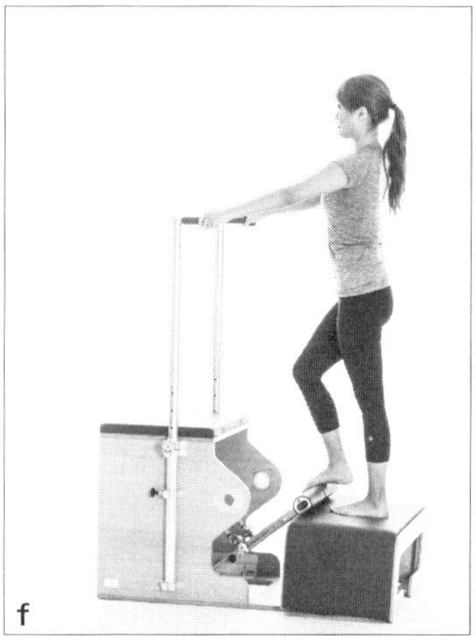
f

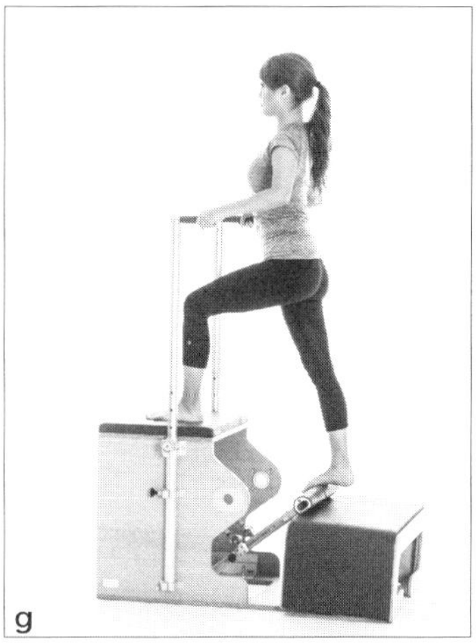
g

プログレッション

バランスパッドやスピニングディスクをチェアーのシート上に置くことで，バランスや固有感覚に対して難易度を上げることができる。

指導のポイント

1. クライアントの前に鏡を置くことは，適切なテクニックと下肢のアライメントを教えるために有効である。
2. 最初に股関節伸筋群，次に股関節外転筋群，最後に膝関節伸筋群の順に筋が活性化されるとよい。
3. エクササイズの効果を最大にするためには，チェアー上の片足立ちでの膝関節最終伸展を強調することが非常に重要である。これにより，内側広筋斜走線維が確実に活性化する。そのためには，膝蓋骨を引き上げる。
4. 体が天井に向かってまっすぐ持ち上がっていくようにイメージするとよい。体が上下する時に，前の脚の踵でシートを押し，体が前方に傾かないようにする。
5. 骨盤はすべての場面で安定させ水平に保ち続けなければならない。特に後ろの足がペダルから離れる時に，骨盤が傾く傾向にある。これを防ぐために，中殿筋をよく働かせる必要がある。
6. エクササイズ中，膝関節は第 2，3 趾の方向に向けておく。

バックワードステップダウン BACKWARD STEP-DOWN

関与する主な筋

殿筋群，ハムストリング，大腿四頭筋

目　的

股関節伸筋群・外転筋群の強化，大腿四頭筋の等尺性収縮筋力とコントロール，バランスの改善

適　応

機能的ポジションでの股関節外転筋群の強化，膝関節の安定性とコントロールの強化，膝蓋大腿関節の正しいポジショニングを行える，アスリートに非常に有効なエクササイズである。もちろん，コアの筋群も腰部・骨盤帯の安定性を維持するために働き続ける。股関節外転筋群，特に中殿筋に重点的に取り組む。過剰に使用される大腿四頭筋やハムストリングに比べて，中殿筋は弱化していることが多い。これは，矢状面上の動き（ランニング，サイクリング，水泳のバタ足など）を多く行うアスリートによくみられる。この筋の不均衡は，膝蓋大腿関節症や腸脛靱帯炎，膝蓋靱帯炎などを引き起こす原因となりうる。フォワードランジと同様，正しく行うためには，バランスや筋力，コントロール能力，筋活動のパターン，腰部・骨盤帯の安定性がかなり必要とされる。

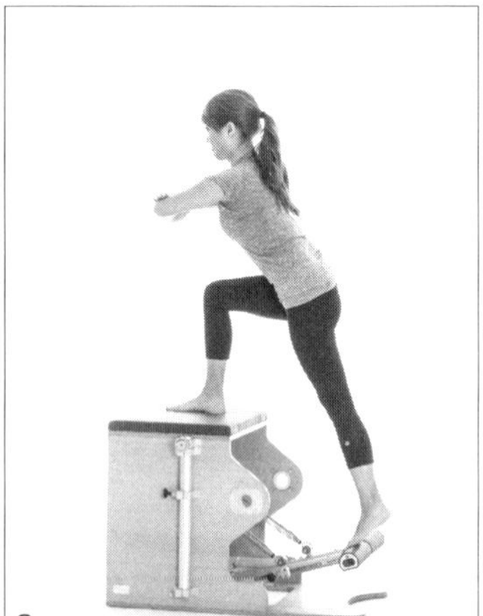
a

注意点と禁忌

免荷を要する状態，下肢の変形性関節症

抵　抗

中問～重い抵抗を用いる。フォワードランジと同様に，抵抗を減らすと難易度が上がる。

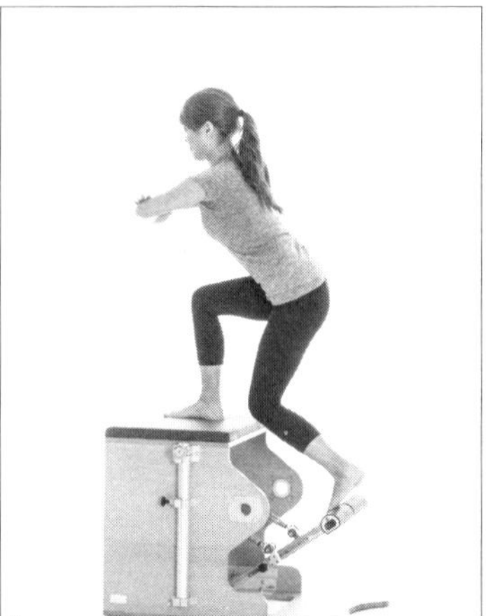
b

方　法

チェアーのシートの上に片足で立ち，支持脚の膝は第 2，3 趾の方向へ向け，反対側の足はペダルの上に置いて底屈する。全体重が前の足にかかるように体を少し前方に傾け，前の脚の大腿部を床と平行にする。ペダルは半分ほど上げる。コアを働かせ，腕を胸の前でクロスして，背部を平らにする（写真 a)。息を吸いながら後ろの脚を曲げてペダルを上げ，息を吐きながら脚を伸ばしてペダルを下げる（ポンピングモーション）（写真 b)。前の脚は，動かさずに同じ状態を保つ。

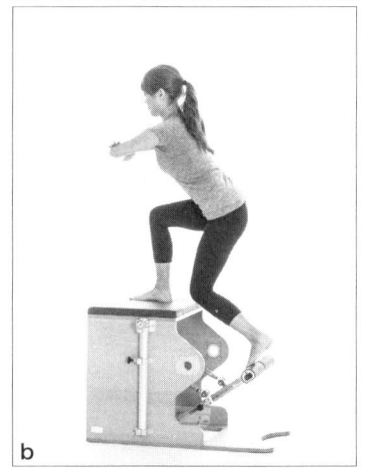

注：このエクササイズはフォワードランジ（p.213）から続けて行うとよい。フォワードランジの繰り返しの最後に，ペダルが床から半分浮いた状態（大腿部が床と平行な状態）で保持し（p.214，写真 d），バックワードステップダウンを開始する。バックワードステップダウンの最後の回が終わった後，フォワードランジの最終ポジションで終了し，両足でシートに立ち，左右を替えて繰り返す。

バリエーション

1. フォワードランジと同様，エクササイズのメカニクスを教えるためにハンドルを使用できるが，かなり虚弱なクライアントに対して最初の段階で使用してもよい（p215，写真 e 参照）。しかし，ハンドルに対して前傾する傾向があり，重点的に使う筋が変わってしまう。正しいフォームや筋の動員を習得できるように，できるだけ早くこの修正方法を終了する。
2. バランスを補助するために必要であれば，キャデラックのポールやゴンドラポールを使う。
3. 腕は頭上にまっすぐ伸ばしてもよい。

プログレッション

バランスパッドやスピニングディスクをチェアーのシートの上に置くことで，バランスや固有感覚に対して難易度を上げることができる。

指導のポイント

1. ペダルが上下に動く時に，支持脚の股関節も上下に動きやすい。これを防ぐために，踵でシートをしっかり踏むことで意識的に殿筋群を動員する。
2. 支持脚の膝は足首とつま先の真上に位置させる。膝をつま先より前に出すと，膝関節に過度の圧縮力がかかるため，避ける必要がある。
3. 骨盤は安定させ，水平に保つ。
4. ペダル上の足は，底屈位に維持する。

カーフプレスインフォワードランジ CALF PRESS IN FORWARD LUNGE

関与する主な筋

腓腹筋

目　的

足関節底屈筋群と中殿筋の強化，股関節と膝関節の安定性とコントロール，バランスの改善

適　応

機能的ポジションで腓腹筋を強化し，膝関節の安定性とコントロールを高め，高度なバランスと

コアの安定性が要求されるため，アスリートに有用なエクササイズである。腓腹筋は膝の安定性に重要であるが，膝関節のリハビリテーションでは大腿四頭筋やハムストリングが重視されるあまり，忘れられがちである。腓腹筋が弱化したり硬くなっていたりすると，膝関節周囲の他の筋が膝蓋大腿関節の安定性のために過度に働くことになり，結果として筋の不均衡が起き，膝蓋腱炎やハムストリング腱炎といった障害が引き起こされる。このエクササイズのもう 1 つの利点は，中殿筋を働かせることによって，股関節の側方バランスにおける安定性を改善することである身体全体を統合するエクササイズの 1 つである。

注意点と禁忌

免荷を要する状態，下肢の変形性関節症（支持脚に荷重負荷がかかるため）

抵　抗

中間

方　法

片足をチェアーのシートの上にのせ，膝を第 2，3 趾の方へ向ける。反対側の足はペダルの上に置き，3/4 程度上方に持ち上げておく。ペダルの真上に股関節を位置させてまっすぐに立ち，コアの筋を働かせる。腕は T ポジションにするか，頭部の後ろで組む（写真 a)。息を吐き，ペダルにのせている足を底屈するが，その膝はまっすぐに保ち，体の他の部分も動かさないようにする（写真 b)。息を吸い，ペダルが上がるのをコントロールしながら，足関節を背屈する。

注：このエクササイズは，バックワードステップダウンと同様に，フォワードランジ（p.213）から続けて行うとよい。

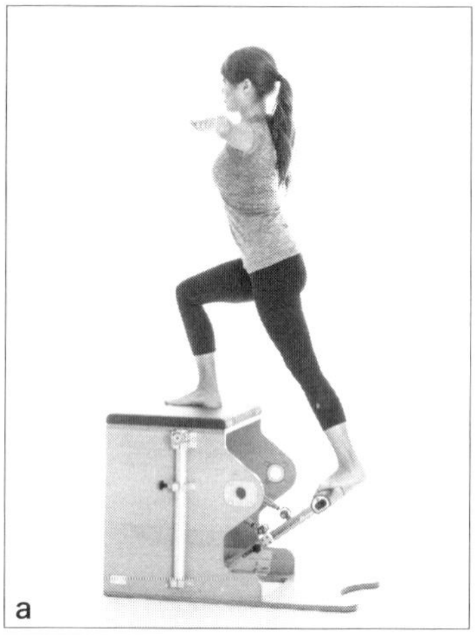
a

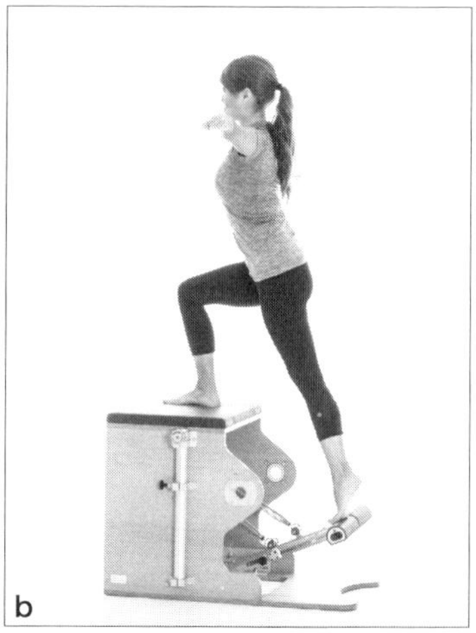
b

バリエーション

上半身の筋群を活性化するために，腕を天井に向かって上げるか，ボールやマジックサークルを持って行う。

プログレッション

バランスパッドやスピニングディスクをチェアーのシートの上に置くことで，バランスと固有感覚に対する難易度を上げることができる。

指導のポイント

1. 支持脚の膝は足首とつま先の真上に位置させ続ける。膝がつま先よりも前に出ると，膝関節に過度の圧縮負荷がかかるため，避ける必要がある。
2. 背を高くすることを意識し，コアの筋群を働かせ続ける。
3. 骨盤は安定させ，水平に保つ。
4. エクササイズ中，ペダル上の脚は膝関節完全伸展位を保つ。このエクササイズの目的は二関節筋である腓腹筋を使うことであり，ヒラメ筋や他の単関節の底屈筋群を使うためではない。

フルパイク FULL PIKE

関与する主な筋

腹筋群，前鋸筋

目　的

腹筋群の強化，肩甲骨の安定化，肩甲帯の強化とコントロール

適　応

深層の腹筋群を活性化する，非常に難易度が高いエクササイズである。肩甲帯の筋群の活性化，安定化と，このように深層のコアの筋群の活性化の組み合わせによって，腹筋群がかつてないほど強く働いていることを感じることが多い。正確に行うために必要な筋力，コントロール，筋の統合，集中は，倒立を行うために必要なものと似ている。

注意点と禁忌

急性の肩関節の損傷や痛み，急性の腰背部の損傷や痛み，腰椎椎間板病変，骨粗鬆症

抵　抗

中間（抵抗を軽くすれば難易度が上がる）

方　法

チェアーの方を向き，ペダルの上に両足で立つ。両手はシートの遠い側の端に置き，指を外側に向ける。肩を手首の真上に位置させる。肩甲骨を後下方に引き下げ，チェアーを押すことにより前鋸筋を活性化する。腹筋群の最深層を働かせて，C カーブポジションをとる（写真 a）。息を吐き，腹筋を上へさらに深部へ引き込み，ペダルを最も高いところまで上げる（写真 b，c）。息を吸い，背部と腹部を丸くしたパイク（槍）ポジションを保ちながら，床につきそうなところまでペダルを下げる。

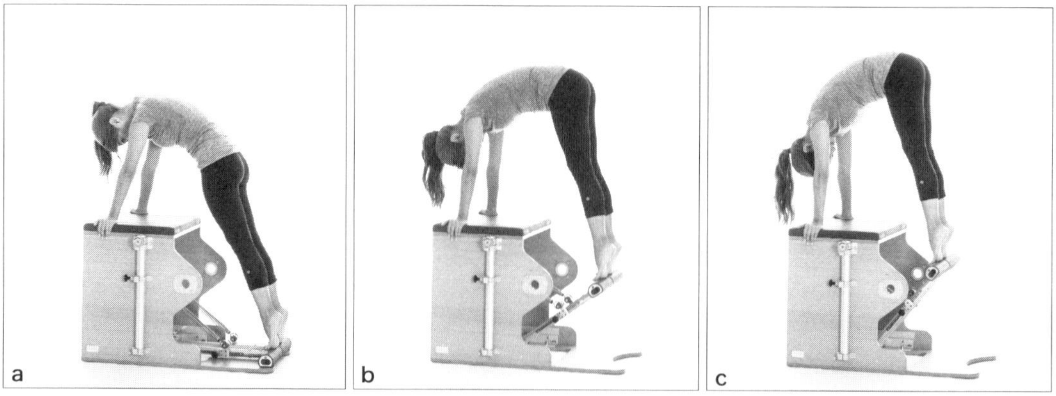

a　b　c

バリエーション

1. 最高点まで行うことができない場合でも，パイクポジションから数センチメートル上に上がることで協調性を得ること，深部腹筋群の活性化を感じることは非常に有益である。
2. **サイドパイク（Side Pike）：**内側の足を前にしてペダルの上に横向きに立ち，手でチェアーの端をもつ（写真 d)。その後はフルパイクと同様に行う（写真 e)。腹斜筋群に対して効果的である。

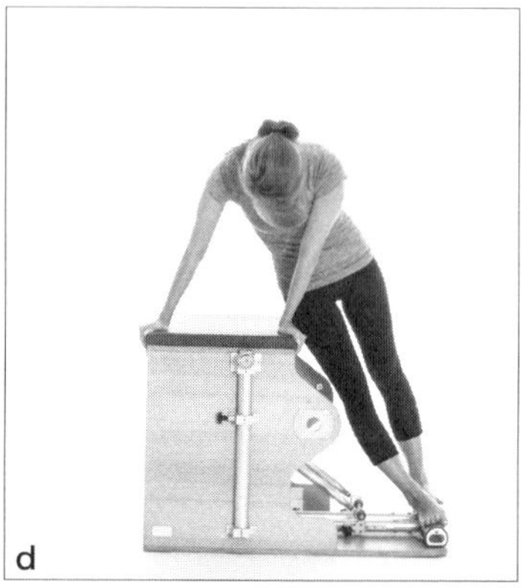

d

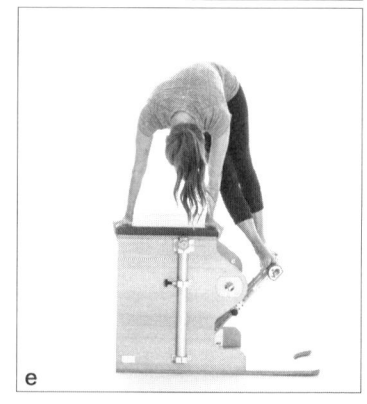

e

プログレッション

シングルレッグパイク（Single-leg Pike）：片脚を股関節外転位で外側に持ち上げて行う。フルパイク，サイドパイク，どちらのバージョンでも行うことができる。

指導のポイント

1. 腰椎最大屈曲位まで上がるために，最深層のコア筋群を使う。自分の体をできるだけ小さくしようとするように，骨盤を頭部へと引きつけ，頭部を骨盤へと近づける。
2. 肩は手の上に位置させ，頭部は脊柱の延長線上に位置させる。体を持ち上げる時に肩が前方に移動しないようにする。
3. 空中浮揚するかのように，体がペダルとともに浮き上がるようにイメージする。
4. 体を上に持ち上げることができなければ，動きと感覚を体験することができるように，抵抗を増やして補助をする。このエクササイズができない原因は，筋力ではなく神経筋の統合の問題であることが多い。

第III部

よくみられる外傷・障害・病変に対するピラティスエクササイズ

第9章

頚椎と胸椎

頚部痛は非常によくみられる症状であり，多くの原因がある。原因には，ストレスや精神的緊張，長時間の姿勢保持，転倒や事故，上背部の障害による関連痛，過用（筋緊張），加齢がある。事実，成人の2/3は，生涯のうち何度か頚部痛を経験するとされ（Cote et al. 2008），頚部痛は外傷・障害に関する訴えとして2番目に頻度の多い症状である（Childs et al. 2004）。

ピラティスはよい姿勢，適切な呼吸，筋の伸長を重視することから，頚部の障害・病的変化に対して理想的なものである。頚椎に対して働きかける際には，筋や筋膜との関連から，上部胸椎，鎖骨，肩甲骨の領域も考慮に入れるべきである。肩甲骨と肩関節の安定化と可動性の向上を目的とするエクササイズの多くは，頚部の病態にも適している。これを具体的な症状・状態にどのように当てはめるかについては，次頁以降の表を参照されたい。

これらの表は，関連する症状に対して一般的に適切と考えられることを示している。症状の現れ方や問題は人によって異なるので，各クライアントを個別に評価し，エクササイズを除外したり適切な修正を選択したりすることが不可欠である。クライアントに，そのエクササイズを正確に行うのに十分な筋力，柔軟性，コントロールがない場合には，プログラムに含めるべきではない。

頚部によくみられる外傷・障害・病変に推奨されるエクササイズ

頚椎椎間板の病変			
病　変	一般的な禁忌と注意点	共通の問題点	目　標
椎間板 ● 変性 ● 突出 ● ヘルニア	● 深い屈曲，圧迫（垂直方向の負荷），激しい回旋を避ける	● 頚部痛 ● 上位脊椎の不安定性 ● 上部体幹の筋力低下 ● 僧帽筋上部，肩甲挙筋の短縮 ● 不良姿勢（頭部前方位，巻き肩） ● 周辺症状（腕の痛み，しびれ，チクチクする痛み，筋の弱化）	● 上腹部の再教育 ● 頚椎中間位での上部体幹の強化 ● 頚部と肩甲骨の安定化 ● 頚部または肩の短縮した筋の柔軟性の改善 ● 姿勢の改善 ● コアの強化

推奨エクササイズ

マット

シングルレッグリフト，スーパインスパインツイスト，プレハンドレッド・プレップ，修正版シングルレッグストレッチ，フロントサポート，レッグプルフロント，サイドベンド，ベーシックバックエクステンション，スフィンクス，ゴールポスト，スイミング

リフォーマー

フットワーク（ヘッドレストを下げて行う），アームズスーパインシリーズ，シングルアームコーディネーション，アブオープニング（バリエーション），ヒップワークシリーズ，シーテッドバイセプス，ロンボイド 1，ロンボイド 2，ゴールポストローテーターカフ，バイラテラルエクスターナルローテーション，チェストエクスパンションワイド，ハグアツリー，修正版ロウズ，チェストエクスパンション，ショルダーインターナルローテーション，ショルダーエクスターナルローテーション，ショルダーダイアゴナルプル，アームスオーバーヘッド，アームサークル，ニーリングバイセプス，クアドルペッドアブス，リバースクアドルペッドアブス，クアドルペッドトライセプスキックバック，アップストレッチ 1, アップストレッチ 2, ロングストレッチ, アップストレッチ 3, ダウンストレッチ, ショルダープッシュ，プローンプリングストラップス 1，プローンプリングストラップス 2,

キャデラック

ヒップワーク：ダブルレッグスーパインシリーズ，スーパインヒップフレクサーストレッチウィズマニュアルアシスト，スーパインプロトラクションアンドリトラクションオンフォームロール，シングルレッグサイドシリーズ，シーテッドプロトラクションアンドリトラクション，プッシュスルーシッティングストレッチ，スタンディングアームワークシリーズ

ワンダチェアー

修正版スワンオンフロアー，シングルアームプッシュアップ，リバースシュラッグス，トライセプスプレスシット，プローントライセプス，ベーシックスワン，トルソープレスシット，フルパイク

頚椎・胸椎の変形性関節症			
病　変	**一般的な禁忌と注意点**	**共通の問題点**	**目　標**
変形性関節症 ● 変性関節疾患 ● 脊椎症	● 衝撃の強いエクササイズを避ける ● 炎症や痛みのある時は，やさしく行う（抵抗を小さくする）	● 頚部痛 ● 首のこわばり ● 可動域制限 ● 朝，症状が悪化する ● 上位脊椎の不安定性 ● 上部コアの弱化 ● 僧帽筋上部，肩甲挙筋，浅層の頚部前面筋の短縮 ● 不良姿勢（頭部前方位，巻き肩）	● 上腹部の再教育 ● 頚部と肩甲骨の安定性の改善 ● 頚部と肩の筋の柔軟性の改善 ● 姿勢の改善 ● 体幹の強さの改善

推奨エクササイズ

マット

ペルビックカール，シングルレッグリフト，スーパインスパインツイスト，チェストリフト（バリエーション 2），プレハンドレッド・プレップ，修正版シングルレッグストレッチ，フロントサポート，レッグプルフロント，サイドベンド，ベーシックバックエクステンション（準備バージョン），スフィンクス，ゴールポスト，スイミング

リフォーマー

フットワーク，ボトムリフト，ボトムリフトウィズエクステンション，アームズスーパインシリーズ，シングルアームコーディネーション，アブオープニング（バリエーション），ヒップワークシリーズ，シーテッドバイセプス，ロンボイド 1，ロンボイド 2，ゴールポストローテーターカフ，バイラテラルエクスターナルローテーション，チェストエクスパンションワイド，ハグアツリー，修正版ロウズ，チェストエクスパンション，ショルダーインターナルローテーション，ショルダーエクスターナルローテーション，ショルダーダイアゴナルプル，アームスオーバーヘッド，アームサークル，ニーリングバイセプス，クアドルペッドアブス，リバースクアドルペッドアブス，クアドルペッドトライセプスキックバック，アップストレッチ 1，アップストレッチ 2，ロングストレッチ，アップストレッチ 3，ダウンストレッチ，ショルダープッシュ，修正版バランスコントロールフロント，プローンプリングストラップス 1，プローンプリングストラップス 2，クワドラタスランボラムストレッチ

キャデラック

ペルビックカールウィズ RUB，ブリージングウィズ PTB，ヒップワーク：ダブルレッグスーパインシリーズ，スーパインヒップフレクサーストレッチウィズマニュアルアシスト，スーパインプロトラクションアンドリトラクションオンフォームロール，シングルレッグサイドシリーズ，シーテッドプロトラクションアンドリトラクション，プッシュスルーシッティングストレッチ，スタンディングアームワークシリーズ

ワンダチェアー

ペルビックカール，修正版スワンオンフロアー，シングルアームプッシュアップ，リバースシュラグス，トライセプスプレスシット，プローントライセプス，ベーシックスワン，トルソープレスシット，フルパイク

<table>
<tr><th colspan="4">頚部脊柱管狭窄症</th></tr>
<tr><th>病　変</th><th>一般的な禁忌と注意点</th><th>共通の問題点</th><th>目　標</th></tr>
<tr><td>狭窄</td><td>● 頚椎伸展は注意して行う
● しびれ，痛み，うずきがある場合は頚椎伸展を避ける</td><td>● 頚部，肩甲骨，腕，手の痛みの病歴が長い
● 不良姿勢
● 片側または両側の腕のしびれ，うずき，または筋力低下
● 首のこわばり
● 可動域制限
● 上位脊椎の不安定性
● 上部体幹の弱化
● 僧帽筋上部と肩甲挙筋の短縮</td><td>● 屈曲から開始し，症状が軽快している時には中間位から軽い伸展へ進める
● 上腹部の再教育
● 頚部と肩甲骨の安定性の改善
● 頚部と肩の筋の柔軟性の改善
● 姿勢の改善
● コアの強化</td></tr>
<tr><th colspan="4">推奨エクササイズ</th></tr>
<tr><td colspan="4">マット
ペルビックカール，シングルレッグリフト，スーパインスパインツイスト，チェストリフト（バリエーション2），チェストリフトウィズローテーション（バリエーション2），プレハンドレッド・プレップ，修正版シングルレッグストレッチ，フロントサポート，レッグプルフロント，サイドベンド，スフィンクス，ゴールポスト
リフォーマー
フットワーク（ヘッドレストを上げ，掌を上にして棒を握る），ボトムリフト，ボトムリフトウィズエクステンション，アームズスーパインシリーズ，シングルアームコーディネーション，アブオープニング（バリエーション），ヒップワークシリーズ，シーテッドバイセプス，ロンボイド1，ロンボイド2，ゴールポストローテーターカフ，バイラテラルエクスターナルローテーション，チェストエクスパンションワイド，ハグアツリー，修正版ロウズ，チェストエクスパンション，ショルダーインターナルローテーション，ショルダーエクスターナルローテーション，ショルダーダイアゴナルプル，アームスオーバーヘッド，アームサークル，ニーリングバイセプス，クアドルペッドアブス，リバースクアドルペッドアブス，クアドルペッドトライセプスキックバック，アップストレッチ1，アップストレッチ2，ロングストレッチ，アップストレッチ3，ショルダープッシュ，修正版バランスコントロールフロント
キャデラック
ペルビックカールウィズRUB，ブリージングウィズPTB，ヒップワーク：ダブルレッグスーパインシリーズ，スーパインヒップフレクサーストレッチウィズマニュアルアシスト，スーパインプロトラクションアンドリトラクション オンフォームロール，シングルレッグサイドシリーズ，シーテッドプロトラクションアンドリトラクション，プッシュスルーシッティングストレッチ，スタンディングアームワークシリーズ
ワンダチェアー
ペルビックカール，シングルアームプッシュアップ，リバースシュラッグス，トライセプスプレスシット，プローントライセプス，フルパイク</td></tr>
</table>

胸郭出口症候群			
病　変	**一般的な禁忌と注意点**	**共通の問題点**	**目　標**
胸郭出口症候群	● 胸郭出口領域の圧迫による症状の悪化 ● 腕の症状が再現される動きや姿勢を避ける	● しびれ，うずき，痛み ● 橈骨動脈の拍動が途切れる ● 患側の腕の冷感 ● 不良姿勢 ● 斜角筋の短縮または機能障害 ● 肩甲骨または頚部の安定性が不十分	● 胸郭出口の圧迫の減少 ● 斜角筋の柔軟性の改善と正常機能への回復 ● 上腹部の再教育 ● 頚部と肩甲骨の安定性の改善 ● 短縮している頚部と肩の筋の柔軟性の改善 ● 姿勢の改善 ● コアの強化

推奨エクササイズ

マット

ペルビックカール，シングルレッグ リフト，スーパインスパインツイスト，チェストリフト（バリエーション 2 または 4），チェストリフトウィズローテーション（バリエーション 2 または 3），プレハンドレッド・プレップ，修正版シングルレッグストレッチ，フロントサポート（肘つき），レッグプルフロント（肘つき），サイドベンド（肘つき），ベーシックバックエクステンション，スフィンクス，ゴールポスト

リフォーマー

フットワーク（ショルダーレストにパッドをあて，掌を上にして棒を握る），アームズスーパインシリーズ，シングルアームコーディネーション，アブオープニング（バリエーション），ヒップワークシリーズ，ロンボイド 1，ロンボイド 2，ゴールポストローテーターカフ，バイラテラルエクスターナルローテーション，チェストエクスパンションワイド，修正版ロウズ，チェストエクスパンション，ショルダーインターナルローテーション，ショルダーエクスターナルローテーション，ニーリングバイセプス，クアドルペッドアブス，リバースクアドルペッドアブス，クアドルペッドトライセプスキックバック，アップストレッチ 2，ロングストレッチ，アップストレッチ 3，ダウンストレッチ，ショルダープッシュ，修正版バランスコントロールフロント，プローンプリングストラップス 1，プローンプリングストラップス 2

キャデラック

ペルビックカールウィズ RUB，ブリージングウィズ PTB，ヒップワーク：ダブルレッグスーパインシリーズ，スーパインヒップフレクサーストレッチウィズマニュアルアシスト，スーパインプロトラクションアンドリトラクションオンフォームロール，シングルレッグサイドシリーズ，シーテッドプロトラクションアンドリトラクション，プッシュスルーシッティングストレッチ，スタンディングアームワークシリーズ：チェストエクスパンション，バイセプス

ワンダチェアー

ペルビックカール，リバースシュラッグス，トライセプスプレスシット，プローントライセプス，ベーシックスワン，トルソープレスシット

頸椎捻挫（むちうち損傷）			
病　変	一般的な禁忌と注意点	共通の問題点	目　標
頸椎捻挫（むちうち損傷）	● 頸部の筋の緊張を引き起こすポジションや動きを避ける	● 頸部痛・上背部痛 ● 頭痛 ● 上腹部の抑制 ● 上位脊椎の不安定性 ● 僧帽筋上部線維，肩甲挙筋，胸鎖乳突筋，斜角筋の短縮 ● 不良姿勢（頭部前方位，巻き肩） ● 腕の感覚障害	● 上腹部の再教育 ● 頸部と肩甲骨の安定性の改善 ● 短縮している頸部と肩の筋の柔軟性の改善 ● 姿勢の改善 ● コアの強化

推奨エクササイズ

マット

シングルレッグ リフト，スーパインスパインツイスト，プレハンドレッド・プレップ，修正版シングルレッグストレッチ，フロントサポート（肘つき），レッグプルフロント（肘つき），サイドベンド（肘つき），ベーシックバックエクステンション（準備バージョン），スフィンクス，ゴールポスト

リフォーマー

フットワーク（掌を上にして棒を握る），アームズスーパインシリーズ，シングルアームコーディネーション，アブオープニング（バリエーション），ヒップワークシリーズ，バイラテラルエクスターナルローテーション，チェストエクスパンションワイド，ハグアツリー，修正版ロウズ，チェストエクスパンション，ショルダーインターナルローテーション，ショルダーエクスターナルローテーション，ニーリングバイセプス，クアドルペッドアブス，リバースクアドルペッドアブス，クアドルペッドトライセプスキックバック，アップストレッチ 1，アップストレッチ 2，ショルダープッシュ，クワドラタスランボラムストレッチ

キャデラック

ヒップワーク：ダブルレッグスーパインシリーズ，スーパインヒップフレクサーストレッチウィズマニュアルアシスト，スーパインプロトラクションアンドリトラクションオンフォームロール，シングルレッグサイドシリーズ，シーテッドプロトラクションアンドリトラクション，プッシュスルーシッティングストレッチ，スタンディングアームワークシリーズ：チェストエクスパンション，ハグアツリー，バイセプス

ワンダチェアー

ペルビックカール，シングルアームプッシュアップ（四つ這い位のみ），リバースシュラッグス，トライセプスプレスシット，プローントライセプス，ベーシックスワン，ピリフォーミスストレッチ

骨粗鬆症			
病　変	一般的な禁忌と注意点	共通の問題点	目　標
骨粗鬆症	● 脊柱の屈曲を避ける ● すべての形式のロールアップとクランチを避ける ● 斜めに回旋する腹筋運動を避ける ● 胸郭の圧迫を避ける ● 頚椎や胸椎に体重をかける負荷を避ける ● 脊柱の側屈と回旋を制限する ● 股関節を無理に外旋させない	● 骨密度が 25％以上減少すると，骨折のリスクが 4～8 倍に高まる ● 不良姿勢 ● 胸椎後弯 ● 身長が低くなる	● 荷重エクササイズによる骨密度の増加 ● 姿勢改善と骨折の危険性減少のための重点的な胸椎の伸展 ● 上腹部の再学習 ● 頚部と肩甲骨の安定性の改善 ● 短縮している頚部と肩の筋の柔軟性の改善 ● バランスと固有感覚の改善（転倒による骨折の危険性減少のため） ● コアの強化
推奨エクササイズ			

マット

ペルビックカール，シングルレッグリフト，スーパインスパインツイスト（バリエーション 1 と 2），チェストリフト（バリエーション 3 のみ），プレハンドレッド・プレップ，修正版シングルレッグストレッチ，フロントサポート，レッグプルフロント，サイドベンド，ベーシックバックエクステンション，スフィンクス，ゴールポスト，スイミング

リフォーマー

フットワーク（重いスプリングを用い，掌を上にして棒を握る），アームズスーパインシリーズ，シングルアームコーディネーション，アブオープニング（バリエーション），ヒップワークシリーズ，シーテッドバイセプス，ロンボイド 1，ロンボイド 2，ゴールポストローテーターカフ，バイラテラルエクスターナルローテーション，チェストエクスパンションワイド，ハグアツリー，修正版ロウズ，チェストエクスパンション，ショルダーインターナルローテーション，ショルダーエクスターナルローテーション，ショルダーダイアゴナルプル，アームスオーバーヘッド，アームサークル，ニーリングバイセプス，クアドルペッドアブス（フラットバックのバリエーションのみ），リバースクアドルペッドアブス（フラットバックのバリエーションのみ），クアドルペッドトライセプスキックバック，アップストレッチ 1，アップストレッチ 2，ロングストレッチ，アップストレッチ 3，ダウンストレッチ，ショルダープッシュ，修正版バランスコントロールフロント，スケーティングハイブリッド，サイドスプリット，ターミナルニーエクステンション（立位），ハムストリングカール（立位），スクーター（フラットバックのバリエーションのみ），スタンディングランジ，プローンプリングストラップス 1，プローンプリングストラップス 2

キャデラック

ペルビックカールウィズ RUB，ヒップワーク：ダブルレッグスーパインシリーズ，スーパインヒップフレクサーストレッチウィズマニュアルアシスト，スーパインプロトラクションアンドリトラクションオンフォームロール，シングルレッグサイドシリーズ，シーテッドプロトラクションアンドリトラクション，アシステッドスクワット，レジステッドランジ，スタンディングアームワークシリーズ

ワンダチェアー

スワンオンフロアー，シングルアームプッシュアップ，リバースシュラッグス，トライセプスプレスシット，プローントライセプス，ベーシックスワン，トルソープレスシット，カーフプレス，スタンディングレッグプレス，フォワードランジ，バックワードステップダウン，カーフプレスインフォワードランジ

第10章

腰椎

腰痛は非常によく起こり，重症化することも多い，影響の大きい健康問題である。米国では，理学療法を受ける患者の1/4は腰痛を患っている。成人の80％は，生涯で少なくとも一度は，一時的に仕事を休まなければならないほどの腰痛を経験すると推定されている（Limba da Fonseca, Magini, de Freitas 2009）。Machadoら（2017）は，患者の1/3が腰痛の再発を経験すると報告しているが，再発率は60～80％を超えると報告する研究者もいる（Troup, Martin, Lloyd 1981）。腰痛に対し，一般にリハビリテーションで用いられるような投薬，超音波，レーザー，温冷，牽引，電気刺激療法の長期的な効果を裏づけるエビデンスはない。しかし，エクササイズは腰痛患者の疼痛と障害を減少させることが示されている。腰痛患者のエクササイズの選択肢の1つとして，ピラティスメソッドの使用を支持する調査研究については，第1章を参照されたい。腰痛の原因に応じて，エクササイズの具体的な処方は変わるだろう。腰痛と腰椎のためのエクササイズの処方については，次頁以降の表を参照されたい。

これらの表は，関連する症状に対して一般的に適切と考えられることを示している。症状の現れ方や問題は人によって異なるので，各患者を個別に評価し，エクササイズを除外したり適切な修正を選択したりすることが不可欠である。患者に，そのエクササイズを正確に行うのに十分な筋力，柔軟性，コントロールがない場合には，プログラムに含めるべきではない。

腰部によくみられる外傷・障害・病変に推奨されるエクササイズ

腰椎椎間板の病変			
病　変	**一般的な禁忌と注意点**	**共通の問題点**	**目　標**
椎間板 ● 変性 ● 突出 ● ヘルニア	● 腰椎の深い屈曲を避ける ● 圧縮（垂直方向の荷重）を避ける ● 強い回旋を避ける	● 腰痛 ● 脊柱の不安定性 ● コアの弱化 ● ハムストリングまたは股関節屈筋の短縮 ● 不良姿勢 ● 末梢の関連症状（脚の痛み，しびれ，うずき）	● 椎間板の負荷の減少 ● 伸展エクササイズが可能になること ● コアの安定化 ● 筋力の向上 ● 下肢の柔軟性の改善 ● 姿勢の改善

推奨エクササイズ

マット

ペルビックカール（中間位のバリエーションのみ），シングルレッグリフト，スーパインスパインツイスト，チェストリフト（バリエーション 3 のみ），チェストリフトウィズローテーション（バリエーション 3 のみ），プレハンドレッド・プレップ，修正版シングルレッグストレッチ，フロントサポート，レッグプルフロント，サイドベンド（バリエーション 1），ベーシックバックエクステンション，スフィンクス，ゴールポスト，ショルダーブリッジプレップ，ショルダーブリッジ

リフォーマー

フットワーク，ボトムリフト（バリエーション 1 のみ），ボトムリフトウィズエクステンション（中間位のバリエーションのみ），アームズスーパインシリーズ，シングルアームコーディネーション，アブオープニング（バリエーション），ヒップワークシリーズ，アダクターストレッチ，ハムストリングストレッチ，クアドルペッドアブス（フラットバックのバリエーションのみ），リバースクアドルペッドアブス（フラットバックのバリエーションのみ），スクーター（フラットバックのバリエーションのみ），スタンディングランジ，シーテッドバイセプス（膝立ち位が望ましい），ロンボイド 1（膝立ち位が望ましい），ロンボイド 2（膝立ち位が望ましい），バイラテラルエクスターナルローテーション（膝立ち位が望ましい），チェストエクスパンションワイド（膝立ち位が望ましい），ハグアツリー（膝立ち位が望ましい），クアドルペッドトライセプスキックバック，修正版ロウズ，チェストエクスパンション，ショルダーダイアゴナルプル，アームサークルズ，ニーリングバイセプス，プローンプリングストラップス 1，プローンプリングストラップス 2，ロングストレッチ，ダウンストレッチ，修正版バランスコントロールフロント，サイドスプリット，スケーティングハイブリッド，ジャンピングシリーズ，クワドラタスランボラムストレッチ

キャデラック

ブリージングウィズ PTB（中間位のバリエーション），ヒップワーク：ダブルレッグスーパインシリーズ，スーパインヒップフレクサーストレッチウィズマニュアルアシスト，シングルレッグサイドシリーズ，アシステッドスクワット，レジステッドランジ，スタンディングアームワークシリーズ

ワンダチェアー

ハムストリングカール，修正版スワンオンフロア，シングルアームプッシュアップ，プローントライセプス，ベーシックスワン，カーフプレス，スタンディングレッグプレス，フォワードランジ，バックワードステップダウン，カーフプレスインフォワードランジ

腰仙部の変形性関節症			
病 変	**一般的な禁忌と注意点**	**共通の問題点**	**目 標**
変形性関節症 ● 変性関節疾患 ● 脊椎症	● 衝撃の強いエクササイズを避ける ● 症状が出ている時は強度を下げる	● 疼痛 ● 硬直 ● 可動域制限 ● コアの弱化 ● 不良姿勢	● 脊柱の分節的運動と可動性の改善 ● 柔軟性の改善 ● コアの安定化 ● 筋力の向上 ● 姿勢の改善
推奨エクササイズ			

マット

ペルビックカール，シングルレッグリフト，スーパインスパインツイスト，チェストリフト，チェストリフトウィズローテーション，ハンドレッド・プレップ，プレハンドレッド・プレップ，シングルレッグストレッチ，修正版シングルレッグストレッチ，フロントサポート，レッグプルフロント，サイドベンド，ベーシックバックエクステンション，スフィンクス，ゴールポスト，ショルダーブリッジ・プレップ，ショルダーブリッジ

リフォーマー

フットワーク，ボトムリフト，ボトムリフトウィズエクステンション，アームズスーパインシリーズ，ハンドレッド・プレップ，ハンドレッド，コーディネーション，シングルアームコーディネーション，アブオープニング，ヒップワークシリーズ，アダクターストレッチ，ハムストリングストレッチ，クアドルペッドアブス，リバースクアドルペッドアブス，スクーター，スタンディングランジ，クワドラタスランボラムストレッチ，シーテッドバイセプス，ロンボイド 1，ロンボイド 2，バイラテラルエクスターナルローテーション，チェストエクスパンションワイド，ハグアツリー，クアドルペッドトライセプスキックバック，修正版ロウズ，チェストエクスパンション（ロングボックスのバリエーションから始める），ショルダーダイアゴナルプル，ニーリングアームサークルズ（ロングボックスのバリエーションから始める），ニーリングバイセプス（ロングボックスのバリエーションから始める），プローンプリングストラップス 1，プローンプリングストラップス 2，アップストレッチ 1，アップストレッチ 2，アップストレッチ 3，ダウンストレッチ，スケーティングハイブリッド，サイドスプリット，クワドラタスランボラムストレッチ

キャデラック

ペルビックカールウィズ RUB，ブリージングウィズ PTB，ヒップワーク：ダブルレッグスーパインシリーズ，スーパインヒップフレクサーストレッチウィズマニュアルアシスト，スーパインプロトラクションアンドリトラクションオンフォームロール，シングルレッグサイドシリーズ，プッシュスルーシッティングストレッチ，アシステッドスクワット，レジステッドランジ，スタンディングアームワークシリーズ

ワンダチェアー

ペルビックカール，ハムストリングカール，修正版スワンオンフロア，リバースシュラッグス，トライセプスプレスシット，プローントライセプス，ベーシックスワン，ピリフォーミスストレッチ，スタンディングレッグプレス

腰部脊柱管狭窄症			
病　変	**一般的な禁忌と注意点**	**共通の問題点**	**目　標**
狭窄	● 腰椎の伸展は注意して行う ● 疼痛やしびれ，うずきが生じる場合は腰椎の伸展を避ける	● 背部，殿部，下肢の痛みが長く続いている ● 殿部や下肢が重だるく，弱い ● しびれやうずきが下肢に放散する ● 体を起こしての歩行や立位で疼痛が増大する ● こわばり ● 関節可動域制限 ● 有痛性歩行	● 屈曲から開始し，症状が軽快している時には中間位から軽い伸展へと進める ● 下肢の柔軟性の改善 ● コアの安定化 ● 筋力の向上 ● 姿勢の改善

推奨エクササイズ

マット

ペルビックカール，シングルレッグリフト，スーパインスパインツイスト，チェストリフト（バリエーション 1），チェストリフトウィズローテーション（バリエーション 1），ハンドレッド・プレップ，プレハンドレッド・プレップ，修正版シングルレッグストレッチ，フロントサポート，サイドベンド，スフィンクス（バランスボールのバリエーション），ショルダーブリッジ・プレップ

リフォーマー

フットワーク，ボトムリフト，アームズスーパインシリーズ（バリエーション 1 のシリーズから始める），ハンドレッド・プレップ，コーディネーション，アブオープニング，ヒップワークシリーズ，アダクターストレッチ，ハムストリングストレッチ，クアドルペッドアブス（ラウンドバックのバリエーション），リバースクアドルペッドアブス，スクーター，クワドラタスランボラムストレッチ，シーテッドバイセプス，ロンボイド 1，ロンボイド 2，バイラテラルエクスターナルローテーション，チェストエクスパンションワイド，ハグアツリー，クアドルペッドトライセプスキックバック，修正版ロウズ，チェストエクスパンション（ロングボックスのバリエーションから始める），ショルダーダイアゴナルプル，ニーリングアームサークルズ（ロングボックスのバリエーションから始める），ニーリングバイセプス（ロングボックスのバリエーションから始める），アップストレッチ 1，アップストレッチ 2，ショルダープッシュ，スケーティングハイブリッド

キャデラック

ペルビックカールウィズ RUB，ブリージングウィズ PTB，ヒップワーク：ダブルレッグスーパインシリーズ，スーパインヒップフレクサーストレッチウィズマニュアルアシスト，スーパインプロトラクションアンドリトラクションオンフォームロール，プッシュスルーシッティングストレッチ（パート 1 のみ），アシステッドスクワット

ワンダチェアー

ペルビックカール，ハムストリングカール，シングルアームプッシュアップ，リバースシュラッグス，トライセプスプレスシット，ピリフォーミスストレッチ，スタンディングレッグプレス，フルパイク（バリエーション 1）

<table>
<tr><th colspan="4">腰椎すべり症</th></tr>
<tr><th>病　変</th><th>一般的な禁忌と注意点</th><th>共通の問題点</th><th>目　標</th></tr>
<tr><td>腰椎すべり症</td><td>● 伸展を避ける
● 極端なポジションや可動域に注意する</td><td>● 脊柱の不安定性
● 疼痛
● こわばり
● 下肢の疼痛による間欠的な衝撃
● ハムストリングの短縮
● 前傾位での歩行
● コアの弱化
● 不良姿勢</td><td>● 腰部・骨盤帯の安定化
● コアの強化
● 常に屈曲位または中間位でエクササイズを行う
● 姿勢の改善
● 筋力の向上</td></tr>
<tr><th colspan="4">推奨エクササイズ</th></tr>
<tr><td colspan="4">マット
ペルビックカール，シングルレッグリフト，スーパインスパインツイスト，チェストリフト（バリエーション 1），チェストリフトウィズローテーション（バリエーション 1），ハンドレッド・プレップ，ハンドレッド（バリエーションのみ），プレハンドレッド・プレップ，シングルレッグストレッチ，フロントサポート，サイドベンド，スフィンクス（バランスボールのバリエーションのみ），ショルダーブリッジ・プレップ
リフォーマー
フットワーク，ボトムリフト，アームズスーパインシリーズ（バリエーション 1 のシリーズ），ハンドレッド・プレップ，コーディネーション，ヒップワークシリーズ，アダクターストレッチ，ハムストリングストレッチ，クアドルペッドアブス（ラウンドバックのバリーエションのみ），リバースクアドルペッドアブス（ラウンドバックのバリーエションのみ），スクーター（ラウンドバックのバリーエションのみ），シーテッドバイセプス，ロンボイド 1，ロンボイド 2，バイラテラルエクスターナルローテーション，チェストエクスパンションワイド，ハグアツリー，クアドルペッドトライセプスキックバック，修正版ロウズ（ロングボックスを使用する），チェストエクスパンション（ロングボックスのバリエーション），ショルダーダイアゴナルプル，ニーリングアームサークルズ（ロングボックスのバリエーション），ニーリングバイセプス（ロングボックスのバリエーション），アップストレッチ 1，アップストレッチ 2，ショルダープッシュ，スケーティングハイブリッド
キャデラック
ペルビックカールウィズ RUB，ブリージングウィズ PTB，ヒップワーク：ダブルレッグスーパインシリーズ，スーパインヒップフレクサーストレッチウィズマニュアルアシスト，スーパインプロトラクションアンドリトラクションオンフォームロール，プッシュスルーシッティングストレッチ（パート 1 のみ），アシステッドスクワット
ワンダチェアー
ペルビックカール，ハムストリングカール，シングルアームプッシュアップ（四つ這い位のみ），リバースシュラッグス，トライセプスプレスシット，ピリフォーミスストレッチ，スタンディングレッグプレス，バックワードステップダウン</td></tr>
</table>

仙腸関節症候群			
病　変	**一般的な禁忌と注意点**	**共通の問題点**	**目　標**
仙腸関節症候群	● 疼痛が生じる肢位を避ける	● 腰痛（局所的で，損傷の部位により特定の肢位で悪化する） ● 関節可動域制限 ● 不良姿勢 ● こわばり ● 筋の短縮（脊柱起立筋）	● 正常な可動域の回復 ● 下肢の柔軟性の改善 ● コアの安定性の改善 ● 筋力の向上 ● 姿勢の改善 ● 脊柱の分節的運動と可動性の改善

推奨エクササイズ

マット

ペルビックカール，シングルレッグリフト，スーパインスパインツイスト，チェストリフト（バリエーション 1 から始める），チェストリフトウィズローテーション（バリエーション 1 から始める），ハンドレッド・プレップ，ハンドレッド，プレハンドレッド・プレップ，シングルレッグストレッチ，修正版シングルレッグストレッチ，フロントサポート，レッグプルフロント，サイドベンド（注意：損傷の部位によっては痛みが出る可能性がある），ベーシックバックエクステンション，スイミング，スフィンクス，ゴールポスト，ショルダーブリッジ・プレップ，ショルダーブリッジ

リフォーマー

フットワーク，ボトムリフト，ボトムリフトウィズエクステンション，アームズスーパインシリーズ，ハンドレッド・プレップ，ハンドレッド，コーディネーション，シングルアームコーディネーション，アブオープニング，ヒップワークシリーズ，アダクターストレッチ，ハムストリングストレッチ，スクーター，スタンディングランジ，クワドラタスランボラムストレッチ，シーテッドバイセプス，ロンボイド 1，ロンボイド 2，バイラテラルエクスターナルローテーション，チェストエクスパンションワイド，ハグアツリー，クアドルペッドトライセプスキックバック，修正版ロウズ，チェストエクスパンション，ショルダーダイアゴナルプル，アームサークルズ，ニーリングバイセプス，プローンプリングストラップス 1，プローンプリングストラップス 2，アップストレッチ 1，アップストレッチ 2，アップストレッチ 3，ロングストレッチ，ダウンストレッチ，ショルダープッシュ，スケーティングハイブリッド，サイドスプリット，ジャンピングシリーズ

キャデラック

ペルビックカールウィズ RUB，ブリージングウィズ PTB，ヒップワーク：ダブルレッグスーパインシリーズ，スーパインヒップフレクサーストレッチウィズマニュアルアシスト，スーパインプロトラクションアンドリトラクションオンフォームロール，シングルレッグサイドシリーズ，プッシュスルーシッティングストレッチ，アシステッドスクワット，スタンディングアームワークシリーズ

ワンダチェアー

ペルビックカール，ハムストリングカール，修正版スワンオンフロア，シングルアームプッシュアップ，リバースシュラッグス，トライセプスプレスシット，プローントライセプス，ベーシックスワン，トルソープレスシット，ピリフォーミスストレッチ，スタンディングレッグプレス

姿勢性症候群			
病　変	**一般的な禁忌と注意点**	**共通の問題点**	**目　標**
姿勢性症候群	なし	● 腰痛 ● 不良姿勢 ● コアの弱化 ● 腰仙部の不安定性 ● 股関節屈筋群の短縮 ● ハムストリングの短縮 ● こわばり	● 姿勢の改善 ● 下肢の柔軟性の改善 ● コアの安定化 ● 筋力の向上 ● 脊柱の分節的運動と可動性の改善
推奨エクササイズ			
すべて			

坐骨神経痛			
病　変	**一般的な禁忌と注意点**	**共通の問題点**	**目　標**
坐骨神経痛 ● 椎間板ヘルニア，狭窄症，骨棘による坐骨神経の圧迫	● 具体的な禁忌事項と注意事項は神経の圧迫の原因による。ほとんどの場合，椎間板の病変が原因であり，椎間板病変の注意点に従う ● 腰椎の深屈曲，圧迫（垂直荷重），強い回旋を避ける	● 殿部から一側大腿後面と足先までの放散痛を伴う腰痛 ● 脊柱の不安定性 ● コアの弱化 ● ハムストリングと股関節屈筋群の短縮 ● 不良姿勢 ● 他の末梢の関連症状（下肢のしびれ，うずき）	● 椎間板の負荷の減少 ● コアの安定化 ● 筋力の向上 ● 下肢の柔軟性の改善 ● 姿勢の改善

推奨エクササイズ

マット

ペルビックカール（中間位のバリエーションのみ），シングルレッグリフト，スーパインスパインツイスト，チェストリフト（バリエーション 3 のみ），チェストリフトウィズローテーション（バリエーション 2 のみ），プレハンドレッド・プレップ，修正版シングルレッグストレッチ，フロントサポート，レッグプルフロント，サイドベンド（バリエーション 1），ベーシックバックエクステンション，スイミング，スフィンクス，ゴールポスト，ショルダーブリッジ・プレップ，ショルダーブリッジ

リフォーマー

フットワーク，ボトムリフト（バリエーション 1 のみ），ボトムリフトウィズエクステンション（中間位のバリエーションのみ），アームズスーパインシリーズ，シングルアームコーディネーション，アブオープニング（バリエーション），ヒップワークシリーズ，アダクターストレッチ，ハムストリングストレッチ，クアドルペッドアブス（フラットバックのバリエーションのみ），リバースクアドルペッドアブス（フラットバックのバリエーションのみ），スクーター（フラットバックのバリエーションのみ），スタンディングランジ，シーテッドバイセプス，ロンボイド 1，ロンボイド 2，バイラテラルエクスターナルローテーション，チェストエクスパンションワイド，ハグアツリー，クアドルペッドトライセプスキックバック，修正版ロウズ，チェストエクスパンション，ショルダーダイアゴナルプル，アームサークルズ，ニーリングバイセプス，プローンプリングストラップス 1，プローンプリングストラップス 2，ロングストレッチ，ダウンストレッチ，サイドスプリット，スケーティングハイブリッド，ジャンピングシリーズ

キャデラック

ブリージングウィズ PTB（中間位のバリエーション），ヒップワーク：ダブルレッグスーパインシリーズ，スーパインヒップフレクサーストレッチウィズマニュアルアシスト，シングルレッグサイドシリーズ，アシステッドスクワット，レジステッドランジ，スタンディングアームワークシリーズ

ワンダチェアー

ハムストリングカール，修正版スワンオンフロア，シングルアームプッシュアップ，プローントライセプス，ベーシックスワン，スタンディングレッグプレス，フォワードランジ，バックワードステップダウン

仙腸関節機能不全

病　変	一般的な禁忌と注意点	共通の問題点	目　標
仙腸関節機能不全 ● 不安定性か可動性低下	● 症状がある時は，一方向への荷重エクササイズを避ける ● 急性期は殿部の挙上やブリッジを行うエクササイズを避ける	● 腰部・殿部の痛み，また鼡径部や大腿後面にも痛みがおよぶことが多い ● 片側の荷重（片脚立位，歩行，段差昇降）により悪化する痛み ● 腰仙部の不安定性 ● ハムストリング，股関節屈筋群，梨状筋の短縮 ● 殿筋の弱化	● 腰部・骨盤の安定性改善 ● コアの筋力の向上 ● 殿筋の強化 ● 姿勢の改善 ● 下肢の柔軟性の改善

推奨エクササイズ

マット

シングルレッグリフト，スーパインスパインツイスト，チェストリフト，チェストリフトウィズローテーション，ハンドレッド・プレップ，ハンドレッド，プレハンドレッド・プレップ，シングルレッグストレッチ，修正版シングルレッグストレッチ，フロントサポート，レッグプルフロント，サイドベンド，ベーシックバックエクステンション，スイミング

リフォーマー

フットワーク，アームズスーパインシリーズ，ハンドレッド･プレップ，ハンドレッド，コーディネーション，シングルアームコーディネーション，アブオープニング，ヒップワークシリーズ，アダクターストレッチ，ハムストリングストレッチ，クアドルペッドアブス，リバースクアドルペッドアブス，クワドラタスランボラムストレッチ，シーテッドバイセプス，ロンボイド 1，ロンボイド 2，バイラテラルエクスターナルローテーション，チェストエクスパンションワイド，ハグアツリー，クアドルペッドトライセプスキックバック，修正版ロウズ，チェストエクスパンション，ショルダーダイアゴナルプル，アームサークルズ，ニーリングバイセプス，プローンプリングストラップス 1，プローンプリングストラップス 2，アップストレッチ 1，アップストレッチ 2，アップストレッチ 3，ロングストレッチ，ダウンストレッチ，ショルダープッシュ，スケーティングハイブリッド[a]

キャデラック

ヒップワーク：ダブルレッグスーパインシリーズ，スーパインヒップフレクサーストレッチウィズマニュアルアシスト，シングルレッグサイドシリーズ，プッシュスルーシッティングストレッチ，アシステッドスクワット，レジステッドランジ[a]，スタンディングアームワークシリーズ

ワンダチェアー

ハムストリングカール，修正版スワンオンフロア，シングルアームプッシュアップ，リバースシュラッグス，トライセプスプレスシット，プローントライセプス，ベーシックスワン，ピリフォーミスストレッチ，スタンディングレッグプレス[a]，フォワードランジ[a]，バックワードステップダウン[a]，フルパイク

a：急性期には適切ではない。

第11章

肩関節

肩関節複合体とは，肩甲上腕関節だけを指すのではない。３つの骨（上腕骨，鎖骨，肩甲骨），４つの関節（肩甲上腕関節，肩鎖関節，胸鎖関節，肩甲胸郭関節），多数の筋からなる全領域を考慮しなければならない。肩甲上腕関節は，人体の中で最も可動性の高い関節である。この領域の複雑さと極度の可動性は，安定性の不足を生じさせ，結果として外傷・障害のリスクを高める。肩甲帯のすべての筋は，肩甲上腕リズムといわれる協調性を伴い必ず一緒に動く。肩甲上腕リズムは，肩甲骨の安定性，三角筋による上腕骨の挙上と，インピンジメントが起きないように上腕骨頭を肩甲上腕関節に押し込んで保つために回旋筋腱板によって引き起こされる三角筋の反力などからなる。これらの動きがすべて適切に生じた時，肩は痛みなく頭上まで挙上できる。

正しいメカニクスがなくては，肩，または首や背中といった関連する部位にいつか問題が生じる可能性がある。これは腱損傷，筋断裂，脱臼，あるいは単に頚部・肩の緊張の原因となる僧帽筋上部などの筋の使いすぎという形をとるかもしれない。第１章で述べたように，いくつかの研究で，胸郭の不良姿勢，肩のバイオメカニクス異常，肩甲骨の不安定性が，しばしば頚部と肩の疾患の原因となったり影響を及ぼしたりすることがわかっている。Emery ら（2010）の研究結果は，ピラティスのトレーニングがそのような疾患を予防する効果があることを支持するエビデンスを示した。

多くのピラティスエクササイズ，特に上級のものは，肩関節に対する負荷が高い。したがって，肩の構造を明確に理解することは，これらのエクササイズを正確に指導し，外傷・障害を避けるために必須である。同時に，多くのピラティスエクササイズは閉鎖運動連鎖（CKC）であり，またいくつかは片側の CKC であることから，ピラティスを正しく用いれば，肩甲骨の安定性を得，その結果として肩を強く健康的にすることができる。次頁以降の表を参照されたい。

これらの表は，関連する症状に対して一般的に適切と考えられることを示している。しかし，症状の現れ方や問題は人によって異なるので，各患者を個別に評価し，エクササイズを除外したり適切な修正を選択したりすることが不可欠である。患者に，そのエクササイズを正確に行うのに十分な筋力，柔軟性，コントロールがない場合には，プログラムに含めるべきではない。

肩関節によくみられる外傷・障害・病変に推奨されるエクササイズ

インピンジメント症候群，滑液包炎，腱炎			
病　変	**一般的な禁忌と注意点**	**共通の問題点**	**目　標**
インピンジメント症候群 滑液包炎 腱炎	● 腕を頭上に上げることを避ける	● 腕を頭上に上げた時の疼痛 ● 腕を後ろに伸ばした時の疼痛 ● 不良姿勢（頭部前方位，巻き肩） ● 肩甲骨の安定性不良 ● 肩の過可動性 ● バイオメカニクスの不良（肩甲上腕リズムの機能障害）	● 肩甲骨安定化筋の強化 ● 回旋筋腱板の強化 ● 姿勢改善（肩を後下方に引く筋の強化） ● 肩を前に引く筋のストレッチング ● 肩甲上腕リズムの正常化 ● コアの強化

推奨エクササイズ

マット

ペルビックカール，シングルレッグリフト，スーパインスパインツイスト，チェストリフト（バリエーション 2），ハンドレッド・プレップ，ハンドレッド，シングルレッグストレッチ，フロントサポート（肘つき），レッグプリフロント（肘つき），サイドベンド（肘つき），ベーシックバックエクステンション，スフィンクス，ショルダーブリッジプレップ，ショルダーブリッジ

リフォーマー

フットワーク，ボトムリフト，ボトムリフトウィズエクステンション，アームズスーパインシリーズ，ハンドレッド・プレップ，ハンドレッド，コーディネーション，シングルアームコーディネーション，アブオープニング，ヒップワークシリーズ，クアドルペッドアブス，リバースクアドルペッドアブス，スクーター，シーテッドバイセプス，ロンボイド 1，ロンボイド 2，バイラテラルエクスターナルローテション，チェストエクスパンションワイド，ハグアツリー，クアドルペッドトライセプスキックバック，修正版ロウズ，チェストエクスパンション，ショルダーインターナルローテーション，ショルダーエクスターナルローテーション，ニーリングバイセプス，プローンプリングストラップス 1，プローンプリングストラップス 2，ダウンストレッチ，ショルダープッシュ，修正版バランスコントロールフロント

キャデラック

ペルビックカールウィズ RUB，スーパインプロトラクションアンドリトラクションオンフォームロール，アシステッドスクワット，スタンディングアームワークシリーズ，チェストエクスパンション，ハグアツリー，バイセプス

ワンダチェアー

ペルビックカール，シングルアームプッシュアップ，リバースシュラッグス，トライセプスプレスシット，プローントライセプス，ベーシックスワン，トルソープレスシット，フルパイク

腱板損傷			
病　変	**一般的な禁忌と注意点**	**共通の問題点**	**目　標**
腱板損傷 ● 腱板断裂 ● 回旋筋腱板修復術後 ● 医師の具体的な指示によりエクササイズを開始できる時期にきた回旋筋腱板修復術後	● 腕を頭上に上げたり，ものを持ち上げたりすることを避ける	● 腕を頭上に上げたり，後ろに伸ばした際に悪化する肩の疼痛 ● 夜間痛 ● 腕の外側の放散痛 ● 肩と腕の筋の弱化 ● 頭部前方位または巻き肩の姿勢 ● 肩甲骨の安定性低下 ● 肩甲上腕リズムの不良	● 肩甲骨の安定化筋の強化 ● 姿勢改善（肩を後下方に引く筋の強化） ● 肩を前に引く筋のストレッチング ● 回旋筋の強化 ● 全可動域の回復 ● 正常な肩甲上腕リズムの回復 ● コアの強化

推奨エクササイズ

マット

ペルビックカール，シングルレッグリフト，スーパインスパインツイスト，チェストリフト（バリエーション 2），ハンドレッド・プレップ，ハンドレッド，プレハンドレッド・プレップ，シングルレッグストレッチ，フロントサポート（肘つき），レッグプルフロント（肘つき），サイドベンド（肘つき），ベーシックバックエクステンション，スフィンクス，ゴールポスト，ショルダーブリッジプレップ，ショルダーブリッジ

リフォーマー

フットワーク（掌を上にして棒を握る），ボトムリフト，ボトムリフトウィズエクステンション，アームズスーパインシリーズ，ハンドレッド・プレップ，ハンドレッド，コーディネーション，シングルアームコーディネーション，アブオープニング，ヒップワークシリーズ，クアドルペッドアブス，リバースクアドルペッドアブス，スクーター，シーテッドバイセプス，バイラテラルエクスターナルローテーション，チェストエクスパンションワイド，クアドルペッドトライセプスキックバック，修正版ロウズ，チェストエクスパンション，ショルダーインターナルローテーション，ショルダーエクスターナルローテーション，ニーリングバイセプス，プローンプリングストラップス 1，プローンプリングストラップス 2，ダウンストレッチ，ショルダープッシュ，修正版バランスコントロールフロント

キャデラック

ペルビックカールウィズ RUB，スーパインプロトラクションアンドリトラクションオンフォームロール，シーテッドプロトラクションアンドリトラクション，アシステッドスクワット，スタンディングアームワークシリーズ：チェストエクスパンション，ハグアツリー，バイセプス

ワンダチェアー

ペルビックカール，シングルアームプッシュアップ（四つ這い位），リバースシュラッグス，トライセプスプレスシット，プローントライセプス，ベーシックスワン

<table>
<tr><th colspan="4">五十肩（肩関節周囲炎）</th></tr>
<tr><th>病　変</th><th>一般的な禁忌と注意点</th><th>共通の問題点</th><th>目　標</th></tr>
<tr><td>癒着性関節包炎
（五十肩）</td><td>● 疼痛を引き起こすエクササイズを避ける
● 強引に可動域を広げない</td><td>● 極度の可動域制限（特に外旋，外転）
● 運動に伴い増悪する肩と上腕の疼痛
● 肩関節のこわばり
● 肩甲骨の可動性低下
● 巻き肩としばしば頭部前方位
● 肩の筋の萎縮または弱化
● 日常生活動作（整髪，下着の装着など）が困難または不可能</td><td>● 肩甲骨の可動性改善
● 痛みのない肢位での肩の筋組織の強化
● 姿勢改善
● 正常な可動域と肩甲上腕リズムの回復
● コアの強化</td></tr>
<tr><th colspan="4">推奨エクササイズ</th></tr>
<tr><td colspan="4">マット
ペルビックカール，シングルレッグリフト，スーパインスパインツイスト，チェストリフト（バリエーション 2），ハンドレッド・プレップ，ハンドレッド，シングルレッグストレッチ，フロントサポート（肘つき），レッグプルフロント（肘つき），ベーシックバックエクステンション，スフィンクス，ショルダーブリッジプレップ，ショルダーブリッジ
リフォーマー
フットワーク（掌を上にして棒を握る），ボトムリフト，ボトムリフトウィズエクステンション，アームズスーパインシリーズ（快適な可動域で行う），ハンドレッド・プレップ，ハンドレッド，コーディネーション，シングルアームコーディネーション，アブオープニング，ヒップワークシリーズ，クアドルペッドアブス，リバースクアドルペッドアブス，スクーター，スタンディングランジ，シーテッドバイセプス（腕は快適な高さで行う），バイラテラルエクスターナルローテーション，クアドルペッドトライセプスキックバック，修正版ロウズ，チェストエクスパンション，ショルダーインターナルローテーション，ショルダーエクスターナルローテーション，プローンプリングストラップス 1，プローンプリングストラップス 2，ダウンストレッチ，修正版バランスコントロールフロント
キャデラック
ペルビックカールウィズ RUB，スーパインプロトラクションアンドリトラクションオンフォームロール（可能な可動域で行う），アシステッドスクワット，スタンディングアームワークシリーズ：チェストエクスパンション，バイセプス
ワンダチェアー
ペルビックカール，リバースシュラッグス，トライセプスプレスシット，プローントライセプス，ベーシックスワン</td></tr>
</table>

肩関節唇損傷			
病　変	**一般的な禁忌と注意点**	**共通の問題点**	**目　標**
関節唇損傷 肩の不安定性	● 腕を頭上に上げるエクササイズには注意する ● 外転と外旋の組み合わせのような脆弱性を伴う肢位に注意する ● 上級の荷重エクササイズを長いテコで行うことは避ける（サイドベンド，アップストレッチ 3，ロングストレッチなど）	● 肩の不安定性 ● 運動に伴う肩や腕の疼痛 ● 肩甲骨の安定化筋の弱化 ● 肩甲上腕関節，肩鎖関節，胸鎖関節の過可動性 ● 肩の亜脱臼の既往歴，またはその恐れがある ● 不安が原因による肩関節機能の制限 ● 肩の動きに伴うクリックやひっかかり感 ● 肩甲上腕リズムの不良	● 肩甲骨の安定化筋の強化 ● 回旋筋腱板の強化 ● 同時収縮により関節の安定性を促進する CKC のエクササイズを多く行う ● 正常な肩甲上腕リズムの回復 ● コアの強化

推奨エクササイズ

マット

ペルビックカール，シングルレッグリフト，スーパインスパインツイスト，チェストリフト（バリエーション 2），ハンドレッド･プレップ，ハンドレッド，シングルレッグストレッチ，フロントサポート（肘つき），レッグプルフロント（肘つき），サイドベンド（肘つき），ベーシックバックエクステンション，スイミング，スフィンクス，ゴールポスト，ショルダーブリッジプレップ，ショルダーブリッジ

リフォーマー

フットワーク（バリエーション），ボトムリフト，ボトムリフトウィズエクステンション，アームズスーパインシリーズ，ハンドレッド･プレップ，ハンドレッド，コーディネーション，シングルアームコーディネーション，アブオープニング，クアドルペッドアブス，リバースクアドルペッドアブス，スクーター，シーティッドバイセプス，ロンボイド 1，ロンボイド 2，バイラテラルエクスターナルローテーション，チェストエクスパンションワイド，ハグアツリー，クアドルペッドトライセプスキックバック，修正版ロウズ，チェストエクスパンション，ショルダーインターナルローテーション，ショルダーエクスターナルローテーション，ショルダーダイアゴナルプル，アームスオーバーヘッド，ニーリングバイセプス，プローンプリングストラップス 1，プローンプリングストラップス 2，アップストレッチ 1，アップストレッチ 2，ダウンストレッチ，ショルダープッシュ，修正版バランスコントロール

キャデラック

ペルビックカールウィズ RUB，ブリージングウィズ PTB，スーパインプロトラクションアンドリトラクションオンフォームロール，シーテッドプロトラクションアンドリトラクション，アシステッドスクワット，レジステッドランジ，スタンディングアームワークシリーズ

ワンダチェアー

ペルビックカール，修正版スワンオンフロアー，シングルアームプッシュアップ（四つ這い位またはハーフプランク），リバースシュラッグス，トライセプスプレスシット，プローントライセプス，ベーシックスワン，フルパイク（バリエーション 1）

第12章

股関節

股関節は人体の中で最大の関節の1つであり，その靭帯は最も強靭であり，大腿近位部は人体の中で最大の重量を伝える。股関節の構造と，強いがゆるい繊維性の皮膜が，全関節の中で2番目に大きな可動性と，体幹，上肢，頭部の重さを支える強さを可能にしている。しかし，加齢により股関節の柔軟性は低下する。歩く，走る，階段を昇る，降りる，座る，椅子から立ち上がる，床の物を拾い上げる，靴紐を結ぶなどの日常の単純な活動のために，股関節の適切な可動域を維持することは不可欠である。この問題に取り組むうえで，ピラティスの多くの開放運動連鎖（OKC）エクササイズとストレッチング（ヒップワークシリーズ：レッグスインストラップなど）は有効である。

股関節の外傷・障害は膝や腰部に比べて一般的ではないが，股関節の機能不全や弱化は他部位の問題の寄与因子や原因ともなることが多い。主に矢状面の活動（ランニング，サイクリング，水泳のバタ足など）を行うアスリートでは，前額面上の筋（大殿筋と内転筋群）があまり使われなかったり抑制されていたりするが，本書で紹介するピラティスのエクササイズはこれらの筋を使うことが多く，特に有益であると私は考えている。

米国膝関節・股関節外科学会（American Association of Hip and Knee Surgeons：AAHKS）は，ヒトが以前より長生きするようになったために，関節炎が一般的になっていると述べている。2030年までに人工股関節全置換術の必要な患者は，米国だけで572,000名と，174％も増加すると予測される(Kurtz et. al 2007)。しかし，低衝撃の治療効果のあるエクサイズ(ピラティス！)と，水中のエクササイズは，疼痛を減少させ，股関節の交換の必要性を延ばす効果があることは，多くの専門家が同意している。

股関節に関する障害・病変に対して処方するエクササイズについては，次頁以降の表を参照されたい。これらの表は，関連する症状に対して一般的に適切と考えられることを示している。しかし，症状の現れ方や問題は人によって異なるので，各患者を個別に評価し，エクササイズを除外したり適切な修正を選択したりすることが不可欠である。患者に，そのエクササイズを正確に行うのに十分な筋力，柔軟性，コントロールがない場合には，プログラムに含めるべきではない。

股関節によくみられる外傷・障害・病変に推奨されるエクササイズ

人工股関節置換術			
病　変	**一般的な禁忌と注意点**	**共通の問題点**	**目　標**
人工股関節全置換術（股関節形成術）後の状態	● 詳細は執刀医と股関節術の種類（アプローチ）に応じて変わる。執刀医の指示にしたがうのが最善である ● 近年は，荷重についての制限や禁忌肢位がないテクニックが用いられることが多い ● しかし従来は，最大６週の免荷または足先接地荷重である ● 後方または後側方アプローチ：90°以上の股関節屈曲，中間位を超えての股関節内旋，内転は避ける ● 前方アプローチ：股関節伸展と外旋の複合運動は避ける ● すべてのアプローチ：推進力と強い衝撃のかかるエクササイズは避ける（ジャンプボードは使わない）	● 関節可動域制限 ● こわばり ● 筋の短縮 ● 筋の弱化（主に外転筋・伸筋） ● コアの弱化 ● 異常歩行や有痛性歩行 ● バランス不良・固有感覚の不良 ● 疼痛	● 股関節の関節可動域の回復 ● 下肢の柔軟性の増大 ● 股関節と下肢の筋を強化する ● バランスと固有感覚の改善 ● コアの筋力と安定性の増大 ● 正常歩行の回 ● 疼痛と腫脹の減少

推奨エクササイズ

マット

ペルビックカール，シングルレッグリフト，スーパインスパインツイスト（バリエーション１，２），シングルレッグストレッチ，修正版シングルレッグストレッチ，フロントサポート（肘つきのバリエーション），レッグプルフロント（肘つきのバリエーション），サイドベンド，スイミング，ショルダーブリッジプレップ，ショルダーブリッジ

リフォーマー

フットワーク，ボトムリフト，ボトムリフトウィズエクステンション，アブオープニングス，ヒップワークシリーズ，アダクターストレッチ，ハムストリングストレッチ，クアドルペッドアブス，スクーター，スタンディングランジ，アップストレッチ１，アップストレッチ２，ダウンストレッチ，ターミナルニーエクステンション，ハムストリングカール（90°以上の股関節屈曲が禁忌の場合は立位のバリエーションのみ），スケーティングハイブリッド，サイドスプリット

キャデラック

ペルビックカールウィズRUB，ブリージングウィズPTB，ヒップワーク：ダブルレッグスーパインシリーズ，スーパインヒップフレクサーストレッチウィズマニュアルアシスト，シングルレッグサイドシリーズ，アシステッドスクワット（バランス課題のプログレッションも），レジステッドランジ，スタンディングアームワークシリーズ（バランス課題のプログレッションも）

ワンダチェアー

ペルビックカール，ハムストリングカール，カーフプレス，スタンディングレッグプレス，フォワードランジ（バリエーション４は股関節屈曲可動域制限が大きい場合，バリエーション１～３のいずれかから開始する）バックワードステップダウン（バリエーション１か２），カーフプレスインフォワードランジ（バリエーション１か２）

変形性股関節症			
病　変	**一般的な禁忌と注意点**	**共通の問題点**	**目　標**
変形性関節症 ● 変性関節疾患	● 片側に荷重するエクササイズを避ける ● 強い衝撃のエクササイズを避ける ● 股関節への強い荷重を避ける	● 股関節, 鼡径部, 殿部, 大腿の疼痛 ● こわばり ● 関節可動域制限 ● コアの弱化 ● 朝の歩行時や, 長時間の不活動の後に悪化する ● 有痛性歩行 ● 日常生活動作（しゃがみこみ, 着替え, 段差昇降, 車への乗降, 椅子やトイレへの立ち座り）に困難を伴う ● 高体重は股関節への荷重を増やす	● 股関節と下肢の筋力強化 ● コアの筋の強化 ● 全体的な柔軟性改善 ● 股関節への荷重の減少 ● 股関節を動かす（OKC エクササイズ）

推奨エクササイズ

マット

ペルビックカール, シングルレッグリフト, スーパインスパインツイスト（バリエーション 1 か 2）, シングルレッグストレッチ, 修正版シングルレッグストレッチ, フロントサポート, レッグプルフロント, サイドベンド, スイミング, ショルダーブリッジプレップ, ショルダーブリッジ

リフォーマー

フットワーク, ボトムリフト, ボトムリフトウィズエクステンション, アブオープニング, ヒップワークシリーズ, アダクターストレッチ, ハムストリングストレッチ, クアドルペッドアブス, リバースクアドルペッドアブス, アップストレッチ 1（エレファントバリエーションも）, アップストレッチ 2, ダウンストレッチ, ショルダープッシュ, ターミナルニーエクステンション（座位のバリエーションのみ）, ハムストリングカール（座位）

キャデラック

ペルビックカールウィズ RUB, ブリージングウィズ PTB, ヒップワーク：ダブルレッグスーパインシリーズ, スーパインヒップフレクサーストレッチウィズマニュアルアシスト, シングルレッグサイドシリーズ, アシステッドスクワット

ワンダチェアー

ペルビックカール, ハムストリングカール, ピリフォーミスストレッチ

股関節滑液包炎			
病　変	**一般的な禁忌と注意点**	**共通の問題点**	**目　標**
滑液包炎	滑液包を圧縮する肢位を避ける ● 大転子：側臥位はとらない ● 坐骨殿部：座らない ● 腸腰筋：股関節屈筋を活性化させすぎない	● 疼痛 ● 関節包上の局所の圧痛 ● 関節可動域制限 ● 筋（通常は腸脛靱帯と股関節屈筋群）の短縮 ● 下肢筋の弱化と不均衡 ● コアの弱化	● 下肢の柔軟性の改善 ● 弱化している股関節と下肢の筋（通常は大殿筋）の強化 ● コアの筋力と安定性の増大 ● バランスと固有感覚の改善
推奨エクササイズ			
マット ペルビックカール, シングルレッグリフト, スーパインスパインツイスト, シングルレッグストレッチ, 修正版シングルレッグストレッチ, フロントサポート, レッグプルフロント, サイドベンド, スイミング, ショルダーブリッジプレップ, ショルダーブリッジ **リフォーマー** フットワーク, ボトムリフト, ボトムリフトウィズエクステンション, ヒップワークシリーズ, アダクターストレッチ, ハムストリングストレッチ, クアドルペッドアブス, リバースクアドルペッドアブス[a], スクーター, スタンディングランジ, クワドラタスランボラムストレッチ[b], アップストレッチ 1, アップストレッチ 2, アップストレッチ 3, ロングストレッチ, ダウンストレッチ, ターミナルニーエクステンション[c], ハムストリングカール[d], スケーティングハイブリッド, サイドスプリット, ジャンピングシリーズ **キャデラック** ペルビックカールウィズ RUB, ブリージングウィズ PTB, ヒップワーク：ダブルレッグスーパインシリーズ, スーパインヒップフレクサーストレッチウィズマニュアルアシスト, シングルレッグサイドシリーズ, アシステッドスクワット（プログレッション 2 ～ 4）, レジステッドランジ, スタンディングアームワークシリーズ（バランス課題のプログレッションも） **ワンダチェアー** ペルビックカール, ハムストリングカール, 修正版スワンオンフロアー, トルソープレスシット[a], ピリフォーミスストレッチ, カーフプレス, スタンディングレッグプレス, フォワードランジ, バックワードステップダウン, カーフプレスインフォワードランジ, フルパイク			

a：腸腰筋にある場合には行わない。
b：坐骨殿部にある場合は立位のみで行う。
c：坐骨殿部・腸腰筋にある場合は立位のみで行う。
d：大転子にある場合には行わない。

梨状筋症候群			
病　変	一般的な禁忌と注意点	共通の問題点	目　標
梨状筋症候群	● 症状が足まで広がる場合，腰椎椎間板の注意点（p.130）にしたがう	● 股関節，殿部から大腿後面に広がる痛み ● 梨状筋の圧痛 ● 殿筋の弱化や不活動 ● 股関節屈筋の過活動，緊張，短縮 ● 股関節内転筋群の短縮 ● 矢状面の筋群（大腿四頭筋，ハムストリング）が優位 ● コアの弱化 ● 関連する仙腸関節機能障害 ● 扁平足（足部過回内）	● コアの筋力と安定性の増大 ● 梨状筋の負担を減少させるための殿筋の強化 ● 股関節屈筋群，内転筋群の柔軟性や長さの改善 ● 股関節の筋の筋力と神経筋のコントロールの改善 ● 座位の時間の減少

推奨エクササイズ

マット

ペルビックカール，シングルレッグリフト，スーパインスパインツイスト，チェストリフト，チェストリフトウィズローテーション，プレハンドレッド・プレップ，修正版シングルレッグストレッチ，フロントサポート，レッグプルフロント，サイドベンド，スイミング，ショルダーブリッジプレップ，ショルダーブリッジ

リフォーマー

フットワーク，ボトムリフト（バリエーション 3），ボトムリフトウィズエクステンション（バリエーション 3），シングルアームコーディネーション，ハンドレッド・プレップ，コーディネーション，アブオープニング，ヒップワークシリーズ，アダクターストレッチ，ハムストリングストレッチ，クアドルペッドアブス，リバースクアドルペッドアブス，スクーター，スタンディングランジ，クワドラタスランボラムストレッチ，アップストレッチ 1（エレファントバリエーションも），アップストレッチ 2，アップストレッチ 3，ロングストレッチ，ダウンストレッチ，スケーティングハイブリッド，サイドスプリット，ジャンピングシリーズ

キャデラック

ペルビックカールウィズ RUB（バリエーション 2），ブリージングウィズ PTB，ヒップワーク：ダブルレッグスーパインシリーズ，スーパインヒップフレクサーストレッチウィズマニュアルアシスト，シングルレッグサイドシリーズ，アシステッドスクワット（プログレッション 2 ～ 4），レジステッドランジ，スタンディングアームワークシリーズ（バランス課題のプログレッションも）

ワンダチェアー

ペルビックカール（バリエーション 2），トルソープレスシット，ピリフォーミスストレッチ，スタンディングレッグプレス，フォワードランジ，バックワードステップダウン，カーフプレスインフォワードランジ，フルパイク

股関節屈筋の外傷・障害			
病　変	**一般的な禁忌と注意点**	**共通の問題点**	**目　標**
股関節屈筋の肉ばなれ	● 股関節屈筋の使いすぎを避ける ● 長時間座ることを避ける	● 股関節前面から大腿前面に放散する痛み ● 膝を胸の方向へ持ち上げるような動作で悪化する痛み ● 走ったり，飛び跳ねたり，歩いたり，段差昇降で生じる痛み ● 股関節屈筋の緊張や短縮 ● コアの筋力低下 ● 骨盤の前傾，腰椎の過前弯	● 殿筋の強化 ● 股関節屈筋の柔軟性や長さの改善 ● コアの筋力と安定性の改善 ● 股関節内転筋と骨盤底筋の活性化による股関節屈筋の負荷の軽減 ● バランスと固有感覚の改善 ● 座位の時間の減少

推奨エクササイズ

マット

ペルビックカール（バリエーション 2），スーパインスパインツイスト（バリエーション 1 か 2），チェストリフト，チェストリフトウィズローテーション，ハンドレッド・プレップ，プレハンドレッド・プレップ，修正版シングルレッグストレッチ，フロントサポート，レッグプルフロント，サイドベンド，スイミング，ショルダーブリッジプレップ，ショルダーブリッジ

リフォーマー

フットワーク，ボトムリフト（バリエーション 3），ボトムリフトウィズエクステンション（バリエーション 3），コーディネーション，アブオープニング，ヒップワークシリーズ，アダクターストレッチ，ハムストリングストレッチ，クアドルペッドアブス，スクーター，スタンディングランジ，クワドラタスランボラムストレッチ，アップストレッチ 1，アップストレッチ 2，アップストレッチ 3，ダウンストレッチ，ターミナルニーエクステンション，ハムストリングカール（立位のバリエーション），スケーティングハイブリッド，サイドスプリット，ジャンピングシリーズ

キャデラック

ペルビックカールウィズ RUB（バリエーション），ブリージングウィズ PTB，ヒップワーク：ダブルレッグスーパインシリーズ，スーパインヒップフレクサーストレッチウィズマニュアルアシスト，シングルレッグサイドシリーズ，アシステッドスクワット（プログレッション 2 ～ 4），レジステッドランジ，スタンディングアームワークシリーズ（バランス課題のプログレッションも）

ワンダチェアー

ペルビックカール（バリエーション 2），ハムストリングカール，ピリフォーミスストレッチ，カーフプレス，スタンディングレッグプレス，フォワードランジ，バックワードステップダウン，カーフプレスインフォワードランジ，フルパイク

股関節唇損傷

病　変	一般的な禁忌と注意点	共通の問題点	目　標
関節唇損傷 • 外傷による • 大腿寛骨臼インピンジメントによる • 関節包の弛緩による • 股関節形成不全による • 変性による	• 股関節屈曲・内旋の組み合わせを避ける • 90° 以上の股関節屈曲を避ける • 長時間の座位，走行，片側の股関節へ荷重しての動作，段差昇降などの日常生活動作を避ける • 術後は，術式（関節鏡視下術，創面切除，骨切り術）により異なるため，執刀医の指示にしたがう	• 股関節前面あるいは鼡径深部の痛み • 股関節屈筋の不快感 • クリッキング（クリック音），ロッキング，ひっかかり感，膝くずれ • 股関節の不安定性 • 股関節の軽度の可動域制限（主に回旋） • 矢状面の筋（大腿四頭筋かハムストリング）が優位 • 機能的動作で股関節内転・内旋を過剰に使う • 関節唇損傷は，若年性の変形性関節症の徴候である	• 痛みのない姿勢での股関節，骨盤，コアを安定させる • 股関節のアライメントを適切にし，関節の動きを正確にする • 正常な関節可動域を回復する • 股関節の筋力と神経筋コントロールを改善する • 前額面，水平面の筋（股関節外転筋，深層の外旋筋群，大殿筋，腸腰筋）を強化する • バランスと固有感覚を改善する • コアの筋力と安定性を改善する • 筋のバランス不良を予防するため下肢の柔軟性を改善する • 座位の時間を減少させる

推奨エクササイズ

マット

ペルビックカール，スーパインスパインツイスト（バリエーション 1，2），チェストリフト，チェストリフトウィズローテーション，プレハンドレッド･プレップ，シングルレッグストレッチ，フロントサポート，レッグプルフロント，サイドベンド，スイミング，ショルダーブリッジプレップ，ショルダーブリッジ

リフォーマー

フットワーク，ボトムリフト，ボトムリフトウィズエクステンション，コーディネーション，アブオープニング，ヒップワークシリーズ（小さい可動域で），アダクターストレッチ，ハムストリングストレッチ，クアドルペッドアブス，リバースクアドルペッドアブス，スクーター，スタンディングランジ，アップストレッチ 1，アップストレッチ 2，アップストレッチ 3，ロングストレッチ，ダウンストレッチ，スケーティングハイブリッド，サイドスプリット

キャデラック

ペルビックカールウィズ RUB，ブリージングウィズ PTB，ヒップワーク：ダブルレッグスーパインシリーズ，スーパインヒップフレクサーストレッチウィズマニュアルアシスト，シングルレッグサイドシリーズ，アシステッドスクワット（プログレッション 2 ～ 4），レジステッドランジ，スタンディングアームワークシリーズ（バランス課題のプログレッションも）

ワンダチェアー

ペルビックカール，トルソープレスシット，スタンディングレッグプレス，フォワードランジ，バックワードステップダウン，カーフプレスインフォワードランジ，フルパイク

第13章

膝関節

膝関節は下肢の中で最も多い割合で外傷・障害が発生し，特に身体的に活動的な層で多くみられる。膝関節の構造は本質的に不安定であるため，筋と靱帯による動的な安定性が欠かせない。解剖学的な違い，筋力や周径が小さいこと，生体力学的パターンの違いなどの要因のため，膝関節の外傷・障害の発生は男性より女性で多い。

近年，近位部に存在する要因が，膝関節疾患の一因となっていることがはっきりと実証されている。生体運動学者，理学療法士であり，この領域の主導的な研究者であるDr. Christopher Powersによる生体力学的研究と臨床研究のレビュー（2010）によると，股関節，骨盤，体幹の筋制御の低下は，脛骨大腿関節と膝蓋大腿関節の運動に，複数の運動面で影響を及ぼしうることが示唆されている。特にPowersが指摘しているのは，股関節の機能障害が前十字靱帯損傷，腸脛靱帯症候群，膝蓋大腿関節痛といった疾患の基礎となるというエビデンスである。そのため，彼は膝関節のリハビリテーションプログラムの計画に，股関節の動的コントロールだけでなく，骨盤と体幹の安定性を取り込むことについて，生体力学的な議論を行った。ピラティスのエクササイズはすべて，股関節のコントロールとともに骨盤と体幹の安定性を扱うため，膝関節疾患患者が行うのに理想的なエクササイズであると私は考えている。

膝の術後の患者は，最長で4週間の完全免荷や部分荷重の制限があることが多い。リフォーマーのフットワークのようなエクササイズを背臥位で行うと，非荷重でスプリングの抵抗のみで行うことになり，術後リハビリテーションのより早期から，漸進的な荷重負荷と機能の再教育を始めることができる。この安全な肢位で，スクワットやランジのような活動について神経筋の再教育と機能的パターンの学習を行うことができるため，荷重制限が解除された時にその動きが学習されている。これは，リハビリテーションの期間を最大で4週も短縮できる可能性があり，またこの効果は術後2ヵ月以内に最大になることが研究で示唆されている（Mętel，Milert，Szczygieł 2012）。

膝関節の外傷・障害・病変に対して処方するエクササイズについては，次頁以降の表を参照されたい。これらの表は，関連する症状に対して一般的に適切と考えられることを示している。しかし，症状の現れ方や問題は人によって異なるので，各患者を個別に評価し，エクササイズを除外したり適切な修正を選択したりすることが不可欠である。患者に，そのエクササイズを正確に行うのに十分な筋力，柔軟性，コントロールがない場合には，プログラムに含めるべきではない。

膝関節によくみられる外傷・障害・病変に推奨されるエクササイズ

変形性膝関節症			
病　変	一般的な禁忌と注意点	共通の問題点	目　標
変形性関節症 ● 変性関節疾患	● 片側に荷重するエクササイズを避ける ● 膝関節に強い荷重をかけない ● 膝立ちの肢位を避ける	● 膝の疼痛 ● 膝のこわばり ● 関節可動域（ROM）の減少 ● 腫脹 ● 荷重下の活動での疼痛の悪化 ● 朝や長時間座位後の歩行での疼痛の悪化 ● 膝関節周囲の筋の弱化 ● 有痛性歩行 ● 日常生活動作（しゃがみこみ，着替え，階段昇降，自動車への乗り降り，トイレ・椅子の立ち座り）の困難 ● 高体重が膝への荷重を増加させる	● 低負荷の運動と開放運動連鎖（OKC）エクササイズによる下肢筋の強化 ● コアの強化 ● 下肢の柔軟性の改善 ● 膝への荷重の減少（体重を減らす）

推奨エクササイズ

マット

ペルビックカール，シングルレッグリフト，シングルレッグストレッチ，修正版シングルレッグストレッチ，フロントサポート（肘つきのバリエーション），レッグプルフロント（肘つきのバリエーション），サイドベンド（肘つきのバリエーション），スイミング，ショルダーブリッジプレップ，ショルダーブリッジ

リフォーマー

フットワーク（より軽いスプリングで，疼痛がある場合は片側では行わない），ボトムリフト，ボトムリフトウィズエクステンション，コーディネーション，シングルアームコーディネーション，アブオープニング，ヒップワークシリーズ，アダクターストレッチ，ハムストリングストレッチ，ターミナルニーエクステンション（座位のバリエーションのみ），ハムストリングカール（座位）

キャデラック

ペルビックカールウィズ RUB，ブリージングウィズ PTB，ヒップワーク：ダブルレッグスーパインシリーズ，スーパインヒップフレクサーストレッチウィズマニュアルアシスト，シングルレッグサイドシリーズ，アシステッドスクワット

ワンダチェアー

ペルビックカール，ハムストリングカール，ピリフォーミスストレッチ

人工膝関節置換術			
病　変	**一般的な禁忌と注意点**	**共通の問題点**	**目　標**
人工膝関節置換術 ● 人工膝関節全置換術（膝関節形成術）後 ● 人工膝関節部分置換術（片側性）	● 強い衝撃のエクササイズを避ける ● 膝の深い屈曲を避ける ● 膝立ち位を避ける ● 詳細は執刀医と膝関節術の種類（アプローチ）に応じて変わる。執刀医の指示にしたがうのが最善である	● 関節可動域制限（特に屈曲） ● 膝関節のこわばり ● 膝関節の腫脹 ● 下肢筋の短縮 ● 筋の弱化（大腿四頭筋，ハムストリング，下腿三頭筋，殿筋） ● コアの弱化 ● 異常歩行や有痛性歩行 ● バランスと固有感覚の不良 ● 疼痛	● 膝の関節可動域の回復 ● 下肢の柔軟性の向上 ● 下肢の筋の強化 ● バランスと固有感覚の改善 ● コアの筋力と安定性の向上 ● 歩行の正常化 ● 疼痛と腫脹の減少 ● 全荷重開始時に動きを習得しているように，部分荷重期間の機能的パターンの再教育

推奨エクササイズ

マット

ペルビックカール，シングルレッグリフト，シングルレッグストレッチ，修正版シングルレッグストレッチ，フロントサポート，レッグプルフロント，サイドベンド（肘つきのバリエーション），スイミング，ショルダーブリッジプレップ，ショルダーブリッジ

リフォーマー

フットワーク（バーを高くし膝の屈曲角度を大きくする），ボトムリフト，ボトムリフトウィズエクステンション，コーディネーション，シングルアームコーディネーション，アブオープニング，ヒップワークシリーズ，アダクターストレッチ，ハムストリングストレッチ，スクーター，スタンディングランジ（膝下にパッドをあてる），ターミナルニーエクステンション，ハムストリングカール，スケーティングハイブリッド，サイドスプリット

キャデラック

ペルビックカールウィズ RUB，ブリージングウィズ PTB，ヒップワーク：ダブルレッグスーパインシリーズ，スーパインヒップフレクサーストレッチウィズマニュアルアシスト，シングルレッグサイドシリーズ，アシステッドスクワット（バランス課題のプログレッションも），レジステッドランジ，スタンディングアームワークシリーズ（バランス課題のプログレッションも）

ワンダチェアー

ペルビックカール，ハムストリングカール，カーフプレス（膝下にパッドをあてる），スタンディングレッグプレス，フォワードランジ（屈曲を制限する場合はバリエーション４のみ。バリエーション１～３のいずれかから始める），バックワードステップダウン（バリエーション１か 2），カーフプレスインフォワードランジ（バリエーション１か 2）

半月板損傷			
病　変	**一般的な禁忌と注意点**	**共通の問題点**	**目　標**
半月板断裂 ● 部分断裂 ● 完全断裂 ● 関節鏡視下術後	● 荷重下での膝の深屈曲を避ける ● 膝立ち位を避ける ● 術後の場合，執刀医の荷重についての指示と処方にしたがう	● 膝の疼痛 ● 座位でいられる時間が制限される ● 荷重下の活動（スクワット，歩行，走行），膝立ち，荷重位での回旋によって悪化する ● ロッキング，ポッピング（断裂音），クリッキング（クリック音） ● 膝の局所的圧痛 ● 膝の関節可動域制限 ● 有痛性歩行 ● バランスと固有感覚の低下	● 膝関節の周囲筋，支持する筋の強化 ● コアの強化 ● 正常な関節可動域の回復 ● バランスと固有感覚の改善 ● 歩行の正常化

推奨エクササイズ

マット

ペルビックカール，シングルレッグリフト，シングルレッグストレッチ，修正版シングルレッグストレッチ，フロントサポート，レッグプルフロント，サイドベンド，スイミング，ショルダーブリッジプレップ，ショルダーブリッジ

リフォーマー

フットワーク（バーを低い位置にする），ボトムリフト，ボトムリフトウィズエクステンション，コーディネーション，シングルアームコーディネーション，アブオープニング，ヒップワークシリーズ，アダクターストレッチ，ハムストリングストレッチ，スクーター，スタンディングランジ（膝下にパッドをあてる），アップストレッチ 1，アップストレッチ 2，アップストレッチ 3，ロングストレッチ，ターミナルニーエクステンション，ハムストリングカール，スケーティングハイブリッド，サイドスップリット，スタンディングランジ

キャデラック

ペルビックカールウィズ RUB，ブリージングウィズ PTB，ヒップワーク：ダブルレッグスーパインシリーズ，スーパインヒップフレクサーストレッチウィズマニュアルアシスト，シングルレッグサイドシリーズ，アシステッドスクワット（バランス課題のプログレッションも），レジステッドランジ，スタンディングアームシリーズ（バランス課題のプログレッションも）

ワンダチェアー

ペルビックカール，ハムストリングカール，カーフプレス（膝蓋骨下にパッドをあてる），スタンディングレッグプレス，フォワードランジ（屈曲を制限する場合はバリエーション 4，必要であればバリエーション 1 〜 3 のいずれかから始める），カーフプレスインフォワードランジ

前十字靱帯（ACL）損傷			
病　変	**一般的な禁忌と注意点**	**共通の問題点**	**目　標**
ACL 損傷 ● ACL の靱帯断裂（部分断裂または完全断裂） ● ACL 再建術後	● OKC での膝伸展では重りを使用しない ● 術後数ヵ月は回旋運動は避ける ● 執刀医と手術方式により，荷重についての注意や，高衝撃の活動への復帰について詳細な指示がある可能性がある。医師の指示にしたがう	● 膝の疼痛 ● 膝の不安定性 ● 関節可動域の減少 ● 腫脹 ● 膝関節周囲筋の弱化 ● 大腿四頭筋の遠心性の筋力やコントロールの欠如 ● バランスと固有感覚の不良 ● 術後は，リハビリテーションとスポーツ復帰までの期間が非常に長い（6ヵ月～1年）	● 腫脹の減少 ● 膝関節の正常な関節可動域の回復 ● 膝関節の周囲筋，支持する筋の強化 ● 全荷重開始時に動きを習得しているように，部分荷重期間の機能的パターンの再教育 ● 膝関節の安定性の促進〔閉鎖運動連鎖（CKC）エクササイズ〕 ● コアの筋の強化 ● バランスと固有感覚の改善 ● 大腿四頭筋の遠心性の筋力とコントロールの向上

推奨エクササイズ

マット

ペルビックカール，シングルレッグストレッチ，修正版シングルレッグストレッチ，フロントサポート，レッグプルフロント，サイドベンド，スイミング，ショルダーブリッジプレップ，ショルダーブリッジ

リフォーマー

フットワーク，ボトムリフト，ボトムリフトウィズエクステンション，コーディネーション，シングルアームコーディネーション，アブオープニング，ヒップワークシリーズ，アダクターストレッチ，ハムストリングストレッチ，スクーター，スタンディングランジ，アップストレッチ 1（エレファントバリエーション），アップストレッチ 2，ターミナルニーエクステンション，ハムストリングカール，スケーティングハイブリッド，サイドスプリット，ジャンピングシリーズ[a]

キャデラック

ペルビックカールウィズ RUB，ブリージングウィズ PTB，ヒップワーク：ダブルレッグスーパインシリーズ，スーパインヒップフレクサーストレッチウィズマニュアルアシスト，シングルレッグサイドシリーズ，アシステッドスクワット（バランス課題のプログレッションも），レジステッドランジ，スタンディングアームワークシリーズ（バランス課題のプログレッションも）

ワンダチェアー

ペルビックカール，ハムストリングカール，カーフプレス，スタンディングレッグプレス，フォワードランジ(バリエーション 1～3 のいずれかから始める)，バックワードステップダウン(バリエーション 1 か 2 から始める)，カーフプレスインフォワードランジ（バリエーション 1～3 のいずれかから始める）

a：高衝撃を伴う活動を再開する時期については医師の指示にしたがう。

膝蓋大腿関節痛症候群			
病　変	**一般的な禁忌と注意点**	**共通の問題点**	**目　標**
膝蓋大腿関節痛症候群	● 膝の深屈曲を避ける（特に荷重下） ● 膝蓋骨に圧力がかかるため，膝立ち位，四つ這い位には注意する ● 長時間膝を曲げて座ることを避ける	● 膝の前面の疼痛 ● 膝を曲げて座る，スクワット，ジャンプ，段差昇降（特に降段）で疼痛が増悪する ● 歩行，OKCの屈曲運動で，引っかかり感，ポップ音，轢音 ● 下肢筋のバランス不良（中殿筋の弱下は膝蓋骨の不適切なトラッキングを引き起こす） ● ハムストリング，腸脛靱帯，下腿の筋の短縮 ● 股関節，膝関節，足部のアライメント不良やバイオメカニクスの異常 ● 膝関節周囲筋の弱化 ● 大腿四頭筋の遠心性の筋力とコントロールの不足	● 膝関節の周囲筋，支持する筋の強化 ● 股関節と骨盤のバイオメカニクスを正常化し，膝蓋骨のトラッキングを改善するため，前額面上の筋（主に中殿筋）の強化 ● コアの筋の強化 ● ハムストリング，腸脛靱帯，下腿後面の筋の伸張 ● バランスと固有感覚の改善 ● 大腿四頭筋の遠心性のコントロールと筋力の改善

推奨エクササイズ

マット

ペルビックカール，シングルレッグストレッチ，フロントサポート，レッグプルフロント，サイドベンド，スイミング，ショルダーブリッジプレップ，ショルダーブリッジ

リフォーマー

フットワーク，ボトムリフト，ボトムリフトウィズエクステンション，コーディネーション，アブオープニング，ヒップワークシリーズ，アダクターストレッチ，ハムストリングストレッチ，スクーター，スタンディングランジ(膝下にパッドをあてる)，アップストレッチ1（エレファントバリエーション），アップストレッチ2，ターミナルニーエクステンション，ハムストリングカール，スケーティングハイブリッド，サイドスプリット，ジャンピングシリーズ[a]

キャデラック

ペルビックカールウィズRUB，ブリージングウィズPTB，ヒップワーク：ダブルレッグスーパインシリーズ，スーパインヒップフレクサーストレッチウィズマニュアルアシスト，シングルレッグサイドシリーズ，アシステッドスクワット（バランス課題のプログレッションも），レジステッドランジ，スタンディングアームワークシリーズ（バランス課題のプログレッションも）

ワンダチェアー

ペルビックカール，ハムストリングカール，ピリフォーミスストレッチ，カーフプレス，スタンディングレッグプレス，フォワードランジ（バリエーション4。必要であればバリエーション1～3のいずれかから始める），バックワードステップダウン（バリエーション1か2から始める），カーフプレスインフォワードランジ

a：急性期から脱しスポーツ復帰を目指している時期。

腸脛靭帯症候群			
病　変	**一般的な禁忌と注意点**	**共通の問題点**	**目　標**
腸脛靭帯症候群	● 強い衝撃の活動（ジャンプ，ランニングなど）を避ける	● 膝側面の疼痛 ● 運動（ランニング，ジャンプ）により疼痛が増悪し，時間経過とともに増強する ● 膝側面の不安定性 ● 下肢筋のバランス不良（矢状面に顕著） ● 股関節外転筋の弱化（主に中殿筋） ● 足部過回内 ● ハムストリング，腸脛靭帯，下腿後面筋の短縮	● 前額面上の筋（主に中殿筋）の強化 ● 膝関節の周囲筋，支持する筋の強化 ● コアの筋の強化 ● ハムストリング，下腿後面筋，大腿四頭筋の伸張 ● バランスと固有感覚の改善 ● 膝の安定性の向上（CKC エクササイズ）

推奨エクササイズ

マット

ペルビックカール，シングルレッグストレッチ，フロントサポート，レッグプルフロント，サイドベンド，スイミング，ショルダーブリッジプレップ，ショルダーブリッジ

リフォーマー

フットワーク，ボトムリフト，ボトムリフトウィズエクステンション，コーディネーション，アブオープニング，ヒップワークシリーズ，アダクターストレッチ，ハムストリングストレッチ，クアドルペッドアブス，スクーター，スタンディングランジ，クワドラタスランボラムストレッチ，アップストレッチ 1（エレファントバリエーション），アップストレッチ 2，アップストレッチ 3，ターミナルニーエクステンション，ハムストリングカール，スケーティングハイブリッド，サイドスプリット

キャデラック

ペルビックカールウィズ RUB，ブリージングウィズ PTB，ヒップワーク：ダブルレッグスーパインシリーズ，スーパインヒップフレクサーストレッチウィズマニュアルアシスト，シングルレッグサイドシリーズ，アシステッドスクワット（バランス課題のプログレッションも），レジステッドランジ，スタンディングアームワークシリーズ（バランス課題のプログレッションも）

ワンダチェアー

ペルビックカール，ハムストリングカール，ピリフォーミスストレッチ，カーフプレス，スタンディングレッグプレス，フォワードランジ，バックワードステップダウン，カーフプレスインフォワードランジ

膝蓋腱炎			
病　変	**一般的な禁忌と注意点**	**共通の問題点**	**目　標**
膝蓋腱炎 ● 急性腱炎（炎症） ● 慢性腱炎（変性）	● 強い衝撃の活動（ジャンプ，ランニングなど）を避ける	● 膝前面の疼痛（膝蓋骨直下） ● 運動（ランニング，ジャンプ）によって増悪する疼痛 ● 大腿四頭筋またはハムストリングの短縮 ● 下腿後面筋の短縮または弱化 ● 股関節または骨盤のアライメント不良やバイオメカニクス異常 ● 股関節外転筋（主に中殿筋）の弱化	● 大腿四頭筋の遠心性の筋力とコントロールの改善 ● 下腿後面筋の強化（ジャンプや着地時の膝蓋腱への負荷を減らすため） ● 股関節と骨盤のアライメントとバイオメカニクスの正常化（中殿筋の強化） ● コアの筋の強化 ● ハムストリング，大腿四頭筋，下腿後面筋の伸張 ● バランスと固有感覚の改善 ● 慢性腱炎：大腿四頭筋の遠心性収縮の強化
推奨エクササイズ			
マット ペルビックカール，ハンドレッド・プレップ，ハンドレッド，シングルレッグストレッチ，フロントサポート，レッグプルフロント，サイドベンド，スイミング，ショルダーブリッジプレップ，ショルダーブリッジ **リフォーマー** フットワーク（パラレルヒールズ，パラレルトウズのポジションで，両脚で押し出し，患側だけで戻ることにより，遠心性筋力の強化を強調することができる）[a]，ボトムリフト，ボトムリフトウィズエクステンション，コーディネーション，アブオープニング，ヒップワークシリーズ，アダクターストレッチ，ハムストリングストレッチ，スクーター，スタンディングランジ（膝下にパッドをあてる），クワドラタスランボラムストレッチ，アップストレッチ1（エレファントバリエーション），アップストレッチ2，アップストレッチ3，ターミナルニーエクステンション，ハムストリングカール，スケーティングハイブリッド，サイドスプリット **キャデラック** ペルビックカールウィズRUB，ブリージングウィズPTB，ヒップワーク：ダブルレッグスーパインシリーズ，スーパインヒップフレクリーストレッチウィズマニュアルアシスト，シングルレッグサイドシリーズ，アシステッドスクワット（バランス課題のプログレッションも），レジステッドランジ，スタンディングアームワークシリーズ（バランス課題のプログレッションも） **ワンダチェアー** ペルビックカール，ハムストリングカール，ピリフォーミスストレッチ，カーフプレス，スタンディングレッグプレス，フォワードランジ[a]（バリエーション1～3のいずれかから始める），バックワードステップダウン(バリエーション1か2から始める)，カーフプレスインフォワードランジ[a]（バリエーションから始める）			

a：急性腱炎には適切ではない。

第14章

足部と足関節

足部と足関節の障害・病変の多くは，ランニング，ジャンプ，カッティング動作といった高衝撃の活動による過用や外傷によって起こる。そのためピラティスメソッドは，足部と足関節のリハビリテーションの早期において，足部と足関節が治癒するのを待ちながら全身の筋力とコンディションを維持するために，優れた治療エクササイズである。多くのエクササイズは，ギプスやブーツを装着している時期でも実施することができる。フットワークやジャンピングシリーズのようなエクササイズは，足部・足関節のリハビリテーションの後期に，正常な神経筋パターンを再学習し，競技復帰前に機能的な再訓練を行うために優れた手段である。理学療法士の Deborah Cozen (2001) は，「Use of Pilates in Foot and Ankle Rehabilitation（足部と足関節のリハビリテーションにおけるピラティスの使用）」という論文において，ピラティスをリハビリテーションプログラムに組み込むことにより，患者の回復過程は著しく改善されるだろうと述べている。彼女は，ピラティスは複数の運動面を組み合わせることから機能的な形式のエクササイズであるとし，また，拮抗筋間および身体の左右間の筋バランスを強調すると指摘している。

足関節の適切な筋力と可動性は，アスリートがランニング，ジャンプ，カッティングなどを行うために不可欠であることはいうまでもないが，歩行，片脚バランス，椅子からの立ち座りといった単純な日常の活動にも必要である。歩行中の下肢筋の最も重要な機能は遠心性収縮，または減速である。この理由からピラティスは，動きの求心性の相だけを強調する傾向のある従来のジムのエクササイズよりも優れた方法であると考えている。そのうえ，日常生活活動の大半は，開放運動連鎖 (OKC) と閉鎖運動連鎖 (CKC) の両方から成り立っている。歩行を例にとると，立脚側は CKC だが，遊脚側は OKC である。スクーター（p.155）やスタンディングレッグプレス（p.212）のようなピラティスエクササイズは，この種の動きを模倣しており，非常に機能的なエクササイズである。

足部・足関節の外傷・障害においても，膝関節の外傷・障害と同様に，近位のスタビライザー（股関節，骨盤，体幹）の筋力と神経筋のコントロールは非常に重要である。遠位部が最適に機能するためには，近位部が十分に安定していなければならない。ピラティスは従来の理学療法やジムの運動とは異なり，体幹，骨盤，股関節の安定性も含むので，遠位部（足部）だけではなく下半身の運動連鎖全体を強化する（図 14.1）。

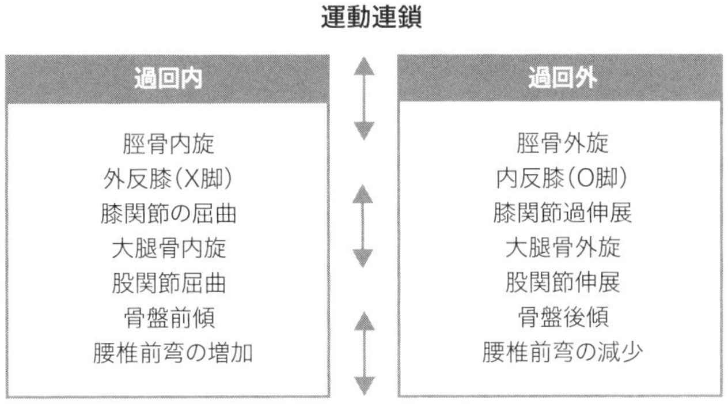
運動連鎖
過回内
脛骨内旋
外反膝(X脚)
膝関節の屈曲
大腿骨内旋
股関節屈曲
骨盤前傾
腰椎前弯の増加
過回外
脛骨外旋
内反膝(O脚)
膝関節過伸展
大腿骨外旋
股関節伸展
骨盤後傾
腰椎前弯の減少

図 14.1　下半身の運動連鎖

足部と足関節に関する症状，病態に対して処方するエクササイズについては，次頁以降の表を参照されたい。これらの表は，関連する症状に対して一般的に適切と考えられることを示している。しかし，症状の現れ方や問題は人によって異なるので，各患者を個別に評価し，エクササイズを除外したり適切な修正を選択したりすることが不可欠である。患者に，そのエクササイズを正確に行うのに十分な筋力，柔軟性，コントロールがない場合には，プログラムに含めるべきではない。

足部と足関節によくみられる外傷・障害・病変に推奨されるエクササイズ

足関節靱帯損傷（足関節捻挫）			
病　変	**一般的な禁忌と注意点**	**共通の問題点**	**目　標**
足関節捻挫 ● 内反捻挫（足関節捻挫の85%） 　● 軽度（1度）：一部の線維の損傷を伴うわずかな伸張 　● 中等度（2度）：靱帯の部分断裂 　● 重度（3度）：靱帯の完全断裂（複数の場合も含む） ● 外反捻挫（三角靱帯）。しばしば剥離骨折と同時に起こり，外科手術を必要とする ● 靱帯結合部または高位の捻挫（回復に2～3倍時間がかかる）	● 捻挫の部位，程度，リハビリテーションの段階に応じて，荷重エクササイズと，足部の過剰な回外や回内を避ける	● 急性期：疼痛，腫脹，こわばり，拍動（ズキズキする痛み），発赤，熱感，その他の変色 ● 慢性期：足関節の弛緩性や不安定性 ● 足関節の可動域制限 ● バランスと固有感覚の不良 ● 近位部の弱化 ● 高確率での再発（70%）	● 腫脹と疼痛の減少 ● 足関節の正常可動域の回復 ● 全荷重開始時に動きを習得しているように，部分荷重期間の機能的パターンの再教育 ● 足関節の安定性の向上（CKC エクササイズ） ● コアの強化 ● 近位部の筋の強化 ● バランスと固有感覚の改善 ● 下肢筋の強化とコントロールの向上

推奨エクササイズ

マット

ペルビックカール，修正版シングルレッグストレッチ（レベル2），フロントサポート，レッグプルフロント，ショルダーブリッジプレップ，ショルダーブリッジ

リフォーマー

フットワーク[a]，ボトムリフト[b]，ボトムリフトウィズエクステンション[b]，ヒップワークシリーズ，アダクターストレッチ，ハムストリングストレッチ，スクーター[b]，スタンディングランジ[b]，アップストレッチ1[b]（エレファントバリエーションも），ショルダープッシュ[b]，ターミナルニーエクステンション（急性期：座位のバリエーションのみ），ハムストリングカール（急性期：座位のみ），スケーティングハイブリッド[b]，サイドスプリット[b]，ジャンピングシリーズ[b]（スポーツ復帰時）

キャデラック

ペルビックカールウィズ RUB，ヒップワーク：ダブルレッグスーパインシリーズ，スーパインヒップフレクサーストレッチウィズマニュアルアシスト，シングルレッグサイドシリーズ，アシステッドスクワット（バランス課題のプログレッションも）[b]，レジステッドランジ[b]，スタンディングアームワークシリーズ（バランス課題のプログレッションも）[b]

ワンダチェアー

ペルビックカール，ハムストリングカール，ピリフォーミスストレッチ，カーフプレス（急性期：非常に軽いスプリングを使用する），スタンディグレッグプレス[b]，フォワードランジ[b]，バックワードステップダウン[b]，カーフプレスインフォワードランジ[b]，フルパイク[b]

a：急性期には，フットバーの代わりにジャンピングボードで行ってもよい。
b：急性期の捻挫や術後の免荷期，部分荷重期には適切ではない。

アキレス腱炎			
病　変	**一般的な禁忌と注意点**	**共通の問題点**	**目　標**
アキレス腱炎 ● 急性腱炎（炎症） ● 慢性腱炎（変性）	● ランニング，ジャンプなどの衝撃の強いエクササイズを避ける	● 急性腱炎：疼痛，腫脹，触診による圧痛，発赤，熱感 ● 慢性腱炎：慢性疼痛，局部の腱の肥厚，構造の不整，活動により持続する疼痛 ● 血液供給の制限により回復が遅い ● 足関節の可動域制限 ● バランスと固有感覚の不良 ● 近位部の弱化 ● 下腿後面筋の短縮または緊張 ● 下腿の筋の弱化 ● 過回内	● 腫脹と疼痛の減少 ● 足関節の正常可動域の回復 ● 腓腹筋とヒラメ筋の緩やかな伸張 ● 足関節の安定性の向上（CKC エクササイズ） ● 近位部の筋の強化 ● コアの強化 ● バランスと固有感覚の改善 ● 下腿の筋の強化とコントロールの向上 ● 慢性腱炎：下腿後面の遠心性の強化

推奨エクササイズ

マット

ペルビックカール，フロントサポート，レッグプルフロント，ショルダーブリッジプレップ，ショルダーブリッジ

リフォーマー

フットワーク（カーフレイズポジションで，両脚で押し出し，患側だけで戻ることにより，遠心性筋力の強化を強調できる）[a]，ボトムリフト，ボトムリフトウィズエクステンション，ヒップワークシリーズ，アダクターストレッチ，ハムストリングストレッチ，スクーター，スタンディングランジ，アップストレッチ 1（エレファントバリエーションも），アップストレッチ 2，アップストレッチ 3，ロングストレッチ，ダウンストレッチ，ショルダープッシュ，ターミナルニーエクステンション，ハムストリングカール，スケーティングハイブリッド，サイドスプリット

キャデラック

ペルビックカールウィズ RUB，ヒップワーク：ダブルレッグスーパインシリーズ，スーパインヒップフレクサーストレッチウィズマニュアルアシスト，シングルレッグサイドシリーズ，アシステッドスクワット（バランス課題のプログレッションも），レジステッドランジ，スタンディングアームワークシリーズ（バランス課題のプログレッションも）

ワンダチェアー

ペルビックカール，ハムストリングカール，ピリフォーミスストレッチ，カーフプレス（急性期：非常に軽いスプリングを使用する），スタンディングレッグプレス，フォワードランジ，バックワードステップダウン，カーフプレスインフォワードランジ[a]，フルパイク

a：急性腱炎の患者には適切ではない。

シンスプリント			
病　変	**一般的な禁忌と注意点**	**共通の問題点**	**目　標**
シンスプリント ● 脛骨過労性骨膜炎	● 衝撃の強い活動（ランニング，ジャンプ，ダンス）を避ける	● 脛の下半分内側に沿った疼痛 ● 強い衝撃のエクササイズ開始時の疼痛で，継続とともに軽快することが多い ● 塊や腫脹が触察できることもある ● 下腿後面筋の緊張または短縮 ● 下腿前面筋の相対的弱化 ● 過回内 ● 近位部（股関節外旋筋と外転筋）の弱化 ● 未治療のシンスプリントは疲労骨折を引き起こしうる	● 下腿前面筋の強化とコントロールの向上 ● 足部アーチを支持する筋（後脛骨筋と長腓骨筋）の強化による機能的過回内の減少 ● コアの強化 ● 近位筋（股関節外旋筋と外転筋）の強化

推奨エクササイズ

マット
ペルビックカール，フロントサポート，レッグプルフロント，ショルダーブリッジプレップ，ショルダーブリッジ

リフォーマー
フットワーク，ボトムリフト，ボトムリフトウィズエクステンション，ヒップワークシリーズ，アダクターストレッチ，ハムストリングストレッチ，スクーター，スタンディングランジ，アップストレッチ 1（エレファントバリエーション），ロングストレッチ，ダウンストレッチ，ショルダープッシュ，ターミナルニーエクステンション，ハムストリングカール，スケーティングハイブリッド，サイドスプリット

キャデラック
ペルビックカールウィズ RUB，ヒップワーク：ダブルレッグスーパインシリーズ，スーパインヒップフレクサーストレッチウィズマニュアルアシスト，シングルレッグサイドシリーズ，アシステッドスクワット（バランス課題のプログレッションも），レジステッドランジ，スタンディングアームワークシリーズ（バランス課題のプログレッションも）

ワンダチェアー
ペルビックカール，ハムストリングカール，ピリフォーミスストレッチ，カーフプレス，スタンディングレッグプレス，フォワードランジ，バックワードステップダウン，カーフプレスインフォワードランジ

足底腱膜炎			
病　変	**一般的な禁忌と注意点**	**共通の問題点**	**目　標**
足底腱膜炎	● 衝撃の強い活動（ランニング，ジャンプ，ダンス）を避ける	● 足のアーチに沿った疼痛 ● 起床時に最も悪化する疼痛 ● 歩行，ランニング，長時間の立位で悪化する疼痛 ● 足底表面の炎症と腫脹 ● 過回内やアーチの増大のような生体力学的不良 ● 下腿後面筋の緊張または短縮	● アーチを支持する筋（後脛骨筋と長腓骨筋）の強化による機能的過回内の減少 ● 足部過回内の抑制のための近位筋（股関節の外旋筋と外転筋）の強化 ● コアの強化 ● バランスと固有感覚の改善

推奨エクササイズ

マット

ペルビックカール，フロントサポート，レッグプルフロント，ショルダーブリッジプレップ，ショルダーブリッジ

リフォーマー

フットワーク（プリヘンシルポジションを重点的に行う），ボトムリフト，ボトムリフトウィズエクステンション，ヒップワークシリーズ，アダクターストレッチ，ハムストリングストレッチ，スクーター，スタンディングランジ，アームサークル，ニーリングバイセプス，アップストレッチ 1（エレファントバリエーション），アップストレッチ 2，アップストレッチ 3，ロングストレッチ，ダウンストレッチ，ショルダープッシュ，ターミナルニーエクステンション，ハムストリングカール，スケーティングハイブリッド，サイドスプリット

キャデラック

ペルビックカールウィズ RUB，ヒップワーク：ダブルレッグスーパインシリーズ，スーパインヒップフレクサーストレッチウィズマニュアルアシスト，シングルレッグサイドシリーズ，アシステッドスクワット（バランス課題のプログレッションも），レジステッドランジ，スタンディングアームワークシリーズ（バランス課題のプログレッションも）

ワンダチェアー

ペルビックカール，ハムストリングカール，ピリフォーミスストレッチ，カーフプレス，スタンディングレッグプレス，フォワードランジ，バックワードステップダウン，カーフプレスインフォワードランジ，フルパイク

参考文献

Abe, T., N. Kusuhara, N. Yoshimura, T. Tomita, and P.A. Easton. 1996. Differential respiratory activity of four abdominal muscles in humans. *Journal of Applied Physiology* 80 (April): 1379-89.

Adler, S., D., Beckers, and M. Buck. 1993. *PNF in practice: an illustrated guide.* Berlin Heidelbeg: Spring-Verlag. p. 131.

Akbas, E., and E. U. Erdem. 2016. Does Pilates-based approach provide additional benefit over traditional physiotherapy in the management of rotator cuff tendinopathy? A randomized controlled trial. *Annals of Sports Medicine and Research* 3(6): 1083.

Alfredson, H., and R. Lorentzon. 2000. Chronic Achilles tendinosis: Recommendations for treatment and prevention. *Sports Medicine* 29: 135-46.

Alves de Araujo, M.E., E. Bezerra da Silva, M. Bragade Mello, S.A. Cader, A. Shiguemi Inoue Salgado, and E.H. Dantas. 2012. The effectiveness of the Pilates method: reducing the degree of non-structural scoliosis, and improving flexibility and pain in female college students. *Journal of Bodywork and Movement Therapies* 16(2): 191-8.

Anderson, B., and A. Spector. 2000. Introduction to Pilates-based rehabilitation. *Orthopedic Physical Therapy Clinics of North America* 9 (September): 395-410.

Bahr, R., B. Fossan, S. Loken, and L. J. Engebretsen. 2006. Surgical treatment compared with eccentric training for patellar tendinopathy (jumper's knee): A randomized, controlled trial. *Journal of Bone and Joint Surgery American Volume* 88 (8): 1689-98.

Bullock, J., J. Boyle, and M. Wang. 2001. Muscle contraction. In *NMS physiology*, 37-56. 4th ed. Baltimore: Lippincott Williams and Wilkins.

Brourman, S. 2010. Workshop: Using yoga therapeutically. San Pedro, CA.

Cala, S. J., J. Edyvean, and L. A. Engel. 1992. Chest wall and trunk muscle activity during inspiratory loading. *Journal of Applied Physiology* 73 (December): 2373-81.

Campos de Oliveira L, R. Gonçalves de Oliveira, D.A. Pires-Oliveira. 2015. Effects of Pilates on muscle strength, postural balance and quality of life of older adults: a randomized, controlled, clinical trial. *Journal of Physical Therapy Science* 27(3):871–76.

Celik, D., and N. Turkel. 2017. The effectiveness of Pilates for partial anterior cruciate ligament injury. *Knee Surgery, Sports Traumatology, Arthroscopy* 25 (8): 2357-64.

Childs, M.J., J.M. Fritz, S.R. Piva, and J.M. Whitman. 2004. Proposal of a classification system for patients with neck pain. *Journal of Orthopaedic and Sports Physical Therapy* 34 (11): 686-700.

Comerford, M. J., and S. L. Mottram. 2001. Functional stability re-training: Principles and strategies for managing mechanical dysfunction. *Manual Therapy* 6 (1): 3-14.

Cote, P., G. van der Velde, J. D. Cassidy, L. J. Carroll, S. Hogg-Johnson, L. W. Holm, et al. 2008. The burden and determinants of neck pain in workers: Results of the Bone and Joint Decade 2000-2010 Task Force on Neck Pain and its Associated Disorders. *Spine* 33: S60-74.

Cozen, D. M. 2001. Use of Pilates in foot and ankle rehabilitation. *Sports Medicine and Arthroscopy Review* 8 (October-December): 395-403.

De Troyer, A., M. Estenne, V. Ninane, D. Van Gansbeke, and M. Gorini. 1990. Transversus abdominis muscle function in humans. *Journal of Applied Physiology* 68 (March): 1010-16.

Donatelli, R. 2009. Golf: Conditioning for the hip/trunk and compensatory swing mechanics. Educata online seminars. http://www.educata.com/professorprofile.aspx?i=11

Dunleavey, K., K. Kava, A. Goldberg, M. H. Malek, S. A. Talley, V. Tutag-Lehr, and J. Hildreth. 2016. Comparative effectiveness of Pilates and yoga group exercise interventions for chronic mechanical neck pain: Quasi-randomised parallel controlled study. *Physiotherapy* 102: 236-42.

Ekstrom, R. A., R. A. Donatelli, and K. C. Carp. 2007. Electromyographic analysis of core trunk, hip, and thigh muscles during 9 rehabilitation exercises. *Journal of Orthopaedic and Sports Physical Therapy* 37 (12): 754-61.

Emery, K., S. J. De Serres, A. McMillan, and J. N. Cote. 2010. The effects of a Pilates training program on arm-trunk posture and movement. *Clinical Biomechanics* 25: 124-30.

Endleman, I., and D. J. Critchley. 2008. Transversus abdominis and obliquus internus activity during Pilates exercises: Measurement with ultrasound scanning. *Archives of Physical Medicine and Rehabilitation* 89: 2205-12.

Ferreira, P.H, M.L. Ferreira, C.G. Maher, R.D. Herbert, and K. Refshauge. 2006. Specific stabilization exercise for spinal and pelvic pain: a systematic review. *Australian Journal of Physiotherapy* 52(2): 79-88.

Geriland, J. 1996. Go with the flow (Mihaly Csikzentmihaly interview). *Wired*. September 1, 196. https://www.wired.com/1996109/czik/. Accessed March 19, 2018.

Herrington, L., and R. Davies. 2005. The influence of Pilates training on the ability to contract the transversus abdominis muscle in asymptomatic individuals. *Journal of Bodywork and Movement Therapies* 9 (1): 52-57.

Hides, J. A., C. A. Richardson, and G. A. Jull. 1996. Multifidus muscle recovery is not automatic after resolution of acute, first-episode low back pain. *Spine* 21 (23): 2763-69.

Hides, J., W. Stanton, M. D. Mendis, and M. Sexton. 2011. The relationship of transversus abdominis and lumbar multifidus clinical muscle tests in patients with chronic low back pain. *Manual Therapy* 16 (6): 573-77.

Hodges, P. W., and S. C. Gandevia. 2000. Changes in intra-abdominal pressure during postural and respiratory activation of the human diaphragm. *Journal of Applied Physiology* 89 (September): 967-76.

Hodges, P. W., and C. A. Richardson. 1996. Inefficient muscular stabilization of the lumbar spine associated with low back pain. A motor control evaluation of transversus abdominis. *Spine* 21 (November): 2640-50.

Hodges, P. W., and C. A. Richardson. 1998. Delayed postural contraction of transversus abdominis in low back pain associated with movement of the lower limb. *Journal of Spinal Disorders* 11 (February): 46-56.

Hodges, P. W., and C. A. Richardson. 1999. Transversus abdominis and the superficial abdominal muscles are controlled independently in a postural task. *Neuroscience Letters* 265 (2): 91-94.

Hoy, D., L. March, A. Woolf, F. Blyth, P. Brooks, E. Smith, et al. 2014. The global burden of neck pain: Estimates from the global burden of disease 2010 study. *Annals of the Rheumatic Diseases* 73: 1309-15.

Isacowitz, R. 2005. *Body Arts and Science International movement analysis workbooks (reformer, wunda chair and ladder barrel, Cadillac, auxiliary, mat)*. Costa Mesa, CA: Body Arts and Science International.

Isacowitz, R. 2006. *Achieving core strength at every level of the Pilates repertoire. Workshop handout*. Ventura, CA.

Isacowitz, R. 2006. *Pilates, biomechanics and reality. Positive biomechanical concepts can transform into negative movement patterns. Workshop handout*. Costa Mesa, CA.

Isacowitz, R. 2008. *Comprehensive course study guide*. Costa Mesa, CA: Body Arts and Science International.

Isacowitz, R. 2009. *The Mentor Program course manual*. Costa Mesa, CA: Body Arts and Science International.

Isacowitz, R. 2014. *Pilates*. 2nd ed. Champaign, IL: Human Kinetics.

Isacowitz, R., and K. Clippinger. 2011. *Pilates anatomy*. Champaign, IL: Human Kinetics.

Jull, G. A., S. P. O'Leary, and D. L. Falla. 2008. Clinical assessment of the deep cervical flexor muscles: The craniocervical flexion test. *Journal of Manipulative Physiological Therapeutics* 31 (7): 525-33.

Jull, G. A., and C. A. Richardson. 2000. Motor control problems in patients with spinal pain: A new direction for therapeutic exercise. *Journal of Manipulative Physiological Therapy* 23(February): 115-17.

Jull, G. A., P. Trott, H. Potter, G. Zito, K. Niere, D. Shirley, J. Emberson, I. Marschner, and C. Richardson. 2002. A randomized controlled trial of exercise and manipulative therapy for cervicogenic headache. *Spine* 27: 1835-43.

Kamkar, A., J.J. Irrgang, and S.L. Whitney. 1993. Nonoperative management of secondary shoulder impingement syndrome. *Journal of Orthopaedic and Sports Physical Therapy* 17(5):212-24.

Kao, Y. H., T. H. Liou, Y. C. Huang, Y. W. Tsai, and K. M. Wang. 2015. Effects of a 12-week Pilates course on lower limb muscle strength and trunk flexibility in women living in the community. *Health Care for Women International* 36 (3): 303-19.

Klein, G. R., B. R. Levine, W. J. Hozack, E. J. Strausse, J. A. D'Antonio, W. Macaulay, and P. E. Di Cesare. 2007. Return to athletic activity after total hip arthroplasty. Consensus guidelines based on a survey of the Hip Society and American Association of Hip and Knee Surgeons. *Journal of Arthroplasty* 22: 171-75.

Kloubec, J. A. 2010. Pilates for improvement of muscle endurance, flexibility, balance and posture. *Journal of Strength and Conditioning Research* 24 (March): 661-67.

Kolar, P., J. Sulc, M. Kyncl, J. Sanda, O. Cakrt, R. Andel, K. Kumagai, and A. Kobesova. 2012. Postural function of the diaphragm in persons with and without chronic low back pain. *Journal of Orthopaedic and Sports Physical Therapy* 42 (4): 352-62.

Kuo, Y. L., E. A. Tully, and M. P. Galea. 2009. Sagittal spinal posture after Pilates-based exercise in healthy older adults. *Spine* 34 (May): 1046-51.

Kurtz S., K. Ong, E. Lau, F. Mowat, and M. Halpern. 2007. Projections of primary and revision hip and knee arthroplasty in the United States from 2005 to 2030. *Journal of Bone and Joint Surgery. American Volume* 89(4): 780-5.

Lee S., C. Lee, D. O'Sullivan, J. Jung, and J. Park. 2016. Clinical effectiveness of a Pilates treatment for forward head posture. *Journal of Physical Therapy Science* 28 (7): 2009-13.

Levine, B., B. Kaplanek, and W. L. Jaffe. 2009. Pilates training for use in rehabilitation after total hip and knee arthroplasty: A preliminary report. *Clinical Orthopaedics and Related Research* 467: 1468-75.

Limba da Fonseca, J., M. Magini, and T. de Freitas. 2009. Laboratory gait analysis in patients with low back pain before and after a Pilates intervention. *Journal of Sport Rehabilitation* 18: 269-82.

Lugo-Larcheveque, N., L. S. Pescatello, T. W. Dugdale, D. M. Veltri, and W. O. Roberts. 2006. Management of lower extremity malalignment during running with neuromuscular retraining of the proximal stabilizers. *Current Sports Medicine Reports* 5 (May): 137-40.

Lumley, M. A., J. L. Cohen, G. S. Borszcz, A. Cano, A. M. Radcliffe, L. S. Porter, et al. 2011. Pain and emotion: A biopsychosocial review of recent research. *Journal of Clinical Psychology* 67: 942-68.

Machado G.C., C.G. Maher, P.H. Ferreira, J. Latimer, B.W. Koes, D. Steffens, and M.L. Ferreira. 2017. Can recurrence after an acute episode of low back pain be predicted? *Physical Therapy*. 97 (9): 889-895.

Mafi, N., R. Lorentzon, and H. Alfredson. 2001. Superior short-term results with eccentric calf muscle training compared to concentric training in a randomized prospective multicenter study on patients with chronic Achilles tendinosis. *Knee Surgery, Sports Traumatology, Arthroscopy* 9: 42-47.

Metel, S., A. Milert, and E. Szczygieł. 2012. Pilates based exercise in muscle disbalances prevention and treatment of sports injuries: An international perspective on topics in sports medicine and sports injury. K. R. Zaslav (Ed.). *InTech*, doi:10.5772/25557.

Moffett J. and S. McLean. 2006. The role of physiotherapy in the management of non-specific back pain and neck pain. *Rheumatology* 45: 371-78.

Natour, J., L. Araujo Cazotti, L.H. Ribeiro, A. S. Baptista, and A. Jones. 2015. Pilates improves pain, function and quality of life in patients with chronic low back pain: A randomized controlled trial. *Clinical Rehabilitation* 29 (1): 59-68.

Oliveira, L. C., C.A. Guedes, F.J. Jassi, F.A.N. Martini, and R.G. Oliveira. 2016. Effects of the Pilates method on variables related to functionality of a patient with a traumatic spondylolisthesis at L4-L5: A case study. *Journal of Bodywork and Movement Therapies* 20 (January): 123-31.

Orozco-Levi, M., J. Gea, J. Monells, X. Aran, M.C. Aguar, and J.M. Broquetas. 1995. Activity of latissimus dorsi muscle during inspiratory threshold loads. *European Respiratory Journal* 8: 441-45.

Page, P., C. Frank, and R. Lardner. 2010. *Assessment and treatment of muscle imbalance: the Janda approach*. Champaign, IL: Human Kinetics.

Page, P. 2011. Cervicogenic headaches: An evidence-led approach to clinical management. *International Journal of Sports Physical Therapy* 6 (3): 254-66.

Paine, R., and M. L. Voight. 2013. The role of the scapula. *International Journal of Sports Physical Therapy* 8 (5): 617-29.

Pilates, J. H. 1945. *Return to life through contrology*. Miami, FL: Pilates Method Alliance.

Powers, C. 2010. The influence of abnormal hip mechanics on knee injury: A biomechanical perspective. *Journal of Orthopaedic and Sports Physical Therapy* 40 (February): 42-51.

Richardson, C. A., C.J. Snijders, J.A. Hides, L. Damen, M.S. Pas, and J. Storm. 2002. The relation between the transversus abdominis muscles, sacroiliac joint mechanics and low back pain. *Spine* 27 (4): 339-405.

Richardson, C., G. Jull, and P. Hodges. 2004. *Therapeutic exercise for spinal segmental stabilization*. 2nd ed. London: Churchill Livingstone.

Rydeard, R., A. Leger, and D. Smith. 2006. Pilates-based therapeutic exercise: Effect on subjects with nonspecific chronic low back pain and functional disability; A randomized controlled trial. *Journal of Orthopaedic and Sports Physical Therapy* 36 (July): 472-84.

Sapsford, R.R., P.W.Hodges, C.A. Richardson, D.H. Cooper, S.J. Markwell, and G.A. Hull. 2001. Co-activation of the abdominal and pelvic floor muscles during voluntary exercises. *Neurourology and Urodynamics* 20 (1): 31-42.

Seeto, W. 2011. Pilates for injury recovery. *Advance for Physical Therapy and Rehab Medicine*. http://physical-therapy.advanceweb.com/Features/Articles/Pilates-for-Injury-Recovery.aspx (Last updated July 15, 2011).

Segal, N. A., J. Hein, and J. R. Basford. 2004. The effects of Pilates training on flexibility and body composition: An observational study. *Archives of Physical Medicine and Rehabilitation* 85 (December): 1977-80.

Sekendiz, B., O. Altun, F. Korkusuz, and S. Akin. 2007. Effects of Pilates exercise on trunk strength, endurance and flexibility in sedentary adult females. *Journal of Bodywork and Movement Therapies* 11 (October): 318-26.

Troup J.D., J.W. Martin, and D.C. Lloyd. 1981. Back pain in industry. A prospective survey. *Spine* 6 (1): 61-9.

Tsao, H., and P. W. Hodges. 2007. Immediate changes in feedforward postural adjustments following voluntary motor training. *Experimental Brain Research* 181 (4): 537-46.

Urquhart, D. M., P. W. Hodges, T. J. Allen, and I. H. Story. 2005. Abdominal muscle recruitment during a range of voluntary exercises. *Manual Therapy* 10: 144-53.

Viera, F. T., L. M. Faria, J. I. Wittmann, W. Teixeira, and L. A. Nogueira. 2013. The influence of Pilates method in quality of life of practitioners. *Journal of Bodywork Movement Therapies* 17: 483-87.

Wells, C., G. Kolt, P. Marshall, B. Hill, and A. Bialocerkowski. 2014. The effectiveness of Pilates exercise in people with chronic low back pain: A systematic review. *PLoS ONE* 9 (7): e100402. doi:10.1371/journal.pone.0100402.

Wilson, D. 2005. A kinder, gentler rehab: Pilates provides effective rehabilitation for both body and mind. *Advance for Physical Therapists and PT Assistants* 16 (18) (August) 37.

Withers, G. and B. Bryant. 2011. *Introducing APPI Pilates for rehabilitation: Matwork level 1 course workbook*. Fresno, CA.

Wood, S. 2004. A cash-based Pilates niche can boost your bottom line. *Advance for Physical Therapists*. 15(10) (April 26, 2004): 49.

Zazulak, B.T, T. E. Hewett, N. P. Reeves, B. Goldberg, and J. Cholewicki. 2007. Deficits in neuromuscular control of the trunk predict knee injury risk: A prospective biomechanical-epidemiologic study. *American Journal of Sports Medicine* 35 (7): 1123-30.

索　引

た行

な行

は行

■著者紹介

Samantha Wood, MPT, MBA, PMA-CPT, RYT

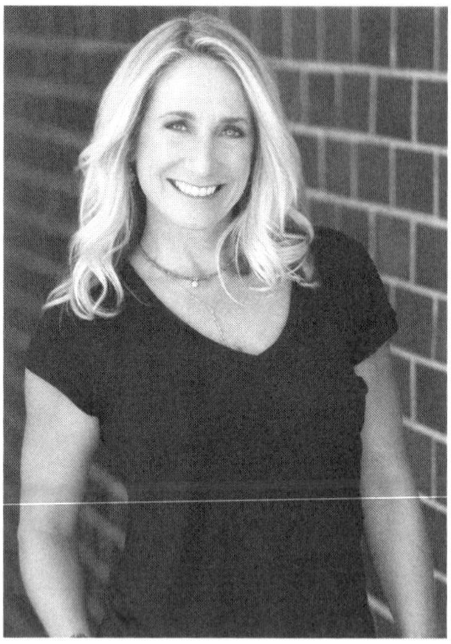

Courtesy of Kelly M. Thomas Photography.

理学療法士, Pilates Method Alliance 認定ピラティスインストラクター, Yoga Alliance 認定インストラクター , BASI Pilates 講師。米国カリフォルニア州 Pacific Palisade に所有する Cypress Center で, ピラティスと理学療法を統合した治療を行っている。専門はピラティスを基本としたリハビリテーション, ヨガセラピー, 整形外科理学療法, スポーツ理学療法, ファンクショナルリハビリテーション。

1991 年 に University of Southern California (USC) で運動科学の学士号を取得。学生時代から学生トレーナーとしてあらゆる競技のスポーツ選手にかかわるが, 特にバレーボール, アメリカンフットボール, 陸上競技を専門とする。卒業後はフィットネスインストラクターとして Golden Door Spa に勤務。2 年後, Western University of Health Sciences から理学療法学修士号を, USC から経営学修士号を取得。アリゾナ州の HealthSouth では, 理学療法士として, Phoenix Suns, Phoenix Coyotes, Phoenix Mercury, and Arizona Rattlers などのチームのために働く。

2001 年, Rael Isacowitz のもとでピラティスの勉強を始め, Isacowitz による上級コースを数多く受講した後, BASI ピラティスでインストラクターを対象とした「Pilates for Injuries and Pathologies（外傷・障害と病変のためのピラティス）」, リハビリテーション専門職を対象とした「Pilates: Integration Into Therapeutic Practice（ピラティスの治療への統合）」の 2 つのコースを創設。これらのコースで講師を務めるほか, 2010 年以降, 世界中の理学療法関係の会議でワークショップや講義を行っている。

雑誌『Pilates Style』でモデルや執筆を行うほか,『Advance for Physical Therapists』にも寄稿。

■監訳者紹介

中村　尚人（なかむら　なおと）

株式会社 P3 代表取締役，一般社団法人日本ヘルスファウンデーション協会代表理事，予防運動アドバイザー，理学療法士，ピラティスインストラクター，ヨガインストラクター。ファンクショナルローラーピラティス®，エボリューションウォーキング®考案者。

1999 年　理学療法士免許取得。学校法人東京慈恵会医科大学附属第三病院，同柏病院，社団法人永生会永生クリニック，老人保健施設マイウェイ四谷勤務を経て，2011 年　東京都八王子市に studio「TAKT EIGHT」設立。ピラティス第 1 世代，ロリータ・サンミゲルワークショップへ参加。2012 年　株式会社 P3 設立。2014 年　一般社団法人日本ヘルスファウンデーション協会設立，現在に至る。

著書に『症状別ファンクショナルローラーピラティス―アセスメントからフォームローラーを用いたエクササイズまで』（2017，ナップ），『いちばんよくわかるピラティス・レッスン』（2019，学研プラス）など，DVD に『ピラティスで最高の芯を作る』（2019，BAB ジャパン，出演・監修）などがある。

小山　貴之（こやま　たかゆき）

日本大学文理学部体育学科 教授，博士（理学療法学），理学療法士，日本スポーツ協会公認アスレティックトレーナー，日本大学アメリカンフットボール部フェニックス トレーナー。

1999 年　東京都立医療技術短期大学理学療法学科卒業，駿河台日本大学病院理学療法室勤務。2006 年　東京都立保健科学大学大学院保健科学研究科修士課程修了。2009 年　首都大学東京大学院人間健康科学研究科博士後期課程修了。2010 年　日本大学文理学部体育学科専任講師。2014 年　日本大学文理学部体育学科准教授。2015 年　Dept. of Kinesiology and Nutrition Sciences, University of Nevada, Las Vegas 客員研究員。2020 年　日本大学文理学部体育学科教授。

著書に『アスレティックケア―リハビリテーションとコンディショニング【第 2 版】』(2023，ナップ，編著)，訳書に『腰痛―エビデンスに基づく予防とリハビリテーション【原著第 3 版】〔Web 動画つき〕』(2017，ナップ，監訳）などがある。

リハビリテーションのためのピラティス
運動器障害からの回復と機能の適正化

2019 年 10 月 29 日　第 1 版　第 1 刷
2025 年 5 月 5 日　　同　　第 2 刷

著　者　Samantha Wood
監訳者　中村　尚人　Naoto Nakamura
　　　　小山　貴之　Takayuki Koyama
発行者　腰塚　雄壽
発行所　有限会社ナップ
　　　　〒 111-0056　東京都台東区小島 1-7-13 NK ビル
　　　　TEL 03-5820-7522 ／ FAX 03-5820-7523
　　　　ホームページ　https://www.nap-ltd.co.jp/
印　刷　三報社印刷株式会社

ISBN 978-4-905168-61-4